PBM
PATIENT BLOOD MANAGEMENT

PBM
PATIENT BLOOD MANAGEMENT

Editora
Roseny dos Reis Rodrigues

Editora Associada
Maria José Carvalho Carmona

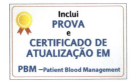

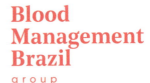

PBM - *PATIENT BLOOD MANAGEMENT*

Produção editorial: Villa d'Artes

Revisão: Vânia Cavalcanti

Diagramação: Villa d'Artes

Capa: 3 Pontos Editorial

© 2024 Editora dos Editores

Todos os direitos reservados. Nenhuma parte deste livro poderá ser reproduzida, sejam quais forem os meios empregados, sem a permissão, por escrito, das editoras. Aos infratores aplicam-se as sanções previstas nos artigos 102, 104, 106 e 107 da Lei nº 9.610, de 19 de fevereiro de 1998.

ISBN:

Editora dos Editores

São Paulo: Rua Marquês de Itu, 408 - sala 104 – Centro.
(11) 2538-3117

Rio de Janeiro: Rua Visconde de Pirajá, 547 - sala 1121 – Ipanema.

www.editoradoseditores.com.br

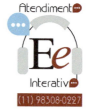

CÓDIGO DE CERTIFICAÇÃO
PBM7RRE9O9P0

Impresso no Brasil
Printed in Brazil
1ª impressão – 2024

Este livro foi criteriosamente selecionado e aprovado por um Editor científico da área em que se inclui. A Editora dos Editores assume o compromisso de delegar a decisão da publicação de seus livros a professores e formadores de opinião com notório saber em suas respectivas áreas de atuação profissional e acadêmica, sem a interferência de seus controladores e gestores, cujo objetivo é lhe entregar o melhor conteúdo para sua formação e atualização profissional. Desejamos-lhe uma boa leitura!

Dados Internacionais de Catalogação na Publicação (CIP)
(Câmara Brasileira do Livro, SP, Brasil)

PBM : patient blood management / editora Roseny dos Reis Rodrigues ; editora associada Maria José Carvalho Carmona. -- São Paulo : Editora dos Editores, 2024.

Vários colaboradores
ISBN 978-65-6103-010-6

1. Hematologia 2. Medicina e saúde 3. Sangue - Transfusão I. Rodrigues, Roseny dos Reis. II. Carmona, Maria José Carvalho.

24-197803   CDD 615.65

Índices para catálogo sistemático:

1. Transfusão de sangue : Manuais : Medicina 615.65
Eliane de Freitas Leite - Bibliotecária - CRB 8/8415

Editora

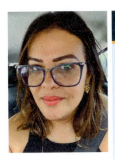

ROSENY DOS REIS RODRIGUES

- Anestesiologista e Intensivista;
- TSA e Título Especialista em Medicina Intensiva pela Associação de Medicina Intensiva Brasileira (AMIB);
- Doutorado e Pós Doutorado pela Faculdade de Medicina da Universidade de São Paulo (FMUSP);
- Médica Intensivista do Departamento de Pacientes Graves do Hospital Israelita Albert Einstein (HIAE).

Editora associada

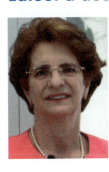

MARIA JOSÉ CARVALHO CARMONA

- Professora Associada da Disciplina de Anestesiologia da Faculdade de Medicina da Universidade de São Paulo (FMUSP);
- Diretora da Divisão de Anestesia do Instituto Central do Hospital das Clínicas da Faculdade de Medicina da Universidade de São Paulo (HC-FMUSP);
- Editora-Chefe do Brazilian Journal of Anesthesiology.

Colaboradores

Adriana do Socorro Lima Figueiredo Flato

Diretora do Instituto Sanare de Educação e Ensino. Mestre em Ciências da Saúde UNI-MAR. Coordenadora da Odontologia Hospitalar Instituto Sanare. Professora colaboradora da Pós-graduação em Terapia Intensiva HIAE

Adriano Pflug

Doutor em Cirurgia pela USP. Médico Assistente do Pronto-Socorro do HCFMUSP. Médico Preceptor dos residentes do HCFMUSP.

Ana Amélia Ramalho Claudino e Batista

Cirurgiã Geral pelo Hospital Santa Casa de Belo Horizonte de Minas Gerais. Médica Anestesiologista dos Hospitais Odilon Behrens (HMOB), Pronto Socorro João XXIII (FHEMIG). Médica Intensivista no Hospital Santa Casa de Belo Horizonte.

André Fernandes Silva

Médico Anestesiologista, graduado pela Faculdade de Medicina da Universidade Federal de Minas Gerais (2002). Especialista em Anestesiologia pelo Hospital Governador Israel Pinheiro – IPSEMG (2011), Fellowship/Stagiaire Associé em Anestesia para Cirurgia do Aparelho Digestivo, Fígado e Vias Biliares, Hospital Pitiè Salpetrière/APHP, Université de Sorbonne, Paris/França (2021). Anestesiologista do Instituto Orizonti desde Outubro 2021. Coordenador Geral da Residência Médica em Anestesiologia do Hospital Regional de Betim. Médico cooperado da Unimed BH, atuante no Hospital da Unimed Betim. Título Superior de Anestesiologia - TSA (prova escrita).

Bruno Vilanova

Co-responsável pelo Serviço de Transplante Hepático/Pâncreas-Rim/Multivisceral dos Hospitais Adventista Silvestre, São Lucas e São Francisco de Assis. Anestesiologista do programa de Transplante CNTc – MS/UFRJ. Coordenador do programa de residência em Anestesiologia do Hospital Adventista Silvestre.

Cadiele Oliana Reichert

Farmacêutica-Bioquímica, mestre em Farmácia, doutora e pós-doc em Ciências Médicas

Camila Soriano de Araújo Pedrinha

Anestesiologista e Instrutora CET- Instituto Nacional de Câncer. TSA/SBA

César de Araújo Miranda

MD, PhD, TSA: Professor Adjunto da Disciplina de Anestesiologia da Faculdade de Medicina de Jundiaí (FMJ). Corresponsável pela Residência de Anestesiologia da FMJ. Coordenador da Anestesiologia e do Centro Cirúrgico do Hospital Universitário da FMJ. Membro da Comissão Científica da Sociedade de Anestesiologia do Estado de São Paulo.

Claudia Marquez Simões

Médica anestesiologista com TSA e título de especialista Medicina Intensiva AMIB. Doutorado pela FMUSP. Supervisora anestesia do Instituto Câncer de São Paulo

Daniel Kish

Formando em Medicina em 2005 pela FMUSP. Residência em Anestesiologia 2006 a 2009 pelo HCFMUSP. Conselheiro do Conselho Regional de Medicina do Estado de São Paulo (Gestões 2018 a 2023 e 2023 a 2028). Coordenador da Câmara Técnica de Anestesiologia do CREMESP desde 2018.

Demétrius Lucius Sales Costa

Cirurgião Geral pelo Hospital Belo Horizonte . Cirurgião Cardíaco do Instituto Mario Pena. Médico Intensivista no Hospital Santa Casa de Belo Horizonte.

Diego Antequera Fernandes

Procurador Federal. Especialista em Direito Processual Civil. Mestrando em Direito Político e Econômico.

Diego Luz Felipe da Silva

Formado em medicina pela UFMA e graduação sanduíche pela Universidade de Toronto. Tem residência em clínica médica pela UNIFESP, em hematologia pela USP-SP e *fellow* em transplante de medula óssea pela rede DASA.

Elis Rosa de Oliveira S. Santos

Graduada pela Escola de Enfermagem da Universidade de São Paulo (USP). Especialista em Urgência, Emergência e Oncologia pelo Centro Universitário São Camilo. MBA em Gestão em Saúde pela Fundação Getúlio Vargas. Atualmente, Coordenadora de Enfermagem da Coleta Interna e Hemoterapia de um Hospital Oncológico do Estado de São Paulo.

Ellen Yoyart

Formada em Letras, mas não atuo como professora de Português/Inglês. Escolhi dedicar meu tempo e habilidades de comunicação obtidas na faculdade para ensinar gratuitamente as pessoas sobre a Bíblia. Sou uma paciente Testemunha de Jeová.

Fábio Vieira de Toledo

Graduação em Medicina e Anestesiologia pela Faculdade de Medicina de Jundiaí. Título Superior de Anestesiologia (TSA/SBA). Diploma Europeu de Anestesiologia e Medicina Intensiva (EDAIC). Professor colaborador da disciplina de Anestesiologia na Faculdade de Medicina de Jundiai.

Felício A. Savioli

Médico Intensivista do Hospital Alemão Oswaldo Cruz. Doutorando pela UNIFESP. Mestre em Ciências pela Universidade da California de San Diego. Título de Especialista AMIB.

Felipe Robalinho Peçanha Pina Rodrigues

Membro da International Liver Transplant Society (ILTS). Anestesiologista do programa de Transplante hepatico e Multivisceral – CNTC/MS Tsa/SBA. Anestesiologista pelo INCA/MS.

Fernanda Cristina Paes

Especialização em Anestesiologia pela Santa Casa de Misericórdia de São Paulo – TEA. Anestesista Hospital e Maternidade Santa Joana e SMA – Serviços Médicos de Anestesia. Membro do Núcleo de Anestesia Obstétrica SAESP

Fernando Souza Nani

Supervisor de Anestesia Obstétrica do Hospital das Clínicas da Faculdade de Medicina da Universidade de São Paulo

Gabriel Soares de Sousa

Anestesiologista do Instituto da Criança e do Adolescente do Hospital das Clínicas da Faculdade de Medicina da USP. Anestesiologista do Serviço de Transplante Hepático Infantil do Hospital Sírio-Libanês – Serviços Médicos de Anestesia

Giovani Guiçardi

Médico pela UNOESTE – Universidade do Oeste Paulista - Faculdade de Medicina de Presidente Prudente. Médico Emergencista pelo HIAE - Hospital Israelita Albert Einstein.

Guilherme Machado Rabello

Engenheiro pela Escola Politécnica da USP, com mais de 25 anos de experiência no setor de telecomunicações. Desde 2011 atua na área de Saúde no desenvolvimento de soluções em Telemedicina e Inovação Médica. Head de Inovação do InovaInCor (núcleo de inovação do Instituto do Coração, InCor-HCFMUSP). Coordenador do Projeto de Patient Blood Management da Associação Brasileira de Hematologia, Hemoterapia e Terapia Celular (ABHH). Coordenador do Núcleo de Inovação da Sociedade de Cardiologia do Estado de São Paulo (SOCESP). Membro e certificado em PBM da Society for Advancement of Patient Blood Management (SABM), EUA. Professor de HealthTech e Inovação em Saúde pela FIAP-SP e PUCRS-UOLEdtech.

Jorge Luiz Saraiva Ximenes

Médico Anestesiologista pelo HC-FMUSP, TSA/SBA. Doutorando em Ciências em Gastroenterologia pela USP.

Juliano Pinheiro de Almeida

Especialista em Anestesiologia pela SBA. Especialista em Terapia Intensiva pela AMIB. Doutor em Ciências pela Faculdade de Medicina da Universidade de São Paulo. Coordenador da UTI do Instituto de Ortopedia do Hospital das Clínicas- FMUSP.

Liana Maria Tôrres de Araújo Azi

TSA-SBA. Professora Adjunta da Universidade Federal da Bahia. Corresponsável pelo Centro de Ensino e Treinamento do Hospital Universitário Professor Edgard Santos.

Lívia Pereira Miranda Prado

TSA/SBA. Corresponsável CET Hospital de Base de São José do Rio Preto. Mestre em Ciências da Saúde pela FAMERP. Professora Colaboradora da Faculdade de Medicina de São José do Rio Preto.

Lucas Siqueira de Lucena

Médico pela Universidade Federal do Ceará. Anestesiologista pela USP. Doutor em Ciências pela USP.

Luis Eduardo Prado Pfingsten

Especialista em Pneumologia e Tisiologia pela Escola Paulista de Medicina/UNIFESP. Especialista em clínica médica pela Faculdade de Medicina do ABC. Médico assistente da Unidade de Terapia Intensiva do Instituto de Ortopedia e Traumatologia do Hospital das Clínicas da FMUSP.

Luis Vicente Garcia

TSA-SBA. Professor Associado da Disciplina de Anestesiologia da Faculdade de Medicina de Ribeirão Preto – FMRP/USP. Diretor do Serviço de Anestesiologia do Hospital das Clínicas de Ribeirão Preto.

Marcelo Froes Assunção

Graduado em Medicina pela UFMG em 1994. Especialista em Hematologia e Hemoterapia. Mestrado em Saúde pela USP Ribeirão Preto 2018. Assessor Técnico e responsável pelo programa de PBM na Fundação Hemominas. Responsável Técnico da Agência Transfusional do Hospital São Francisco de Assis. Hematologista do Grupo Oncoclínicas em Belo Horizonte.

Natanael Pietroski dos Santos

TSA/SBA. Corresponsável pelo CET Integrado da Faculdade de Medicina do ABC. Membro do Núcleo de PBM da SAESP.

Nélio Cézar de Aquino

Farmacêutico-Bioquímico, mestre em Fármacos e Medicamentos, especialista em Vigilância Sanitária e em Micropolítica da Gestão e Trabalho em Saúde.

Paula Tavares da Silveira

Anestesiologista do serviço de Anestesiologia da Fundação Faculdade Regional de Medicina (FUNFARME) de São José do Rio Preto/SP. Anestesiologista da Unidade de Anestesia em Transplante de Fígado do Hospital de Base de São José do Rio Preto/SP.

Patrícia de Lourdes Procópio Lara

Presidente do Comitê de Anestesia Ambulatorial SBA. Membro da Comissão Científica SAERJ. Anestesiologista e Instrutora CET- Instituto Nacional de Câncer. TSA/SBA

Rafael Priante Kayano

Coordenador do Núcleo de Trauma da SAESP. Primeiro Secretário da SAESP.

Ricardo Andrade Alexandrino

TSA/SBA. Vice Presidente da Sociedade Paranaense de Anestesiologia – SPA. Instrutor do CET de Anestesiologia da Santa Casa de São Paulo. Anestesiologista do Hospital Marcelino Champagnat em Curitiba-PR.

Ricardo Vieira Carlos

Anestesiologista do Instituto da Criança e do Adolescente do Hospital das Clínicas da Faculdade de Medicina da USP.

Roberta Figueiredo Vieira

Graduação pela Faculdade de Medicina da UFF (2002). Residência Médica em Anestesiologia no Hospital das Clínica da FMUSP (2003-2005). Doutorado pelo programa de Cirurgia Cardiotorácica da FMUSP (2018). *Fellow* em Transplante de Órgãos Abdominais TGH-UNH. Atualmente é Anestesiologia do HC-FMUSP.

Rodrigo Brandão Pinheiro

Médico pela Universidade Federal do Ceará. Anestesiologista pela USP. Título TSA pela SBA. Diploma Europeu em Anestesiologia e Medicina Intensiva.

Roseny dos Reis Rodrigues

Médica anestesiologista e intensivista. Título Superior de Anestesiologia SBA. Título de Especialista em Medicina Intensiva AMIB. Doutorado e pós doutorado pela Universidade de São Paulo. Certificação em PBM pela SABM 2018. Médica intensivista do Departamento de Pacientes Graves do Hospital Israelita Albert Einstein São Paulo. Médica Supervisora do Pronto Socorro do ICHC da FMUSP.

Sirleide Rodrigues de Sousa Lira

Enfermeira Mestranda pela FMUSP (linha de pesquisa – Rastreabilidade no Processo Transfusional). Especialista em gestão de processos com ênfase em Serviço de Hemoterapia. Membro do CEP- acreditado – FMUSP. Na Comissão Nacional de Ética em Pesquisa (CONEP). Membro/ Relatora efetivo do Comitê de Ética em Pesquisa do Hospital das Clínicas da Faculdade de Medicina da Universidade de São Paulo (HCFMUSP - CAPPesq). Membro - Comitê Transfusional - HCFMUSP

Uri Adrian Prync Flato

Professor Assistente Faculdade Israelita de Ciências da Saúde -HIAE. Médico do Departamento de Pacientes Graves HIAE. Doutorado USP. MBA Gestão em Negócios FIAP. Título Especialista AMIB/SBC/DIC/SBCM.

Vinícius Caldeira Quintão

Anestesiologista do Instituto da Criança e do Adolescente do Hospital das Clínicas da Faculdade de Medicina da USP.

Youko Nukui

Medica hematologista e hemoterapeuta. Mestre e Doutora em Hematologia e Hemoterapia pela FMUSP. Presidente do Comitê de Avaliação e Controle em Medicina Transfusional do HCFMUSP

Agradecimentos

Agradeço a todos os coautores e amigos que acreditaram e contribuíram para a elaboração deste livro.

Aos amigos e apoiadores que estão sempre ao meu lado me incentivando.

À minha família amada que suporta e entende as minhas ausências e, ainda assim, mantém o meu "lugar de amor guardado".

A Deus, mentor, pai e melhor amigo... aquele que "sopra no meu ouvido" e me acorda a noite com as ideias mais brilhantes que eu poderia ter; nenhuma delas é minha na verdade; são todas dEle!

ROSENY DOS REIS RODRIGUES
Médica Anestesiologista e Intensivista

Prefácio

A percepção objetiva da necessidade de difundir a cultura do *Patient Blood Management* no Brasil foi a grande motivação para iniciar esse livro.

A percepção subjetiva de que, quando realizamos pequenos movimentos em prol dos nossos pacientes, podemos modificar uma grande cadeia sequenciada de eventos – isso foi o que nutriu o prazer para publicá-lo.

ROSENY DOS REIS RODRIGUES
Médica Anestesiologista e Intensivista

Apresentação

Este livro não tem a intenção de servir de diretriz de *Patient Blood Mangement* (PBM). Seu objetivo é trazer de forma didática, compilada e fluida, os principais conceitos e aplicabilidades do PBM, sobretudo levando em conta as diferentes visões dos especialistas, equipe multidisciplinar, juristas e pacientes.

Seguindo sempre uma sequência lógica, o PBM Brasil traz de forma atualizada os principais fluxogramas e bundles aplicáveis na prática clínica daqueles que estão envolvidos no gerenciamento do sangue e dos seus recursos.

A necessidade de difundirmos e implantar o PBM no nosso País foi o grande motivador para a criação deste livro; se ele servir de motivação para a implantação de melhoria em qualquer hospital/instituição, já terá valido a pena.... (e aí, se isso acontecer, ah... por favor, deixe-me saber!).

ROSENY DOS REIS RODRIGUES
Médica Anestesiologista e Intensivista

Certificação

Caro leitor, cara leitora

A partir da leitura deste livro, vocês vivenciarão uma experiência inédita de aprendizagem e atualização dos seus conhecimentos.

Os capítulos foram revisados criteriosamente pelos editores e colaboradores para que houvesse uniformidade didática e científica e, por consequência, facilidade na consulta às informações durante o atendimento ao paciente, na realização de um procedimento ou adoção de uma conduta de diagnóstico e tratamento.

Em virtude de todas as inovações que conseguimos incorporar a esta obra, os editores e a Editora dos Editores a tornaram uma ferramenta de aprendizagem e de transformação do conhecimento. Por isso, oferecemos-lhes a oportunidade de fazer um teste de avaliação dos conhecimentos adquiridos com a sua leitura e de obterem um certificado personalizado de atualização no assunto deste livro.

O teste de certificação contém perguntas no formato de múltipla escolha e, para obtenção do certificado, você deverá acertar no mínimo 60% das respostas. O teste de múltipla escolha está disponível no site www.editoradoseditoresonline.com e basta clicar no *banner* "teste para certificação" e seguir as orientações para realizar o seu cadastro e o teste.

Esperamos que gostem dessa inovação que preparamos para vocês.

Caso tenham alguma dúvida, pedimos que entre em contato com o atendimento interativo da Editora dos Editores pelo número de Whatsapp 11-98308-0227.

Sumário

CAPÍTULO 1 — Conceito de *Patient Blood Management* 1
- ▶ Roseny dos Reis Rodrigues

CAPÍTULO 2 — *Patient Blood Management* no Pré-Operatório 11
- ▶ Patrícia de Lourdes Procópio Lara
- ▶ Camila Soriano de Araújo Pedrinha

CAPÍTULO 3 — *Patient Blood Management* no Intraoperatório 23
- ▶ Lucas Siqueira de Lucena
- ▶ Rodrigo Brandão Pinheiro

CAPÍTULO 4 — *Patient Blood Management* no Pós-Operatório 39
- ▶ Felício A. Savioli

CAPÍTULO 5 — *Patient Blood Management* na Cirurgia Cardíaca 47
- ▶ Uri Adrian Prync Flato
- ▶ Adriana do Socorro Lima Figueiredo Flato

CAPÍTULO 6 — *Patient Blood Management* no Trauma 59
- ▶ Roseny dos Reis Rodrigues

CAPÍTULO 7 — *Patient Blood Management* em Obstetrícia 71
- ▶ Fernando Souza Nani

CAPÍTULO 8 — *Patient Blood Management* em Pacientes Ortopédicos 85
- Juliano Pinheiro de Almeida
- Luis Eduardo Prado Pfingsten

CAPÍTULO 9 — *Patient Blood Management* no Paciente Oncológico 95
- Claudia Marquez Simões

CAPÍTULO 10 — *Patient Blood Management* no Transplante Hepático 105
- Felipe Robalinho Peçanha Pina Rodrigues
- Bruno Vilanova

CAPÍTULO 11 — *Patient Blood Management* em Pediatria 115
- Gabriel Soares de Sousa
- Ricardo Vieira Carlos
- Vinícius Caldeira Quintão

CAPÍTULO 12 — *Patient Blood Management* no Paciente Geriátrico 127
- Fernanda Cristina Paes

CAPÍTULO 13 — *Patient Blood Mangement* nos Pacientes que Declinam Transfusão 139
- Jorge Luiz Saraiva Ximenes
- Ricardo Andrade Alexandrino

CAPÍTULO 14 — Investigação Diagnóstico e Tratamento de Anemia Ferropriva 149
- Lívia Pereira Miranda Prado
- Paula Tavares da Silveira

CAPÍTULO 15 — Investigação e Tratamento de Outras Causas de Anemia 159
- Diego Luz Felipe da Silva
- Natanael Pietroski dos Santos

CAPÍTULO 16 Eritropoetina – Indicações e Uso no Paciente Cirúrgico 169

  ▶ César de Araújo Miranda
  ▶ Fábio Vieira de Toledo

CAPÍTULO 17 *Patient Blood Management*
Reposição de Ferro – Indicações e Uso 177

  ▶ Liana Maria Tôrres de Araújo Azi
  ▶ Luis Vicente Garcia

CAPÍTULO 18 *Patient Blood Management* – Uso de Antifibrinolíticos 195

  ▶ Ana Amélia Ramalho Claudino e Batista
  ▶ André Fernandes Silva
  ▶ Demétrius Lucius Sales Costa
  ▶ Roseny dos Reis Rodrigues

CAPÍTULO 19 Autotransfusor – Indicações e Uso 209

  ▶ Rafael Priante Kayano

CAPÍTULO 20 *Patient Blood Management* no Departamento de Emergência 217

  ▶ Giovani Guiçardi
  ▶ Roseny dos Reis Rodrigues

CAPÍTULO 21 Reserva de Hemocomponentes para Cirurgia 227

  ▶ Roberta Figueiredo Vieira

CAPÍTULO 22 Paciente e Recusa de Transfusão; Visão do Jurídico 237

  ▶ Diego Antequera Fernandes

CAPÍTULO 23 *Patient Blood Management* – Autonomia Paciente e Recusa
de Transfusão; Decisões Compartilhadas –
Visão do Conselho Regional de Medicina 245

  ▶ Daniel Kish

CAPÍTULO 24 Visão de uma Paciente Testemunha de Jeová Sobre o Exercício da Autonomia na Recusa de Transfusão Durante a Sua Cirurgia Eletiva 255

▶ Ellen Yoyart (a própria paciente)

CAPÍTULO 25 Inovação em *Patient Blood Management* 263

▶ Guilherme Machado Rabello

CAPÍTULO 26 Papel da Equipe de Enfermagem no *Patient Blood Management* 277

▶ Sirleide Rodrigues de Sousa Lira
▶ Elis Rosa de Oliveira S. Santos

CAPÍTULO 27 Papel do Farmacêutico no *Patient Blood Management* 285

▶ Cadiele Oliana Reichert
▶ Nélio Cézar de Aquino

CAPÍTULO 28 Papel dos Comitês de Transfusão no *Patient Blood Management* ... 297

▶ Youko Nukui

CAPÍTULO 29 Papel do Anestesiologista no *Patient Blood Management* 303

▶ Roseny dos Reis Rodrigues

CAPÍTULO 30 *Patient Blood Managament*: O Papel do Cirurgião 315

▶ Adriano Pflug

CAPÍTULO 31 O Papel do Hematologista no *Patient Blood Management* 323

▶ Marcelo Froes Assunção

CAPÍTULO 32 Papel do Banco de Sangue no *Patient Blood Management* 331

▶ Marcelo Froes Assunção

ÍNDICE REMISSIVO 341

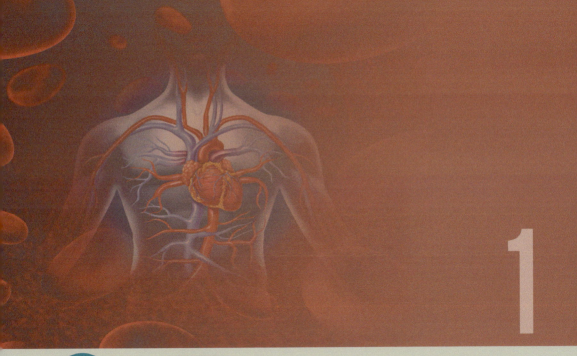

1

AUTORA

▶ Roseny dos Reis Rodrigues

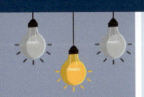

Conceito de *Patient Blood Management*

INTRODUÇÃO

O conceito de gerenciamento de sangue do paciente ou programa de *patient blood management* (PBM) é um sistema baseado em evidências, multimodal e com abordagem multidisciplinar que visa não apenas conservar o sangue do próprio paciente, reduzir perdas sanguíneas e os recursos ligados ao sangue, como também otimizar os resultados em pacientes com alto risco para transfusão. As recomendações individualizadas devem ser concebidas como parte de uma tomada de decisão partilhada e com base em protocolos inclusivos.[1,2]

O PBM baseia-se em três pilares (Figura 1.1):
- Otimizar a eritropoiese.
- Minimizar as perdas sanguíneas.
- Otimizar os mecanismos de tolerância a anemia.

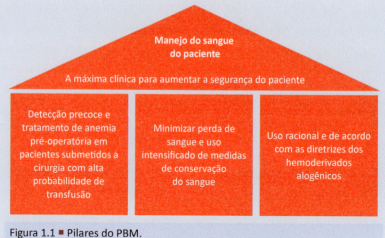

Figura 1.1 ■ Pilares do PBM.
Fonte: Extraído e modificado de https://www.patientbloodmanagement.de/en/.

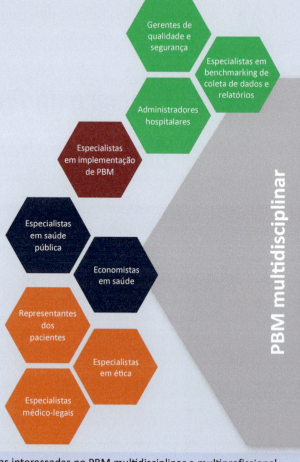

Figura 1.2 ■ Pessoas interessadas no PBM multidisciplinar e multiprofissional
Fonte: Extraído e modificado da Organização Mundial da Saúde.

Esses pilares são a base de um programa coordenado de protocolos e fluxogramas que envolve toda a "experiência do paciente" do início ao fim. Para esse objetivo ser alcançado é necessário que o PBM faça parte de um programa institucional em que exista o envolvimento da gestão hospitalar, médicos anestesiologistas, cirurgiões, hematologistas, emergencistas, intensivistas, clínicos, equipe multidisciplinar (farmacêuticos, enfermagem) e serviços de apoio como banco de sangue.[3] A atuação desses diferentes *steakholders* visa garantir diferentes atuações sobre o paciente no caminho da otimização de fatores de risco modificáveis que pioram a evolução clínica dos pacientes (Figura 1.2).

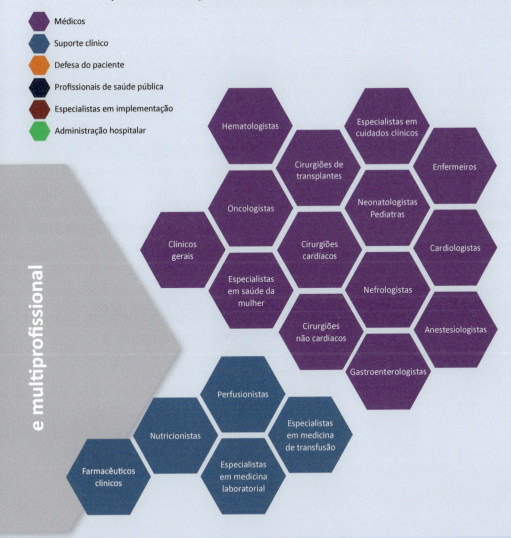

IMPORTÂNCIA DO TEMA

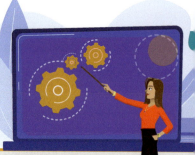

Muitos estudos publicados evidenciam associações entre anemia e efeitos adversos. Na cirurgia de grande porte, sobretudo, a implementação de estratégias multidisciplinares, multimodais e individualizadas, denominadas coletivamente de "PBM" que identifica riscos modificáveis e otimizam a própria fisiologia dos pacientes com o objetivo final de melhorar os resultados.[4] Entre as diversas estratégias utilizadas no gerenciamento de sangue do paciente, a detecção e o gerenciamento oportunos da anemia pré-operatória é mais importante, pois a anemia é, isoladamente, um fator de risco para pior resultado clínico e também um dos mais fortes fatores predisponentes para transfusão de sangue alogênico perioperatório, o que, por sua vez, aumenta a morbidade e a mortalidade pós-operatória.

Além de uma boa gestão do programa e do envolvimento multidisciplinar, é necessária a criação de protocolos assistencias para diferentes momentos da jornada do paciente dentro das instituições. Esses protocolos serão discutidos ao longo deste livro e podem ser resumidos no próximo item deste capítulo no item *Hot Topics*.

Muitos são os desafios para a implantação de um programa de PBM. Desde a falta de recursos tecnológicos, até uma montagem de logística organizacional inadequada dentro das instituições. Muitos hospitais, por exemplo, ainda não realizam de forma rotineira avaliação pré-operatória nos seus pacientes ou, quando realizam, o fazem dentro de um tempo inadequado à instituição de medidas mais efetivas do PBM como o diagnóstico e o tratamento da anemia préoperatória. Entre outras medidas passíveis de realização, está a criação de fluxos de atendimento para os pacientes com hemorragias agudas e a criação de um time de acompanhamento e orientação também no pós-operatório que vise otimizar os mecanismos de tolerância anemia.

DADOS DA LITERATURA

Mais de 30% da população mundial sofre de anemia, isso gera graves consequências económicas, incluindo redução da capacidade de trabalho e outros obstáculos ao bem-estar e ao desenvolvimento econômico. A transfusão de glóbulos vermelhos ainda é o principal meio usado para corrigir a anemia, mas também é um dos cinco procedimentos mais utilizados de forma excessiva.[3]

As transfusões de sangue foram identificadas como uma das terapias mais excessivamente utilizadas nos Estados Unidos; o *Choosing Wisely* é uma iniciativa que apoia cuidados com base em evidências para minimizar os danos de um tratamento excessivo e destacou cinco recomendações para minimizar o uso de sangue (Quadro 1.1).[5]

Quadro 1.1
Recomendações sobre transfusão de sangue para a campanha *Choosing Wisely*
Não se deve transfundir mais unidades de sangue do que o absolutamente necessário. Um limiar restritivo (7 a 8 g/dL) deve ser usado para a maioria dos pacientes estáveis, sem evidência de disóxia tecidual. Transfusões de hemácias de 1 unidade por vez devem ser o padrão para pacientes sem sangramento
Não transfundir glóbulos vermelhos para paciente com deficiência de ferro sem instabilidade hemodinâmica
Não use rotineiramente hemoderivados para reverter varfarina. Isso geralmente pode ser alcançado apenas com vitamina K
Não realizar hemogramas seriados em pacientes clinicamente estáveis. O hemograma deve ser obtido apenas quando há razão para acreditar que uma nova anormalidade clinicamente importante será detectada
Não transfunda sangue O negativo, exceto para pacientes O negativo; e em emergências para mulheres com potencial para engravidar com grupo de sangue desconhecido

Fonte: Adaptado de The Society for the Advancement of Patient Blood Management (SABM).

Um programa ideal de PBM deve incluir um amplo espectro de padrões administrativos e clínicos de medidas de PBM.[3,6-10] Quanto mais componentes forem incorporados à rotina clínica, maior será o potencial geral de um programa PBM bem-sucedido.[3] Importante frisar que os programas de PBM precisam ser adequados especificamente de acordo com as realidades locais levando-se em conta a disponibilidade de serviços de apoio, especialidades, recursos tecnológicos e humanos.

Pacientes que fazem objeção à terapia com hemocomponentes por razões religiosas, como os pacientes testemunhas de Jeová, representam oportunidades únicas e desafiadoras para o manejo do sangramento no período perioperatório, mas também uma excelente oportunidade para aplicar os pilares e efeitos benéficos do PBM. Opções às terapias com hemocomponentes devem ser discutidas como os pacientes. Alguns hemoderivados (fatores de coagulação), técnicas para reduzir o sangramento e a perda contínua de sangue devem ser bem avaliados como opções para essa população. Importante estabelecer uma discussão individualizada sobre produtos e procedimentos permitidos e proibidos.[11,12]

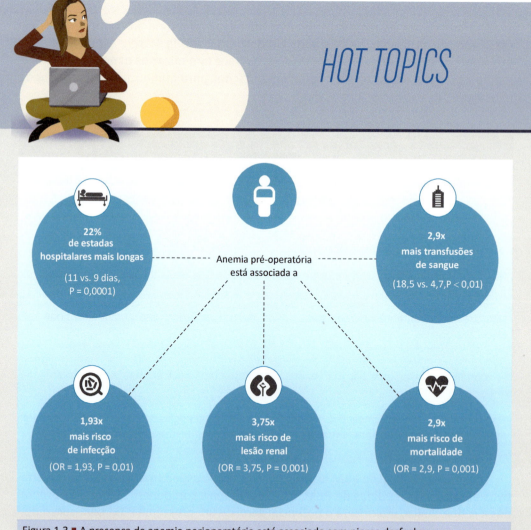

Figura 1.3 ▪ A presença de anemia perioperatória está associada com piores desfechos.

Fonte: Extraído e modificado do PBM Academy – Patient Blood Management Academy.

Estratégicas para minimizar transfusões de sangue Alogênico no pré, intra e pós-operatório

Otimizar a massa eritrocitária/status de coagulação

Diagnosticar e tratar anemia
Ferro, ácido fólico, vitamina B12
r-Hu-EPO (300-600 UI/kg por semana, preferencialmente IV)

Diagnosticar e tratar plaquetoponia
r-Hu-TPO: 300 UI/kg/dia
Eletrombopag: 50-100 mg/dia
Oprelvecina: 50 µg/kg/dia
Imunoglobina humana: 200-400 mg/kg/dia

Suspender antocoagulantes e antiplaquetários

Avaliação laboratorial seletiva
Hemograma completo, ferritina, reticulócitos, vitamina B12, folato, coagulograma completo, fibrinogênio, teste de função renal, hepática, tireoide e agragação plaquetária

Minimizar flebotomias diagnósticas
Solicitar testes ou procedimentos com probabilidade de alterar o tratamento

Nutrição precoce
Suplementação proteica (oral/enteral/parenteral) para apoiar aeritropoiese

Planejamento pré-operatório adicional
Considerar combinações de métodos de conservação sanguinea no intra e pós-operatório se a cirurgia for resultar em grave anemia

Minimizar a perda de sangue

Reduzir flebotomias rotineiras
Realizar somente os testes essenciais

Microcoletas de sangue
Tubos pediátricos para coletas de sangue em adultos

Técnica cirúrgica menos traumática, com hipotermia moderada e hemostasia meticulosa

Permitir hipotensão moderada durante o sangramento
PAM 50-65 mmHg ou PAS 80-90 mmHg no paciente normotenso

Instrumentos cirúrgicos hemostáticos
Eletrocauterio/eletrocirurgia, coagulador com raio de argonio, pinça bipolar, ablação térmica por radiofrequência, *laser*.

Agentes hemostáticos sistêmicos
Acido tranexâmico: 25 mg/kg
EACA: 150 mg/kg (ataque) 10 mg/kg/h (manutenção 4 a 5horas)
Vasopressina: 0,2-0,4 U/min (12 horas)
Estrogénios conjugados: 20 mg IV

Agentes que aumentam a atividade dos fatores de coagulação
Desmopressina: 0,3 µg/kg
Vitamina K: 10-20 mg (até 50 mg/dia)
Fator Vila: 40-90 µg/kg
Fator XIII: 20-35 UI/kg/dia
CCP: 20-40 UI/ke
CFH: 25-50 mg/kg

Agentes hemostáticos tópicos
Hemostato de celulose oxidada; adesivos para tecidos/cola de fibrina/selantes; gel de fibrina; colágeno hemostático: espuma/esponjas de gelatina; polissacarídeos de origem vegetal: alginato de cálcio

Hemodiluição normovolêmica aguda

Recuperação sanguínea intraoperatória/Autotransfusão

Minimizar a perda de sangue

Individualizar a tolerância à anemia: estratégia principal
O paciente tolera a anemia
O médico coopera com o paciente em tolerar a anemia

Otimização da entrega de oxigênio

Avaliar perfusão e oxigenação tecidual (regional e global)
Oligúria, diminuição do sensório, acidose lática, déficit ou excesso de bases, taquicardia, isquemia miocárdica, disfunção renal

Aumentar o débito cardíaco
Otimizar o volume circulante
Expansores de volume:
Cristaloides: 3 mL cristaloides para cada 1 mL de sangue perdido
Cololdes: 1 mL coloide para cada 1 mL de sangue perdido (máximo 1.500 a 2.000 mL/dia)
Oxigenoterapia precoce:
Ventilação hiperóxica, suporte ventilatório e/ou câmara hiperbárica

Minimização do consumo de oxigênio

Administrar a menor dose efetiva para a menor duração de analgesia e sedação

Ventilação mecânica
Ventilar o paciente com uma alta fração inspirada de oxigênio

Manter a normotermia
Aquecer pacientes hipotérmicos
Resfriar pacientes febris

Figura 1.4 ■ Estratégias para minimizar transfusões de sangue alogênico nos períodos pré, intra e pós--operatório.

Siglas: IV: (via) intravenosa; PAM: pressão arterial média; PAS: pressão arterial sistólica; EACA: ?; CCP: ?; CFH: ?;
Fonte: Menos é Mais!!!! Patient Blood Management (PBM) escrito por Luciene Almeida 4 de novembro de 2019.

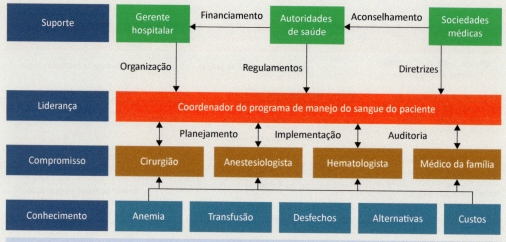

Figura 1.5 ▪ Estruturação de um programa de Patient Blood Management.
Fonte: Adaptada de Muñoz M, Gómez-Ramírez S, Kozek-Langeneker S, et al., 2015.

CONCLUSÕES

- Apesar dos benefícios demonstrados do PBM, muitas barreiras limitam a tradução das diretrizes do PBM para a prática clínica em todo o mundo, particularmente por falta de conhecimento, de comprometimento interdisciplinar, de recursos e preocupações gerais.
- Estratégias para superar os obstáculos frequentemente incluem a utilização de "pacotes de cuidados" multimodais e medidas específicas concebidas de acordo com as condições locais
- mudança da cultura organizacinal para a implantação do PBM deve incluir gestores, médicos e equipe multidisciplinar e está bem descrita nas políticas institucionais. O paciente deve ser o centro desse ecossistema e incluído nas tomadas de decisões.

REFERÊNCIAS

1. Carson JL, Stanworth SJ, Guyatt G, Valentine S, Dennis J, Bakhtary S, et al. Red blood cell transfusion: 2023 AABB International Guidelines. JAMA. 2023;330(19):1892-902.
2. Raasveld SJ, de Bruin S, Reuland MC, van den Oord C, Schenk J, Aubron C. Red Blood cell transfusion in the intensive care unit. JAMA. 2023;330(19):1852-61. doi: 10.1001/jama.2023.20737.
3. Meybohm P, Richards T, Isbister J, et al. Patient blood management bundles to facilitate implementation. Transfusion Medicine Reviews. 2017;31(1):62-71.
4. Muñoz M, Gómez-Ramírez S, Kozek-Langeneker S, et al. Fit to fly: overcoming barriers to preoperative haemoglobin optimization in surgical patients. British Journal of Anaesthesia. 2015;115(1):15-24; doi: 10.1093/bja/aev165.
5. Adaptada de Choosing Wisely. An initiative of the ABIM foundation. [2024 Fev. 15]. Disponível em: http://www.choosingwisely.org/.
6. Spahn DR, Goodnough LT. Alternatives to blood transfusion. Lancet. 2013;381:1855-65.
7. Spahn DR, Moch H, Hofmann A, Isbister JP. Patient blood management: the pragmatic solution for the problems with blood transfusions. Anesthesiology. 2008;109:951-3.
8. Adaptada de National Blood Authority Australia. [2024 Fev. 15]. Disponível em: http://www.blood.gov.au/system/files/documents/pbm-guidelines implementation-strategy-november.pdf; NHS Blood and Transplant; http://hospital.blood.co.uk/patient-services/patientblood--management/ .
9. Kozek-Langenecker S, Bettelheim P, Giurea A, et al. http://www.oegari.at/web_files/dateiarchiv/editor/interdisciplinary_recommendations_for_the_management_of_ anaemia_2013.pdf .
10. Goodnough LT, Levy JH, Murphy MF. Concepts of blood transfusion in adults. Lancet. 2013;381:1845-54.
11. Rashid M, Kromah F, Cooper C. Blood transfusion and alternatives in Jehovah's Witness patients. Curr Opin Anaesthesiol. 2021;34(2):125-30.
12. Shah A, Palmer AJR, Klein AA. Strategies to minimize intraoperative blood loss during major surgery. Br J Surg. 2020;107(2):e26-e38

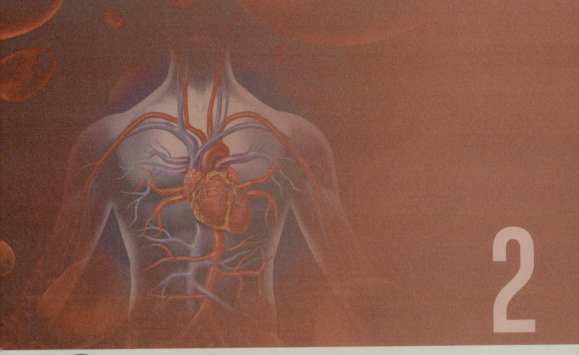

2

AUTORES

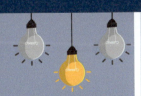

- Patrícia de Lourdes Procópio Lara
- Camila Soriano de Araújo Pedrinha

Patient Blood Management no Pré-Operatório

INTRODUÇÃO

Anemia e transfusão sanguíneas perioperatória são eventos identificáveis, independentes e preveníeis que aumentam a morbimortalidade cirúrgica. *Patient Blood Management* (PBM) é uma abordagem multimodal e multidisciplinar que visa minimizar esses eventos. Os princípios do PBM são:

1. Realizar diagnóstico e tratamento da anemia pré-operatória.
2. Reduzir a perda sanguínea perioperatória.
3. Otimizar a reserva fisiológica sanguínea do paciente por meio dos mecanismos de tolerância à anemia.[1]

O PBM não é uma intervenção isolada, mas um conjunto de cuidados com as melhores recomendações e práticas relacionadas à gestão do sangue que se baseiam em evidências, com o objetivo de melhorar os desfechos clínicos e cirúrgicos dos pacientes.

No curso dos períodos mais importantes do paciente cirúrgico, diversas intervenções podem ser realizadas em "tempo real", ou sinalizadas para o seguimento adequado no período seguinte. No pré-operatório, destacam-se cuidados fundamentais, sobretudo relacionados ao estímulo da eritropoiese e melhora das reservas fisiológicas dos pacientes. Cuidados e intervenções como os citados no Quadro 2.1 devem fazer parte do *check-list* pré-operatório do médico anestesiologista ou do cirurgião.

Quadro 2.1	
Cuidados e intervenções no período pré-operatório	
Intervenção ou cuidado	**Observação**
Diagnóstico e tratamento da anemia	Anemia ferropriva é responsável por anemia de até um terço dos pacientes cirúrgicos; neles, a suplementação de ferro deve ocorrer idealmente de 4 a 6 semanas antes da cirurgia
Considerar o estimula a eritropoiese	Revisar se o paciente é elegível ao uso de eritropoetina (p. ex., anemia em portadores de doença renal crônica)
Encaminhar para avaliação adicional com especialista, se necessário	Os hematologistas devem ser envolvidos nos diagnósticos diferenciais de anemia, diagnóstico e condução das coagulopatias congênitas; oncologistas podem ser necessários em anemias de origem oncológicas
Identificar fatores de risco para sangramento	Entrevista pré-operatória em busca de medicações antiagregantes, anticoagulantes, fitoterápicos, pesquisa de história de sangramento em procedimentos anteriores ou histórico familiar; Presença de comorbidades como disfunção hepática e/ou renal, hipertensão arterial descontrolada e idade maior que 65 anos também estão associados com risco aumento de sangramento
Revisar e orientar sobre manutenção ou suspensão das medicações de uso contínuo	Importante conhecer as meias vidas dos fármacos que aumentem o risco sangramento, o *clearence* de creatinina do paciente e a programação da cirurgia/procedimento (vide Figura 2.1, 2.2 e 2.3)

(Continua)

CAPÍTULO 2 — *PATIENT BLOOD MANAGEMENT* NO PRÉ-OPERATÓRIO

Quadro 2.1	
Cuidados e intervenções no período pré-operatório - *(continuação)*	
Intervenção ou cuidado	**Observação**
Otimizar a reserva fisiológica do paciente (reabilitação), como função cardíaca e pulmonar	Considerar ambulatório de reabilitação e acompanhamento nutricional
Planejar a perda sanguínea prevista do procedimento e a possivelmente tolerada pelo paciente	Tentar quantificar perdas no intraoperatório Estimativas de perdas ajudam a guiar transfusões de modo mais racional
Formular um plano específico de conservação sanguínea para o paciente[1]	Considerar hemodiluição normovolêmica aguda para casos bem selecionados
Indicar protocolos de uso de antifibrinolíticos	Antifibrinolíticos estão associados a redução de sangramento perioperatório e redução de transfusão alogênica
Indicar *Cell-Savage* se cabível	Indicado para procedimentos com perda estimada maior igual a 20%, ou cirurgias com alto potencial de sangramento

Fonte: Desenvolvido pela autoria.

(PBM) PATIENT BLOOD MANAGEMENT

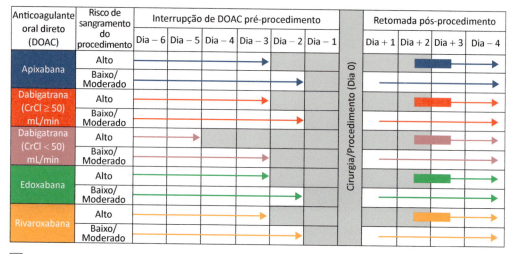

Figura 2.1 ■ Manejo perioperatório de anticoagulantes orais diretos.

* O anticoagulante oral direto (DOAC) pode ser retomado aproximadamente 24 horas após procedimentos com risco de sangramento baixo/moderado e 48 a 72 horas após procedimentos de alto risco de sangramento. Em pacientes selecionados com alto risco de tromboembolismo venoso, anticoagulantes em baixas doses (ou seja, enoxaparina, 40 mg/dia ou dalteparina, 5.000 UI/dia) podem ser administrados nas primeiras 48 a 72 horas após o procedimento.

Fonte: Adaptada das Diretrizes ACCP de 2022. In: Douketis JD, Spyropoulos AC, 2023.

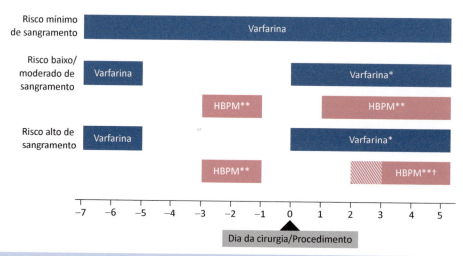

Figura 2.2 ■ Manejo perioperatório de antagonistas da vitamina K (varfarina).

*A varfarina pode ser reiniciada na noite do procedimento (dia 0) para a maioria dos pacientes ou no dia seguinte ao procedimento (ou seja, dia 1) na dose de manutenção habitual do paciente.

** Ponte sugerida para populações de alto risco trombótico com dose completa, via subcutânea.
heparina de baixo peso molecular (HBPM; por exemplo, enoxaparina, 1 mg/kg 2 vezes ao dia ou 1,5 mg/kg diariamente ou dalteparina, 100 UI/kg 2 vezes ao dia ou 200 UI/kg diariamente), com a última dose administrada na manhã do dia anterior ao procedimento (ou seja, dia 21) na metade da dose diária total.

† Baixa dose de HBPM (p. ex., enoxaparina, 40 mg/dia ou dalteparina, 5.000 UI/dia) pode ser usada para profilaxia de tromboembolismo venoso nas primeiras 24 a 72 horas após o procedimento, com dose completa de HBPM reiniciada 2 a 3 dias após o procedimento.

Fonte: Adaptada das Diretrizes ACCP de 2022. In: Douketis JD, Spyropoulos AC, 2023.

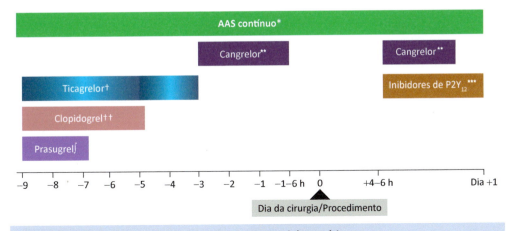

Figura 2.3 ■ Manejo perioperatório de medicamentos antiplaquetários.

*Com base na avaliação do risco de sangramento da cirurgia/procedimento.

** O uso rotineiro não é sugerido. se usados medicamentos antiplaquetários, iniciar dentro de 72 h a partir da suspensão do inibidor de P2Y12 na dose de 0,75 mcg /kg/min; retomar dentro 6 horas depois do procedimento por no mínimo de 48 horas e no máximo de 7 dias no total. Dados de qualidade muito baixa para pontes antiplaquetárias com inibidores da glicoproteína IIb/IIIa (p. ex., eptifibatida, tirofiban).

*** Os inibidores P2Y12 podem ser retomados dentro de 24 horas após o procedimento em dose de manutenção.

† Para ticagrelor, interrupção de 3 a 5 dias.

†† Para clopidogrel, interrupção de 5 dias.

§ Para prasugrel, interrupção de 7 a 10 dias. AAS: ácido acetilsalicílico.

Fonte: Adaptado das Diretrizes ACCP de 2022. In: Douketis JD, Spyropoulos AC, 2023.

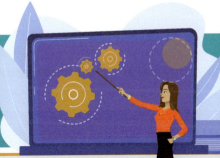

IMPORTÂNCIA DO TEMA

A transfusão sanguínea é amplamente utilizada no tratamento da anemia e do sangramento perioperatório. No entanto, não é um evento isento de riscos. É crescente o número de evidências que sugerem aumento da morbimortalidade com a transfusão[2] (Figura 2.4). Até mesmo um único concentrado de hemácias tem demonstrado aumento significativo da morbimortalidade em 30 dias, incluindo mortalidade, pneumonia e sepse.[1]

As complicações podem ser: imunomediadas, com aumento do risco de recorrência de câncer, metástases e infecções; sobrecarga volêmica; lesão aguda pulmonar; reações hemolíticas; reações alérgicas; reações febris; e doença do enxerto contra o hospedeiro. Contribuindo, assim, para um pior prognóstico, aumento do tempo de internação e aumento dos custos hospitalares.[4,5]

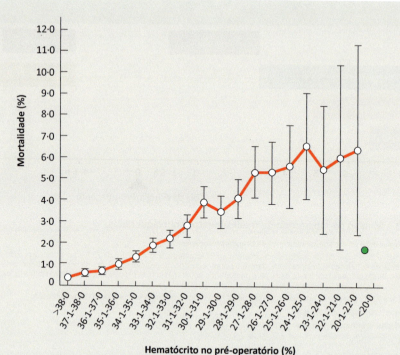

Figura 2.4 ■ Mortalidade × hematócrito.
Fonte: Adaptada de Clevenger B, Mallett SV, Klein AA, et al., 2015.

Nesse contexto, o PBM tem se tornado um programa necessário na prática perioperatória para reduzir riscos e otimizar desfechos. Sua implementação aumenta a segurança do paciente e reduz custos e inicia-se já nos cuidados pré-operatórios.

DADOS DA LITERATURA

Anemia pré-operatória é comum e está presente em 20% a 40% dos pacientes, chegando a 60% em pacientes submetidos à cirurgia colorretal.[1] Pode estar associada a 35% do aumento de riscos de complicações, como infarto, lesão renal e infecção no pós-operatório e até 42% do risco de morte.[3] É mais prevalente em pacientes cirúrgicos por várias etiologias, como deficiência de ferro, perda sanguínea e anemia secundária à idade avançada, doença crônica ou estado inflamatório.[2]

CAPÍTULO 2   *PATIENT BLOOD MANAGEMENT* NO PRÉ-OPERATÓRIO   **17**

A causa mais comum de anemia é a deficiência de ferro, que pode ser quantitativa ou qualitativa. Outras causas são: infecções agudas e crônicas; sangramentos; deficiência de outras vitaminas e minerais, como folato, vitamina B12 e vitamina A; câncer e outras comorbidades.[13]

As diretrizes da *Network for Advancement of Transfusion Alternatives* (NATA) recomendam que a dosagem de hemoglobina seja realizada 28 dias antes de cirurgias ortopédicas eletivas.[1] Já as diretrizes da European Society of Anaesthesiology recomendam que, para procedimentos com maior risco de sangramento, o diagnóstico da anemia deve ser realizado de 4 a 8 semanas antes da cirurgia.[12] Dessa forma, há tempo hábil de investigar e tratar a anemia, reduzindo o risco de transfusões, sem atrasar a cirurgia.

O uso da eritropoietina recombinante está recomendado para pacientes renais crônicos dialíticos para estimular a eritropoiese. Com apenas 5 dias de tratamento já há evidência do aumento da proliferação de células vermelhas.[12]

O planejamento para reduzir a perda sanguínea perioperatória exige uma abordagem multimodal, envolvendo a técnica cirúrgica e anestésica, intervenções farmacológicas e *cell salvage*. Cirurgias videolaparoscópicas e robóticas estão associadas a um menor risco de sangramento, assim como anestesia de neuroeixo, com redução da pressão venosa por vasodilatação. Além disso, recomendam-se a prevenção e o tratamento rigoroso da hipotermia, acidose e hipocalcemia. O *cell-savage* é uma alternativa recomendada para cirurgias com sangramento previsto maior que 500 mL a 1.000 mL, na ausência de infecção e malignidade, reduzindo em até 38% as taxas de transfusão.[14]

O uso de terapia anticoagulante e antiagregante plaquetário deve ser manejado avaliando-se o risco de sangramento e os riscos cardiovasculares individuais do paciente. Para o manejo do sangramento perioperatório, recomenda-se a monitorização da coagulação por meio de exames *point-of-care*, como a tromboelastrometria rotacional quando disponível.[12]

O uso pré-operatório de antifibrinolíticos reduz os riscos de sangramento em cirurgias cardíacas, transplante hepático, cirurgias ortopédicas maiores, ginecológicas, urológicas e obstétricas. O Clinical Randomization of an Antifibrinolytic in Significant Haemorrhage (CRASH-2) demonstrou que o uso de ácido tranexâmico, em até 3 horas após o trauma, reduz significativamente o risco de morte por hemorragia (1 g para dose de ataque, seguido de 1 g adicional infundido em 8 horas).[16] Estudos em outras populações cirúrgicas também validaram o uso do ácido tranexâmico como fármaco adjuvante na redução do sangramento prioperatório e transfusão alogênica.

As evidências atuais apontam para uma não inferioridade dos alvos de transfusão restritivos em relação aos liberais.[4] Para pacientes hospitalizados e estáveis, a recomendação internacional é a transfusão de concentrados de hemácias se hemoglobina menor que 7 g/dL. Para cirurgias ortopédicas e pacientes com doença cardiovascular existente, a transfusão é recomendada se hemoglobina menor que 8 g/dL.[4] Importante ressaltar que a boa prática médica reforça sempre que se deve considerar o contexto clínico, terapias alternativas à transfusão e individualização das decisões conforme o paciente.

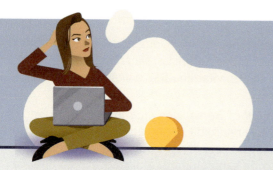

HOT TOPICS

Seguem-se, de modo esquemático as principais intervenções que podemos ter com os pacientes nas diferentes fases do perioperatório; a criação de *check lists* e protocolos centrados na assistência ao paciente ajudam na manutenção do cuidado linear, horizontal e racionalizado.

Quadro 2.2 – Check list PBM no pré-operatório
PBM *checklist* pré-operatório

Antes da indução da anestesia
Concentração da hemoglobina pré-operatória dentro da normalidade
Avaliar a suspensão adequada dos medicamentos antiplaquetários e anticoagulantes
Considerar técnicas minimamente invasivas ou laparoscópicas
Testes *point-of-care* disponíveis

Antes da incisão cirúrgica
Posicionamento adequado do paciente para permitir a drenagem venosa
Aquecimento do paciente, T > 36 °C
Considerar o uso do *cell salvage*, se perda sanguínea estimada > 500 a 1.000 mL
Uso profilático de ácido tranexâmico, quando indicado
Avaliar necessidade e disponibilidade do uso de concentrado de fibrinogênio, complexo protrombínico e hemostáticos tópicos

Antes de o paciente sair da sala cirúrgica
Implementar limiares de transfusão restritivos (hemoglobina 7 a 8 g/dL dependendo do paciente e da estabilidade hemodinâmica)
Manter adequada a oferta de oxigênio aos tecidos, com saturação de oxigênio > 95%
Avaliar a necessidade de dreno no pós-operatório

Fonte: Desenvolvido pela autoria.

Pilar 1 Otimizar eritropoiese	Pilar 2 Minimizar perda sanguínea	Pilar 3 Manejo da anemia
■ Diagnosticar anemia ■ Identificar, avaliar e tratar anemia ■ Identificar e manejar o risco de sangramento (sangramento prévio ou história familiar) ■ Tratar a deficiência absoluta ou funcional de ferro ■ Considerar doação sanguínea autóloga no pré-operatório ■ Considerar agentes estimuladores da eritropoiese, se anemia nutricional descartada ou tratada ■ Referenciar para avaliação adicional, se necessário	■ Identificar e manejar o risco de sangramento (sangramento prévio ou história familiar) ■ Rever medicações (antiplaquetários e terapia anticoagulante) ■ Minimizar perda sanguínea iatrogênica ■ Planejar como realizar o procedimento com mínima perda sanguínea	■ Comparar a perda sanguínea estimada para o procedimento com a perda sanguínea tolerada pelo paciente ■ Avaliar e otimizar a reserva fisiológica do paciente (p. Ex., função cardíaca e pulmonar) ■ Formular um plano de manejo do sangramento específico para o paciente, com medidas apropriadas de conservação de sangue e transfusão restritiva

Pré-operatório

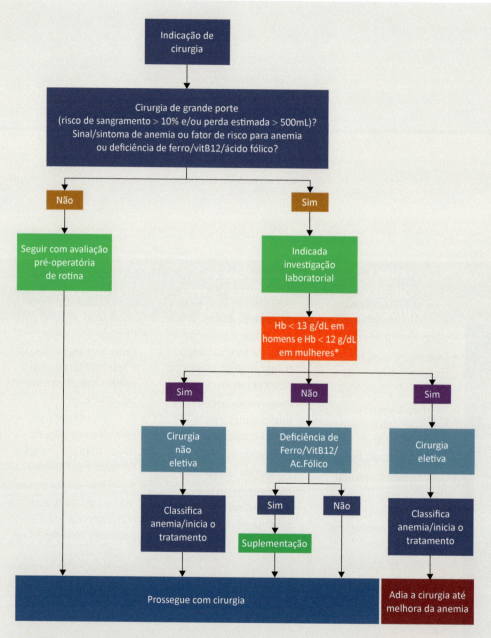

Alguns especialistas sugerem o mesmo corte de 13g/d para mulheres, uma vez que o volume de sangue perdido na cirurgia é o mesmo para ambas, porém representa um percentual maior para a mulher, que tem um volume sanguíneo em geral menor. Adaptado de Gomez-Ramírez et al (2019).6

Fonte: Adaptada de Consenso da Associação Brasileira de Hematologia, Hemoterapia e Terapia celular sobre *Patient Blood Management*, 2023.

CONCLUSÕES

- Recomenda-se que pacientes com risco de sangramento sejam bem-avaliados antes da cirurgia para permitir correção da anemia (grade 1B).[12]
- Se anemia presente, recomenda-se identificar a causa (grade 1C).
- Pacientes não oncológicos com anemia pré-operatória para cirurgias maiores, recomenda-se adiar cirurgia até correção da anemia (grade 1A).[12]
- Deficiência de ferro é muito prevalente, 30% a 40% dos casos.[1]
- Tratar anemia por deficiência de ferro com suplementação de ferro.
- Ferro oral pode ser uma alternativa se bem tolerado e houver tempo. (Dose: 40 a 50 mg/dia ou 80 mg a 100 mg em dias alternados).
- Ferro venoso: útil e seguro se pouco tempo para manejo até o procedimento cirúrgico (menor que 2 semanas), má tolerância pela via oral ou deficiência funcional. (Dose: 1.000 mg).
- Programar o procedimento cirúrgico eletivo 1 a 2 semanas após estímulo parenteral, de 3 a 8 semanas para correção oral e outras causas complexas.[12]

REFERÊNCIAS

1. Clevenger B, Mallett SV, Klein AA, Richards T. Patient blood management to reduce surgical risk. Br J Surg. 2015;102(11):1325-37; discussion 1324. doi: 10.1002/bjs.9898. Epub 2015 Aug 27. PMID: 26313653.
2. Fowler AJ, Ahmad T, Phull MK, Allard S, Gillies MA, Pearse RM. Meta-analysis of the association between preoperative anaemia and mortality after surgery. Br J Surg. 2015;102(11):1314-24. doi: 10.1002/bjs.9861. PMID: 26349842.
3. Ng O, Keeler BD, Mishra A, Simpson A, Neal K, Brookes MJ, et al. Iron therapy for pre-operative anaemia. Cochrane Database Syst Rev. 2015;(12):CD011588. doi: 10.1002/14651858. CD011588.pub2. Update in: Cochrane Database Syst Rev. 2019;12:CD011588. PMID: 26694949.
4. Carson JL, Stanworth SJ, Guyatt G, Valentine S, Dennis J, Bakhtary S, et al. Red blood cell transfusion: 2023 AABB International Guidelines. JAMA. 2023;330(19):1892-902. doi: 10.1001/jama.2023.12914. Epub ahead of print. PMID: 37824153.
5. Consenso da Associação Brasileira de Hematologia, Hemoterapia e Terapia celular sobre Patient Blood Management, Outubro 2023.
6. Douketis JD, Spyropoulos AC. Perioperative management of anticoagulant and antiplatelet therapy. NEJM Evid. 2023;2(6):EVIDra2200322. doi: 10.1056/EVIDra2200322.
7. Burton BN, A'Court AM, Brovman EY, Scott MJ, Urman RD, Gabriel RA. Optimizing preoperative anemia to improve patient outcomes. Anesthesiol Clin. 2018;36(4):701-13. doi: 10.1016/j.anclin.2018.07.017. Epub 2018 Oct 12. PMID: 30390789.
8. Desai N, Schofield N, Richards T. Perioperative patient blood management to improve outcomes. Anesth Analg. 2018;127(5):1211-20. doi: 10.1213/ANE.0000000000002549. PMID: 29064875.

9. Hansen LT, Riis J, Kragholm KH, Larsen LK, Cavallius C, Mørch MM, et al. Impact of postoperative intravenous iron therapy on postoperative infections in older patients with severe anaemia after hip fracture surgery. BMC Geriatr. 2023;23(1):95. doi: 10.1186/s12877-023-03775-8. PMID: 36788483; PMCID: PMC9930316.

10. Fujikawa T. Tranexamic acid in patients undergoing noncardiac surgery. N Engl J Med. 2022;387(9):858. doi: 10.1056/NEJMc2208614. PMID: 36053522.

11. Neef V, Choorapoikayil S, Piekarski F, Schlesinger T, Meybohm P, Zacharowski K. Current concepts in the evaluation and management of preoperative anemia. Curr Opin Anaesthesiol. 2021;34(3):352-56. doi: 10.1097/ACO.0000000000000979. PMID: 33935184.

12. Kietaibl S, Ahmed A, Afshari A, Albaladejo P, Aldecoa C, Barauskas G, et al. Management of severe peri-operative bleeding: guidelines from the European Society of Anaesthesiology and Intensive Care: second update 2022. Eur J Anaesthesiol. 2023;40(4):226-304. doi: 10.1097/EJA.0000000000001803. PMID: 36855941.

13. 13. Warner MA, Shore-Lesserson L, Shander A, Patel SY, Perelman SI, Guinn NR. Perioperative anemia: prevention, diagnosis, and management throughout the spectrum of perioperative care. Anesth Analg. 2020;130(5):1364-80. doi: 10.1213/ANE.0000000000004727. PMID: 32167979.

14. 14. Shander A, Corwin HL, Meier J, Auerbach M, Bisbe E, Blitz J, et al. Recommendations from the International Consensus Conference on Anemia Management in Surgical Patients (ICCAMS). Ann Surg. 2023;277(4):581-90. doi: 10.1097/SLA.0000000000005721. Epub 2022 Sep 21. PMID: 36134567; PMCID: PMC9994846.

15. 15. Olson RP, Stone A, Lubarsky D. The prevalence and significance of low preoperative hemoglobin in ASA 1 or 2 outpatient surgery candidates. Anesth AuAnalg. 2005;101(5):1337-40. doi: 10.1213/01.ANE.0000180836.02142.E6. PMID: 16243990.

16. 16. Patel PA, Wyrobek JA, Butwick AJ, Pivalizza EG, Hare GMT, Mazer CD, et al. Update on applications and limitations of perioperative tranexamic acid. Anesth Analg. 2022;135(3):460-73. doi: 10.1213/ANE.0000000000006039. Epub 2022 Aug 17. PMID: 35977357.

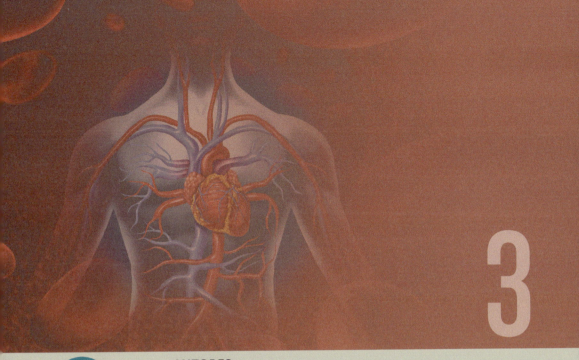

3

AUTORES
- Lucas Siqueira de Lucena
- Rodrigo Brandão Pinheiro

Patient Blood Management no Intraoperatório

INTRODUÇÃO

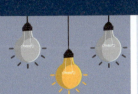

O gerenciamento de sangue do paciente durante o período intraoperatório é crucial para otimizar os resultados clínicos e promover a segurança dos pacientes. O *Patient Blood Management* (PBM) emerge como uma abordagem abrangente que visa melhorar a utilização dos recursos sanguíneos, minimizar transfusões desnecessárias e, consequentemente, reduzir complicações associadas, sendo o momento do intraoperatório um dos principais pilares para o êxito da estratégia.1 Este capítulo explora as estratégias anestésicas e as decisões clínico-cirúrgicas que os anestesiologistas e cirurgiões podem adotar para promover uma abordagem bem-sucedida ao PBM durante o período cirúrgico.

IMPORTÂNCIA DO TEMA

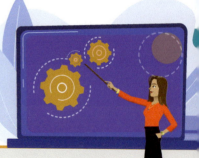

A implementação com êxito de uma gestão mais eficiente do sangue do paciente durante as cirurgias contribui significativamente para a sua segurança e recuperação otimizada, reduzindo os índices de transfusões e suas complicações, bem como custos hospitalares e morbimortalidade.

DADOS DA LITERATURA

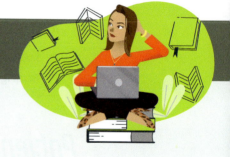

Estratégias anestésicas para minimizar perdas sanguíneas

Controle hemodinâmico e manejo de fluidos

A estabilidade hemodinâmica é essencial para prevenir aumentos inesperados do sangramento ou hipoperfusão tecidual. A otimização do volume intravascular, o uso criterioso de agentes anestésicos e um monitoramento rigoroso garantem a manutenção da homeostase.

O gerenciamento de fluidos visa manter a euvolemia, que pode ser alterada por sangramentos ou alterações de fluidos corporais não hemorrágicos (p. ex., de cavidades corporais abertas e feridas). A administração de grandes quantidades de solução cristaloide (p. ex., um volume fixo ou uma abordagem liberal tradicional à fluidoterapia) deve ser evitada, pois está associada à anemia dilucional e à coagulopatia, que pode requerer transfusões e resultados adversos relacionados ao edema tecidual.

Entre os fluidos existentes, os cristaloides aparecem como os mais comumente utilizados em razão de seu baixo custo, fácil acesso e relativa segurança; porém a determinação de qual fluido seria o ideal ainda permanece incerta na literatura, aventando-se a possibilidade de uso de coloides em situações específicas.

O uso de grandes quantidades de soluções fisiológica de cloreto de sódio a 0,9% deve ser evitado por estar associado ao desenvolvimento de acidose metabólica, de lesão renal aguda e, consequentemente, de coagulopatia. Soluções cristaloides balanceadas com tampão (lactato no Ringer-lactato e gluconato no Plasmalyte®) podem ser priorizadas para cirurgias de alto risco e uso em grande volume, reduzindo a possibilidade de acidose.

Os coloides podem ser derivados do plasma humano (albumina humana, plasma fresco congelado [FFP]) ou preparações semissintéticas (hidroxietilamido [HES], gelatinas). Apresentam a vantagem de expansão volêmica com menor volume de infundido por maior aumento da pressão coloidosmótica, reduzindo o volume de extravasamento microvascular. Contudo, evidências na literatura de superioridade em relação aos cristaloides são escassas,[2] há também uma associação bem estabelecida com o desenvolvimento de coagulopatia e lesão renal em doentes críticos, principalmente com o uso de HES com alto peso molecular e alta substituição molar. Os elevados custos da albumina com ausência de forte evidência em relação aos cristaloides diminuem sua utilidade na maioria dos cenários, apesar de ser o coloide com menor interferência na coagulação e função renal. As gelatinas têm menor tempo de permanência no intravascular (2 a 3 horas) em virtude de sua rápida eliminação renal, além de apresentarem risco de possíveis efeitos na coagulação e alta incidência de anafilaxia, limitando seu uso na atualidade.

Muitas são as estratégias para gerenciamento e quantificação de fluidos no intraoperatório.

Para cirurgias mínima e moderadamente invasivas que não causarão alterações significativas de fluidos ou perda de sangue, pode-se administrar 1 a 2 L de solução eletrolítica balanceada durante um período de 30 minutos a 2 horas. Essa administração empírica, mas limitada, de líquidos para cirurgias menos invasivas em pacientes ambulatoriais está associada a menos risco de náuseas e vômitos pós-operatórios (NVPO) ou dor em comparação com controles que recebem líquidos mínimos.

Para cirurgias de grande porte com perda sanguínea estimada em < 500 mL, deve-se empregar uma abordagem restritiva com balanço zerado (Quadro 3.1), visando reduzir a administração de fluidos, especialmente se nenhum monitoramento invasivo de parâmetros hemodinâmicos dinâmicos for planejado (p. ex., cateter arterial, ecocardiografia transesofágica [ETE] ou sonda Doppler esofágica).[3]

Quadro 3.1
Estratégia restritiva com balanço zerado: guia para reposição de fluidos em cirurgias de grande porte com perdas estimadas em < 500 mL de sangue e sem monitorização dinâmica
Manutenção de taxa metabólica basal e reposição de perdas sensíveis e insensíveis = 3 mL/kg/h de cristaloide balanceado
Evitar "dose de ataque" de cristaloide no início da cirurgia ou repor perdas de jejum e 3º espaço
Evitar anestesia profunda (BIS < 40), gerando hipotensão e maior necessidade de fluidos
Evitar tratar hipotensão causada por bloqueio de neuroeixo com fluidos, priorizando o uso de vasopressores
Aceita-se balanço positivo em paciente com hipovolemia pré-operatória pelo risco de lesão renal aguda, como em cirurgias abdominais com preparo de cólon

Fonte: Desenvolvida pela autoria.

Para cirurgias invasivas de grande porte com perdas sanguínea estimada em > 500 mL e/ou grandes alterações de fluidos, pode-se optar pela estratégia restritiva citada anteriormente ou utilizar a terapia de reposição volêmica guiada por metas, por intermédio do uso de parâmetros dinâmicos analisados através da onda de curva de pressão intra-arterial (variações de pressão de pulso (VPP), variação de volume sistólico (VVS), variações de pressão sistólica (VPS), estimativa do volume sistólico (VS)) pelo doppler esofágico, avaliação qualitativa visual ou medições por meio de ecocardiograma transtorácico ou transesofágico. Essa abordagem permite garantir que o *status* do volume intravascular seja ideal antes de adicionar terapia vasopressora para atingir a pressão arterial ideal e determinar quais pacientes responderão com aumento do débito cardíaco ao se infundirem fluidos, reduzindo, assim, o uso desnecessário de cristaloides (Quadro 3.2).

Quadro 3.2
Estratégia de terapia de reposição guiada por metas
Manutenção de taxa metabólica basal e reposição de perdas sensíveis e insensíveis = 3 mL/kg/h de solução cristaloide balanceada
Reposição volêmica guiada por metas pré-estabelecidas: PAM > 65mmHg, diurese > 0,5 mL/kg/h*, lactato < 2 mmol/dL, SvO_2 > 70%
Se metas não atingidas e parâmetros dinâmicos alterados (p. ex., VVS, VPS, VPP > 13% a 15%), infundir alíquotas de 250 mL e observar resposta
Se metas não atingidas e parâmetros dinâmicos normais, não infundir cristaloides e avaliar necessidade de vasopressores, transfusão ou inotrópicos

*Oligúria não deve ser usada como parâmetro isolado para definir reposição volêmica, visto que agentes anestésicos e o próprio estresse cirúrgico podem reduzir o volume de urina produzida sem evidenciar hipoperfusão.

Fonte: Desenvolvido pela autoria.

Ainda não há dados consistentes na literatura sobre qual estratégia é superior para esse tipo de cirurgia de grande porte, porém sabe-se que ambas, restritiva e guiada por metas, apresentam melhores resultados que estratégias liberais.[4]

Hipotensão permissiva

Essa estratégia tem sido usada para casos com sangramento severo agudo não controlado, como traumas, rompimento de aneurismas[5] e lesão inadvertida de grandes vasos em cirurgias. Consiste em ressuscitação volêmica e correção pressórica retardadas com hipotensão controlada (hipotensão permissiva), até que a fonte do sangramento esteja controlada. Dessa forma, toleram-se pressões mais baixas (sistólica > 75 mmHg e < 90 mmHg, média > 50 mmHg) a fim de se reduzir o sangramento não controlado.

A hipotensão permissiva mostrou-se benéfica em pacientes com trauma torácico e choque causados por armas de fogo ou facadas. Contudo, não deve ser usada se suspeita de hipertensão intracraniana ou na presença de estenose crítica de carótidas, pois a hipotensão reduz a perfusão cerebral e aumenta a mortalidade. Com base nos dados atuais, hipotensão controlada e limitada ressuscitação volêmica com até 1 L de fluidos ou passar diretamente para hemoderivados parecem ser as melhores estratégias no cenário de trauma com choque hemorrágico (exceto se lesão cerebral). Pacientes idosos e cardiopatas precisam ter uso cauteloso dessas estratégias.

Cálcio, pH e temperatura

Normocalcemia, pH fisiológico e normotermia são essenciais para que as reações do processo de coagulação ocorram adequadamente.

Durante eventos hemorrágicos, os níveis séricos de cálcio iônico devem ser medidos e ajustados para a normalidade (acima de 1 mmol/L). Deve-se ter especial atenção durante as transfusões maciças, pois o citrato presente nas bolsas de hemocomponentes se liga ao cálcio sérico reduzindo-o ainda mais. Há preferência pela reposição por meio de cloreto de cálcio já que este apresenta maior disponibilidade de cálcio elementar e não há interferência na sua liberação em pacientes com função hepática comprometida.[6]

Em cenários de sangramento agudo, a acidose decorre principalmente da redução da perfusão tecidual. Aferições de lactato sérico ajudam a estimar a extensão do sangramento e o grau de hipoperfusão e disóxia celular. Considerando-se que não há outras causas de acidose metabólica como insuficiência renal ou hipercloremia, o déficit de bases também pode ser usado como parâmetro para estimar a acidose tecidual. Objetiva-se manter o pH acima de 7,2. Podem contribuir para evitar quadros de acidemia a transfusão de hemocomponentes em fases iniciais de sangramentos maciços, a reposição volêmica guiada, o uso de vasopressores e/ou de inotrópicos, mesmo dentro de uma estratégia de hipotensão permissiva.

Sabidamente, a hipotermia piora a agregação plaquetária e a função dos fatores de coagulação, inibe reações enzimática e promove fibrinólise. De maneira precoce, deve-se procurar meios para reduzir a perda de calor e aquecer o paciente objetivando a normotermia (temperatura central acima de 35 °C, preferencialmente entre 36 °C e 37 °C). A aferição da temperatura central (termômetro esofágico ou retal), embora não detecte perfeitamente a distribuição do calor corporal, é a melhor ferramenta para monitorização do estado térmico do paciente. Ajuste na temperatura da sala cirúrgica, utilização de manta térmica superior e/ou inferior, aquecimento das soluções administradas bem como dos hemocomponentes são algumas estratégias factíveis dentro do centro cirúrgico para alcançar a normotermia.

Antifibrinolíticos

Os antifibrinolíticos são agentes hemostáticos sistêmicos utilizados no período intraoperatório, tendo seu uso difundido e comprovado para cirurgias cardíacas com circulação extracorpórea (CEC), trauma e hemorragia pós-parto. Com o avanço dos estudos, têm-se utilizado essa classe de medicamentos em vários outros cenários para redução de perda sanguínea e com relativa segurança, como cirurgias ortopédicas maiores, transplante hepático, entre outros. Tais medicações atuam na redução da degradação do coágulo de fibrina; as mais utilizadas na atualidade são o ácido tranexâmico (ATX) e o ácido épsilon-aminocapróico (AEAC). A aprotinina, outro antifibrinolítico, perdeu usabilidade em razão de evidências de um maior risco de complicações trombóticas e morte, levando à sua retirada do mercado nos Estados Unidos.

Sobre o mecanismo de ação e efeitos adversos, é sabido que a degradação do coágulo de fibrina ocorre quando há conversão de plasminogênio em plasmina e esta liga-se aos receptores do coágulo (fibrina). A atividade antifibrinolítica se deve à formação de complexos reversíveis do fármaco com o plasminogênio, impedindo sua ação. O ATX e o AEAC bloqueiam quase completamente a interação entre o t-PA (ativador do plasminogênio tecidual), o plasminogênio e o monômero de fibrina em virtude da alta afinidade pelos locais de ligação da lisina do plasminogênio, são chamados de "antifibrinolíticos análogos da lisina". Esse processo inibe ou retarda a fibrinólise porque a plasmina, embora esteja formada, não pode se ligar à fibrina. O ATX é de seis a dez vezes mais potente que o AEAC. Apresenta maior afinidade pelo plasminogênio, inclusive ligando-se ao plasminogênio já ligado à fibrina e sua atividade antifibrinolítica é mais sustentada, tendo tempo de ação mais prolongado.

O principal e mais temido efeito adverso são os eventos tromboembólicos. O AEAC parece ser bem tolerado e seguro, porém se carece de estudos robustos para tal afirmação, visto que o AEAC tem perdido espaço no cenário cirúrgico para o ATX. Para pacientes de risco médio (sem histórico de eventos tromboembólicos), diversos estudos não observaram risco aumentado de trombose (p. ex., oclusão do enxerto coronário, tromboembolismo venoso (TEV), embolia pulmonar) após administração profilática de rotina de agentes antifibrinolíticos durante cirurgia cardíaca, artroplastia de grandes articulações (p. ex., artroplastia total do joelho, artroplastia total do quadril) ou cirurgia da coluna.[7]

Pacientes com alto risco de eventos tromboembólicos (história de eventos anteriores) têm dados limitados relativos à segurança do uso de ATX, visto que muitos estudos excluem esses pacientes. Contudo, os estudos existentes têm apontado para o uso seguro também nesse cenário (Quadro 3.3),[8] além de vários outros estudos em andamento.

Quadro 3.3	
Evidências de segurança do uso de antifibrinolíticos em pacientes de alto risco de evento tromboembólico em cenários cirúrgicos e não cirúrgicos	
Cirurgia ortopédica em pacientes de alto risco	Estudos retrospectivos não relataram aumento de eventos tromboembólicos ou mortalidade após administração de ácido tranexâmico (TXA)
Cirurgia não cardíaca em pacientes de alto risco	Ensaio randomizado com 9.535 pacientes e uso de ATX sem diferença estatística de eventos tromboembólicos sintomáticos em 30 dias (14,2% ATX × 13,9% placebo/ HR 1,02, IC 95% 0,92 a 1,14)
Cirurgia em pacientes com *stent* coronariano	Estudo retrospectivo não evidenciou aumento de eventos cardíacos adversos
Diversos cenários, incluindo pacientes não cirúrgicos de alto risco	Revisão sistemática com 216 ensaios randomizados de TXA IV *versus* placebo em 125.550 pacientes cirúrgicos e não cirúrgicos não encontrou um risco aumentado de tromboembolismo em estudos que incluíram pacientes com histórico de tromboembolismo

Fonte: Adaptado de Taeuber I, Weibel S, Herrmann E, et al., 2021.

Outra possível complicação relacionada ao uso de antifibrinolíticos é o desenvolvimento de crises convulsivas relatadas com ATX em cirurgias cardíacas com CEC. O evento foi de baixa incidência e ocorreu principalmente com o uso em altas doses (> 4 gramas). Disfunção renal moderada a grave, cirurgias de "câmera aberta", pacientes mais "graves" e mais idosos também aumentam o risco de convulsão quando do uso de altas doses.

Casos de disfunção renal pós-operatória foram relatados após administração de AEAC. Em um pequeno estudo randomizado realizado em 64 pacientes adultos submetidos à cirurgia de aorta torácica com CEC, foi observado um aumento numericamente maior, mas não significativo, na incidência de insuficiência renal após AEAC (3/30 pacientes) em comparação com ATX (0/31 pacientes).

Contraindica-se o uso de antifibrinolíticos em certos grupos de pacientes com evidente risco de trombose, como condições de hipercoagulabilidade conhecidas (distúrbios hereditários) e em vigência de coagulação intravascular disseminada (CIVD).

Quanto aos modos de uso e à evidência de eficácia, podemos afirmar que o AEAC é usado exclusivamente por via endovenosa e não existe um consenso de dosagem, diferindo esta entre os vários estudos e tipo cirúrgico. O ATX pode ser administrado por via endovenosa, intramuscular, intra-articular, tópica, oral e inalatório. Seu esquema posológico também difere entre os pesquisadores (Tabela 3.1).[9]

Tabela 3.1

Esquemas posológicos de ATX e AEAC em diferentes cenários

	ATX	AEAC

Cirurgia cardíaca	Dose alta: dose de ataque de 30 mg/kg, 2 mg/kg na CEC e 16 mg/kg/h de manutenção
	
	Dose baixa: dose de ataque de 10 mg/kg, 1 mg/kg em CEC e 1 mg/kg/h de manutenção
	
	Contínua: dose de ataque de 10 mg/kg, 10 mg/kg em CEC e 1 mg/kg/h de manutenção
	
	Descontínuo: dose de ataque de 10 mg/kg, 10 mg/kg na CEC e 10 mg/kg no final da CEC
		1. Protocolo de Butterworth et al.
		 ■ na indução
		   a. 80 mg/kg durante 20 min, ou
		   b. 60 mg/kg durante 20 min + 10 mg/kg
		em CEC prime dose inicial – após administração
		de heparina 70 mg/kg durante 20 min
		 ■ Manutenção 30 mg/kg/h (x 4 horas total)
		2. Protocolo do estudo BART
		 ■ na indução 200 mg dose de teste durante 10 min seguida de 9.800 mg
		 ■ Manutenção 2 g/h até o encerramento da esternotomia
		3. Protocolo de Greilich et al.
		 ■ na indução 100 mg/kg + 5 g no início da CEC
		 ■ Manutenção 30 mg/kg/h

Cirurgia de coluna – adulto	Bólus 10 a 20 mg/kg Manutenção 10 a 100 mg/h	Bólus 100 mg/kg durante 15 min antes da incisão Manutenção: 10 mg/kg/h durante a cirurgia
Cirurgia de coluna – pediátrico		< 25 kg: 100 mg/kg dose inicial e 40 mg/kg/h manutenção 25 kg a 50 kg: 100 mg/kg dose inicial e 35 mg/kg/h manutenção ≥ 50 kg: 100 mg/kg dose inicial e 30 mg/kg/h manutenção

(Continua)

Tabela 3.1		
Esquemas posológicos de ATX e AEAC em diferentes cenários - *(Continuação)*		
	ATX	AEAC
Artroplastia total de joelho	Bólus de 10 a 20 mg/kg (máximo de 1 g), idealmente administrado 5 a 20 min antes da deflação do torniquete Manutenção de 10 a 20 mg/kg por 3 a 12 horas	Dose de 10 gramas ao longo de 10 min no início da cimentação do implante
Hemorragia subaracnóidea aneurismática		Bólus 5 a 10 g na emergência ou durante o transporte Manutenção 2 g/h até o procedimento endovascular (durante < 72 horas no máximo)
Trauma	Dose inicial de 1 grama em 10 min (até 3 horas do trauma) Manutenção de 1 grama em 8 horas	
Hemorragia pós-parto	0,5 a 1 g, 30 min antes da incisão	
Craniossinostose	Dose inicial de 50 mg/kg, seguida de infusão de 5 mg/kg/h	
Traumatismo cranioencefálico (leve e moderado)	Dose inicial de 1 g em 10 min (até 3 horas do trauma) Manutenção de 1 g em 8 horas	

Fonte: Adaptada de Gerstein NS, Brierley JK, Windsor J, *et al.*, 2017.

Com relação à eficácia do tratamento com antifibrinolíticos, a grande maioria dos estudos da atualidade utilizam o ATX e são praticamente unânimes na redução de sangramento e necessidade de transfusão nos mais diversos cenários. Uma metanálise de 2021 com 64 ensaios randomizados e 18 estudos observacionais incluiu quase 50 mil pacientes cirúrgicos cardíacos e 73 regimes posológicos diferentes de ATX (variando de 5,5 mg/kg a 20 g no total). Tanto os regimes de dosagem mais baixos como os mais elevados reduziram o risco de transfusão em uma média de 33% (IC 95% 25% a 42%). Outra metanálise de ensaios controlados por placebo em pacientes submetidos a cirurgias cardíacas, cirurgias não cardíacas de grande porte ou intervenções médicas não cirúrgicas observou que o TXA reduziu a mortalidade devido a sangramento (2,9% *versus* 3,8%; diferença de risco [DR] 0,008, IC 95% 0,011 a 0,005; 46.702 pacientes; 49 estudos).[8]

Os dados relativos à eficácia do AEAC são mais limitados. Uma metanálise de 2011 (52 ensaios randomizados; 25 mil participantes) relatou a eficácia de três agentes antifibrinolíticos (aprotinina, ATX e AEAC) em comparação com placebo em vários tipos de cirurgia cardíaca e não cardíaca.[10] No geral, as transfusões de hemácias foram menos frequentes em pacientes que receberam ATX em comparação com AEAC (30% vs. 45%); o risco relativo comparado ao placebo para ATX foi de 0,61 (IC 95% 0,53 a 0,70) e para AEAC foi 0,81 (IC 95% 0,67 a 0,99).

Desmopressina (DDAVP)

A desmopressina é um análogo sintético da vasopressina que aumenta a liberação de fator de von Willebrand das células endoteliais, aumenta a concentração de fator VIII e do ativador do plasminogênio tecidual. É indicada, após teste terapêutico e na ausência de contraindicações, como 1ª linha de tratamento para sangramento de baixa monta em pacientes com doença de von Willebrand ou hemofilia A moderada. Seu uso é também sugerido em pacientes urêmicos com alto risco para sangramento durante procedimentos invasivos ou no manejo do sangramento agudo. Pode ainda ser utilizado na reversão de sangramentos intracranianos não traumáticos associado ao uso de antiagregantes plaquetários. A dose usual é de 0,3 mcg/kg e a taquifilaxia geralmente ocorre após uma segunda dose. A monitorização do sódio sérico é recomendada, pois a hiponatremia pode ser consequência da administração do DDAVP. Outros efeitos colaterais possíveis são hipertensão, hipotensão e *flushing*.[11]

Concentrado de fatores de coagulação

O concentrado de fibrinogênio é um hemoderivado oriundo de um *pool* de plasma humano após processo de pasteurização, nanofiltração e inativação viral. É mundialmente utilizado, sobretudo na Europa, e foi liberado pela agência norte-americana Food and Drug Administration (FDA). Há recomendação do seu uso para tratamento de hipofibrinogenemia diagnosticada pelo método clássico de Clauss, valor de fibrinogênio sérico abaixo de 150 mg/dL (nos casos obstétricos abaixo de 200 mg/dL), ou por alterações funcionais do fibrinogênio diagnosticadas por exames viscoelásticos. A dose deve ser guiada pelo grau de hipofibrinogenemia. Em casos de sangramento maciço, sugere-se uma dose inicial de 3 g a 4 g.

O complexo protrombínico é uma mistura de fatores de coagulação, sendo os principais os fatores II, VII, IX, X e anticoagulantes naturais. Sua indicação formal de uso é, durante sangramentos agudos, na reversão emergencial dos anticoagulantes orais vitamina K-dependentes. A dose varia de 25 a 50 U/kg e há algoritmos que calculam a dose ideal com base no peso corporal e razão normalizada internacional (INR, do inglês *internacional normalized ratio*). De maneira geral, a vitamina K deve ser administrada simultaneamente.

Fator recombinante de coagulação VII ativado é uma proteína desenvolvida por tecnologia de DNA recombinante que corresponde a uma forma ativada do fator VII. Não há recomendação do seu uso como 1ª linha de tratamento em sangramentos agudos. A sugestão de uso *off-label* ocorre quando há um sangramento grave com sinais de coagulopatia mesmo após realizadas todas as outras práticas consolidadas para controle do sangramento e manutenção da homeostase. A dose inicial é de 90 mcg/kg de peso corporal. O risco de trombose deve ser levado em consideração quando se opta pelo seu uso.[12]

Exames laboratoriais convencionais e viscoelásticos

Durante um evento hemorrágico agudo, a monitorização do grau de sangramento, da perfusão tecidual e da hemostasia deve ser iniciada o quanto antes.

A mensuração da hemoglobina (Hb) e/ou de hematócrito (Ht) séricos guia a reposição por meio de concentrado de hemácias. Em fases iniciais do sangramento, os valores de Hb/Ht podem estar falsamente dentro do parâmetro de normalidade, deve-se, portanto, realizar coleta seriada desses exames.

Lactato sérico é um teste sensível para estimar extensão do sangramento e monitorizar a hipoperfusão tecidual. Quando ele não estiver disponível, a avaliação do déficit de bases pode representar uma alternativa viável.

A hemostasia pode ser avaliada mediante exames laboratoriais convencionais (Tempo de Protrombina (TAP), Tempo de Tromboplastina ativado (TTPA), fibrinogênio sérico pelo método de Clauss, contagem de plaquetas) ou por exames *point-of-care* como os testes viscoelásticos (TEG®/ROTEM®/Multiplate®) que, a partir de uma amostra de sangue total, fornecem avaliação funcional da formação, da força e da degradação do coágulo. Esses exames definirão as condutas de ressuscitação hemostática inicial e guiarão futuras intervenções (estratégia guiada por metas).

Gatilhos transfusionais

Transfusões desnecessárias agregam morbidade e pioram desfechos. Os gatilhos transfusionais são indicações com base em evidências que auxiliam a tomada de decisão clínica. As recomendações que se seguem são feitas para situações de sangramento agudo.

Quando a transfusão de concentrados de hemácia é necessária, objetiva-se uma concentração sérica de Hb entre 7 a 9 g/dL.

Fibrinogenemia abaixo de 150 mg/dL (ou 200 mg/dL em populações obstétricas) bem como sinais viscoelásticos de déficit funcional de fibrinogênio indicam reposição desse hemocomponente na presença de sangramento ativo. A reposição de fibrinogênio pode ser feita por meio de crioprecipitado ou concentrado de fibrinogênio. A utilização de plasma fresco congelado não está indicada para esse fim.

Nos casos em que TAP/TTPa estiverem elevados em mais de 1,5 vezes dos parâmetros de normalidade ou se houver evidência de déficit de fatores de coagulação nos exames viscoelásticos, pode-se proceder à transfusão de plasma fresco congelado. Uma sugestão de dose inicial é de 10 a 20 mL por kg de peso corporal.

De maneira geral, plaquetopenia com níveis abaixo de 50×10^9/L indica transfusão de plaquetas. Em caso de trauma cranioencefálico ou neurocirurgias, o corte passa a ser 100×10^9/L. A dose inicial recomendada são 4 a 8 unidades simples de plaqueta ou uma aférese.

Em cenários de transfusão maciça, a existência de um protocolo institucional e o treinamento da equipe assistencial possibilitam a redução na quantidade de hemocomponentes transfundidos bem como a melhora em desfechos clínicos.

Hemodiluição normovolêmica aguda (HNA)

A hemodiluição normovolêmica aguda (HNA) envolve a retirada de uma quantidade controlada de sangue do paciente antes da cirurgia, seguida pela infusão simultânea de solução cristaloide e/ou coloide para manter o volume intravascular constante. O objetivo é diluir as células sanguíneas, reduzindo a viscosidade e melhorando o fluxo microcirculatório, além de, em caso de sangramento, reduzir a massa de elementos sanguíneos perdidos, o que diminui as necessidades de transfusões alogênicas.

A HNA está indicada para procedimentos com previsão de sangramento elevado (> 500 a 750 mL) em pacientes relativamente saudáveis, com boas condições de saúde que tolerem a anemia gerada. Entre as contraindicações dessa técnica, estão baixa reserva cardiovascular do paciente, sepse e presença de arritmias com instabilidade (Quadro 3.4).

Quadro 3.4
Contraindicações ao uso da Hemodiluição Normovolêmica Aguda (HNA)
Hb < 11 mg/dL
Baixa capacidade de aumento do débito cardíaco, como FE < 45%, estenose aórtica
Insuficiência renal crônica com oligúria
Arritmias com repercussão hemodinâmica
Hemoglobinopatias hereditárias ou adquiridas (risco de hemólise no circuito)
Distúrbios de coagulação
Falência de acessos vasculares
Não acesso a resultados de exames em tempo hábil
Infecções agudas

Fonte: Desenvolvida pela autoria.

Quanto à aplicação dessa técnica, o volume de sangue a ser retirado varia entre 2 e 3 (excepcionalmente 4) unidades de sangue, enquanto simultaneamente é infundido fluido para manutenção da volemia. A meta de Hb pós-hemodiluição deve respeitar o limite transfusional de cada paciente, ficando geralmente em 8 a 9 g/dL. A fórmula de Gross é utilizada para o cálculo preciso do volume de sangue a ser retirado.

$$V = EBV \times (H_i - H_f)/H_{av}$$

Onde:

V = volume de sangue a ser tirado

EBV = vol. sangue estimado do paciente, geralmente 70 ml/kg × peso do paciente em kg

H_i = hematócrito inicial antes do procedimento

H_j = hematócrito final desejado após a hemodiluição

H_{av} = Hematócrito médio do procedimento

A reposição do volume intravascular pode ser realizada utilizando-se soluções coloides ou cristaloides. Os cristaloides são usados em maior volume devido a seu extravasamento para o interstício, sendo reposto na base de 1,5:1,0. Já os coloides ficam restritos ao espaço intravascular, com reposição de 1,0:1,0.

Deve-se ter dois acessos vasculares periféricos e/ou central, sondagem vesical e monitorização hemodinâmica basal durante o procedimento, iniciando-se após a indução anestésica. O término da coleta e a reposição de fluidos devem ocorrer antes do momento de maior sangramento. A reposição do sangue total coletado se inicia após adequada hemostasia e controle do sangramento ou instabilidade hemodinâmica.

Entre os benefícios e evidências da HNA, a hemodiluição promove a redução da viscosidade sanguínea e melhora perfusão e aporte de oxigênio para os tecidos, além de reduzir a pós-carga miocárdica com melhora do débito cardíaco e cardioproteção. Somada a isso, no contexto de PBM, a perda reduzida de elementos sanguíneos reduz coagulopatias e a necessidade de transfusões, traduzindo-se em menor incidência de complicações associadas como reações imunológicas, infecciosas e metabólicas. Uma metanálise com mais de 1.600 pacientes submetidos à cirurgia cardíaca com CEC mostrou redução do sangramento total e menor uso de sangue autólogo.[13] Para cirurgias de grande porte não cardíaca, também já há evidência comprovada desses benefícios. Com isso, a HNA mostra-se como alternativa eficaz em diversas situações, principalmente em casos em que não se consegue utilizar a técnica de recuperação de sangue autólogo no intraoperatório.

Técnicas cirúrgicas para conservação de sangue

Técnicas cirúrgicas podem influenciar de maneira importante na perda sanguínea intraoperatória. O uso de técnicas minimamente invasivas como laparoscópicas, robóticas e endovasculares ajuda a minimizar o trauma tecidual, o estresse cirúrgico e a perda sanguínea. Avanços tecnológicos possibilitaram que uma hemostasia rigorosa fosse alcançada com o uso de dispositivos de eletrocauteriação e instrumentos diatérmicos. O uso de agentes hemostáticos tópicos está indicado em conjunto com intervenções cirúrgicas ou em combinação com o uso de compressas no controle de sangramentos arteriais ou venosos. A literatura indica possibilidade de redução na transfusão de hemocomponentes com a utilização de hemostáticos tópicos como os selantes de fibrina e trombina.[14]

A recuperação intraoperatória de sangue autólogo por meio de Cell Salvage® ou Cell Saver® consiste na coleta do sangue do campo operatório, o qual é aspirado e lavado para posteriormente ser reinfundido no paciente, o que pode diminuir a necessidade de transfusão alogênica. Deve ser considerada em sangramentos de cavidade pélvica, abdominal ou torácica com estimativa de perda sanguínea maior que 500 a 1.000 mL. Pacientes que recusam transfusões alogênicas também são indicações comum ao seu uso. Literatura recente tem retirado das contraindicações os casos oncológicos, de sepse ou infecção de sítio cirúrgico. O sangue originário da coleta no Cell Salvage não tem fatores de coagulação, plaquetas ou plasma e, portanto, deve-se manter atenção na monitorização da situação hemostática.[15]

HOT TOPICS

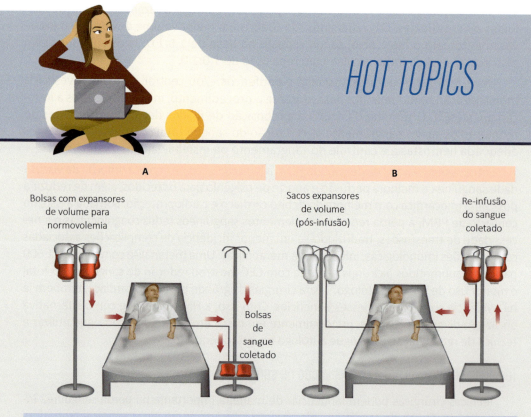

Figura 3.1 ▪ Representação esquemática da hemodiluição normovolêmica aguda (HNA). (A) Remoção de bolsas de sangue imediatamente antes do início da cirurgia, juntamente com infusão de expansores de volume para manutenção da normovolemia. (B) Bolsas de sangue sendo reinfundidas durante e/ou imediatamente após o término da cirurgia.

Fonte: Adaptada de Santos AA, Silva JP, Silva LF, et al., 2014.[16]

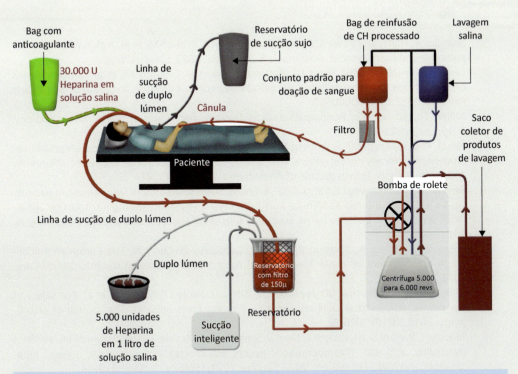

Figura 3.2 ■ Representação esquemática do uso do *CellSaver*. O sangue é coletado do paciente e das compressas e processado, separado, lavado e reinfundido.
Fonte: Adaptada de Carroll C, Young F, 2021.

CONCLUSÕES

- Não restam dúvidas de que a implantação do PBM intraoperatório otimiza o cuidado e reduz as necessidades transfusionais.
- A educação continuada permite a incorporação da estratégia às equipes multidisciplinares que transformarão a jornada do paciente gerando redução de riscos, economia de recursos e melhores desfechos clínicos.
- Protocolos institucionais devem ser elaborados com o intuito de adequação do método à realidade local.

REFERÊNCIAS

1. Shander A, Hardy JF, Ozawa S, Farmer SL, Hofmann A, Frank SM, et al. A global definition of patient blood management. Anesthesia & Analgesia. 2022;135(3);476-88.
2. Lewis SR, Pritchard MW, Evans DJ, Butler AR, Alderson P, Smith AF, et al. Colloids versus crystalloids for fluid resuscitation in critically ill people. Cochrane Database of Systematic Reviews. 2018;8(8): CD000567.
3. Miller TE, Myles PS. Perioperative fluid therapy for major surgery. Anesthesiology. 2019;130(5):825-32.
4. Jessen MK, Vallentin MF, Holmberg MJ, Bolther M, Hansen FB, Holst JM. Goal-directed haemodynamic therapy during general anaesthesia for noncardiac surgery: a systematic review and meta-analysis. British Journal of Anaesthesia. 2022;128(3):416-33.
5. Reimerink JJ, Hoornweg LL, Vahl AC, Wisselink W, Balm R. Controlled hypotension in patients suspected of a ruptured abdominal aortic aneurysm: feasibility during transport by ambulance services and possible harm. European Journal of Vascular and Endovascular Surgery. 2010;40(1):54-9.
6. Rossaint R, Afshari A, Bouillon B, Cerny V, Cimpoesu D, Curry N. The European guideline on management of major bleeding and coagulopathy following trauma. Critical Care. 2023;27(1):80.
7. Fillingham YA, Ramkumar DB, Jevsevar DS, Yates AJ, Shores P, Mullen K, et al. The safety of tranexamic acid in total joint arthroplasty: a direct meta-analysis. The Journal of arthroplasty. 2018;33(10):3070-82.
8. Taeuber I, Weibel S, Herrmann E, Neef V, Schlesinger T, Kranke P. Association of intravenous tranexamic acid with thromboembolic events and mortality: a systematic review, meta-analysis, and meta-regression. JAMA Surgery. 2021;156(6):e210884-e210884.
9. Gerstein NS, Brierley JK, Windsor J, Panikkath PV, Ram H, Gelfenbeyn KM, et al. Antifibrinolytic agents in cardiac and noncardiac surgery: a comprehensive overview and update. Journal of Cardiothoracic and Vascular Anesthesia. 2017;31(6):2183-205.
10. Levy JH. Antifibrinolytic therapy: new data and new concepts. The Lancet. 2010;376(9734):3-4.
11. Graetz TJ, Nuttall G, Shander A. Perioperative blood management: strategies to minimize transfusions. 2023. U: UpToDate, O'Connor MF, Kleinman S, (Eds). UpToDate [Internet]. Waltham, MA: UpToDate.
12. Kietaibl S, Ahmed A, Afshari A, Albaladejo P, Aldecoa C, Barauskas G, et al. Management of severe peri-operative bleeding: guidelines from the European Society of Anaesthesiology and Intensive Care: second update 2022. European Journal of Anaesthesiology. 2023;40(4):226-304.
13. Li S, Liu Y, Zhu Y. Effect of acute normovolemic hemodilution on coronary artery bypass grafting: a systematic review and meta-analysis of 22 randomized trials. International Journal of Surgery. 2020;83:131-9.
14. Desai N, Schofield N, Richards T. Perioperative patient blood management to improve outcomes. Anesthesia & Analgesia. 2018;127(5):1211-20.
15. Carroll C, Young F. Intraoperative cell salvage. BJA education. 2021;21(3):95-101.
16. Santos AA, Silva JP, Silva LF, Sousa AG, Piotto RF, Baumgratz JF. Therapeutic options to minimize allogeneic blood transfusions and their adverse effects in cardiac surgery: a systematic review. Brazilian Journal of Cardiovascular Surgery. 2014;29(4):606-21.

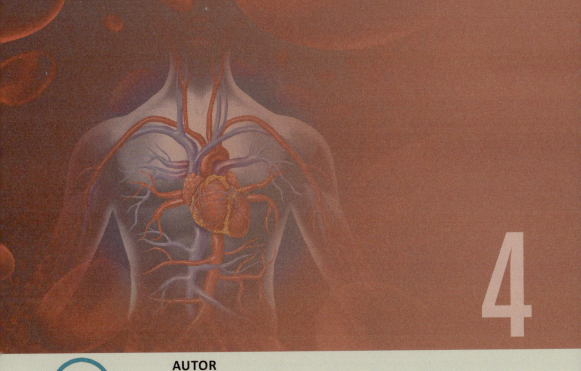

4

AUTOR

▶ Felício A. Savioli

Patient Blood Management no Pós-Operatório

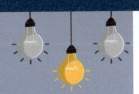

INTRODUÇÃO

Estratégias de tolerância à anemia, como estabilizar hemodinamicamente o paciente, otimizar a oxigenação tecidual, são usualmente aplicadas nos pós-operatórios de grandes cirurgias para restringir, dentro do possível, as transfusões. Essa restrição pode evitar efeitos colaterais como *transfusion related acute lung injury* (TRALI) e *transfusion Acute Cardiac Overload* (TACO).

Incluir, além desses conceitos mencionados, a cultura organizacional da gestão e o uso racional do sangue, colocando o paciente no centro deste processo, formata o conceito aplicável de *patient blood management (PBM)* no pós-operatório.1

IMPORTÂNCIA DO TEMA

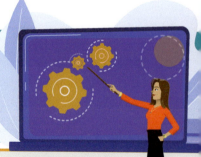

O período pós-operatório se caracteriza por um estado pró-inflamatório pós-procedimento no qual as variáveis dos diferentes sistemas orgânicos estão em adaptação na busca de restaurar a homeostase. Essa busca que se inicia ainda no centro cirúrgico passa por alterações fisiológicas que, muitas vezes, culminam em distúrbios orgânicos múltiplos que dependem diretamente da magnitude da "agressão" cirúrgica e das reservas fisiológicas prévias do paciente.[2] Levando-se em conta as reservas orgânicas prévias, é compreensível que pacientes que já iniciam seus procedimentos com reservas diminuídas serão mais impactados no perioperatório. Nesse contexto, é sabido que a anemia pré-operatória é um marcador isolado de aumento de mortalidade e que esforços para seu diagnóstico e tratamento antes da cirurgia têm impacto em melhores desfechos clínicos e de custos para o hospital.[3]

DADOS DA LITERATURA

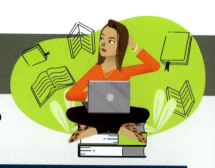

Entre metas de PBM no pós-operatório, estão as [4] descritas no Quadro 4.1.

Quadro 4.1
Metas de PBM no pós-operatório.
Diagnóstico da anemia e tratamento da deficiência de ferro se cabível
Estímulo à eritropoiese (respeitar as contraindicações)
Gestão dos medicamentos e de potenciais interações entre eles.
Minimizar perdas sanguíneas em geral; evitar perdas de sangue com coletas de sangue desnecessárias e distúrbios da coagulação
Prevenção e tratamento de coagulopatias
Otimizar os mecanismos de tolerância à anemia

Fonte: Adaptada de Thomson J, Hofmann A, Barrett CA, et al., 2019.

Podemos utilizar, no pós-operatório, estratégias de monitorização para otimizar débito cardíaco e melhorar os mecanismos de tolerância à anemia; melhorar o manejo das perdas sanguíneas pós-operatória com ressuscitação volêmica racional, estratégias de hipotensão permissiva, controle e reversão de acidose, hipocalcemia e hipotermia.[5,6]

A suplementação de ferro deve ser considerada em pacientes com hemoglobina (Hb) < 10 g/dL ou com ferritina < 100 ng/mL ou ferritina < 300 ng/mL e saturação transferrina < 20. No pós-operatório, quando a administração de ferro for necessária, deve-se, preferencialmente, utilizar uma alta concentração de ferro em dose única por via intravenosa. Entre as principais contraindicações, incluem-se pacientes sépticos ou com histórico de reações alérgicas prévias à formulação endovenosa.[7,8]

O uso de eritropoetina pode ser considerado em pacientes com anemia severa, sempre avaliando os riscos e benefícios envolvidos. Caso a eritropoetina seja utilizada, recomenda-se sua administração por curto período e em conjunto com o ferro endovenoso.[7]

Com relação aos principais fármacos gerenciados, deve-se levar em consideração o intervalo de tempo de descontinuação das drogas e potenciais estratégias de reversão como disposto no Quadro 4.2.[9]

Quadro 4.2		
Intervalo de tempo de descontinuação das drogas e potenciais estratégias de reversão		
Droga	Descontinuar	Antídoto
Ácido acetilsalicílico	5 a 10 dias	Plaquetas
		Desmopressina
Cilostazol	48 horas	
Dipiridamol	48 horas	
Prasugrel	6 a 10 dias	Ponte com Lovenox
Ticlopidina	10 dias	
Ticagrelor	5 a 10 dias	Ponte com Lovonox
Clopidogrel	5 a 10 dias	Ponte com Tirofiban
		Ponte com Eptfibatide
		Ponte com Lovenox
Abciximabe	48 horas	

(Continua)

Quadro 4.2

Intervalo de tempo de descontinuação das drogas e potenciais estratégias de reversão - *(Continuação)*

Eptfibatida	12 a 24 horas	
Tirofiban	12 a 24 horas	
Lovonox	24 horas	Protamina
Estreptoquinase	48 horas	
Fondaparinux*	4 dias	Fator 7a
Coumadin	5 dias	Plasma fresco congelado
	INR inferior a 1,4	K-Contra 50 UI/kg
		Vitamina K 10 mg
Dabigatrana	5 dias	Idarucizumabe
Rivaroxabana*	3 a 5 dias	K-Centra 25 UI/kg
		ANDEXXA**
Apixabana*	3 dias	ANDEXXA**
		K-Contra 25 UI/kg
Edoxabana*	3 a 5 dias	K-Centra 25 UI/kg

INR: razão normalizada internacional (do inglês *internacional normalized ratio*)

Fonte: Adaptado de Skidmore KL, Singh N, Kallurkar A, Cagle H, et al., 2023.

Outro ponto importante é minimizar a perda de sangue evitando coletas desnecessárias para exames laboratoriais. Nesse ponto, é crucial que as equipes avaliem diariamente a real necessidade dos exames diários a serem coletados, já que uma das principais causas de anemia no pós-operatório é a coleta seriada de exames laboratoriais.

Importante ainda ressaltar que a aplicação de um fluxograma de manejo de sangramento, seja com testes convencioanis da coagulação, seja com testes viscoelásticos, favorece o uso adequado dos hemocomponentes e/ou hemoderivados

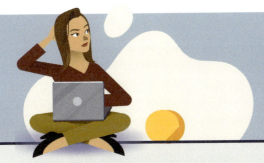

HOT TOPICS

Como em todo doente no pós-operatório, maximizar a oferta de oxigênio e minimizar o seu consumo favorece também o melhor desfecho clínico. Nesse caso, estratégias como ajuste de FiO2, sedação, bloqueio neuromuscular, uso de drogas vasoativas e inotrópicos, controle de febre e tratamento de infecções são estratégias adequadas e independentes do PBM.[10]

Por fim, e talvez o maior desafio, deve-se manter uma estratégia transfusional restritiva, tolerando a anemia fisiológica e evitando complicações transfusionais. Nesse ponto, grande parte dos estudos objetiva um gatilho transfusional se Hb < 7 g/dL.[3,11]

A Figura 4.1 que representa os três pilares do PBM e as diversas estratégias envolvidas nos diferentes tempos cirúrgicos.[12]

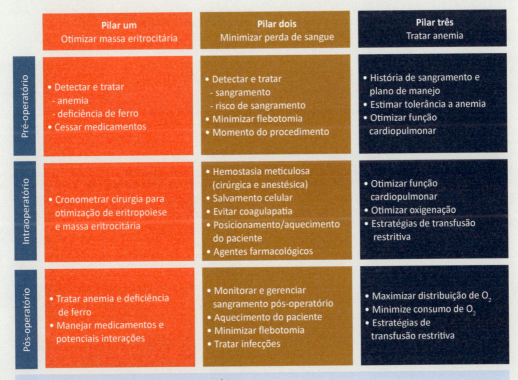

Figura 5.1 ▪ Pilares do PBM no perioperatório

Fonte: Adaptada de Tomić Mahečić T, Brooks R, Noitz M, et al., 2022.

CONCLUSÕES

- Conclui-se, portanto, que o PBM no pós-operatório deve seguir com otimização da eritropoiese, manejo do sangramento guiado por um fluxograma com testes convencionais ou testes viscoelásticos,[13,14] uso racional de hemocomponentes e hemoderivados[15,16] no sangramento agudo e otimizar os mecanismos e estratégias para tolerância da anemia.

REFERÊNCIAS

1. Goodnough LT, Shander A. Blood management. Arch Pathol Lab Med. 2007;131(5):695-701.
2. Shander A, Hofmann A, Ozawa S, Theusinger OM, Gombotz H, Spahn DR. Activity-based costs of blood transfusions in surgical patients at four hospitals. Transfusion. 2010;50(4):753-65.
3. Kietaibl S, Ahmed A, Afshari A, Albaladejo P, Aldecoa C, Barauskas G, et al. Management of severe peri-operative bleeding: guidelines from the European Society of Anaesthesiology and Intensive Care: Second update 2022. Eur J Anaesthesiol. 2023;40(4):226-304.
4. Thomson J, Hofmann A, Barrett CA, Beeton A, Bellairs GRM, Boretti L, et al. Patient blood management: a solution for South Africa. S Afr Med J. 2019;109(7):471-6.
5. Musallam KM, Tamim HM, Richards T, Spahn DR, Rosendaal FR, Habbal A, et al. Preoperative anaemia and postoperative outcomes in non-cardiac surgery: a retrospective cohort study. Lancet. 2011;378(9800):1396-407.
6. Rossaint R, Afshari A, Bouillon B, Cerny V, Cimpoesu D, Curry N, et al. The European Guideline on Management of Major Bleeding and Coagulopathy Following Trauma: sixth edition. Crit Care. 2023;27(1):80.
7. Shander A, Corwin HL, Meier J, Auerbach M, Bisbe E, Blitz J, et al. Recommendations from the International Consensus Conference on Anemia Management in Surgical Patients (ICCAMS). Ann Surg. 2023;277(4):581-90.
8. Jones JJ, Mundy LM, Blackman N, Shwarz M. Ferric carboxymaltose for anemic perioperative populations: a systematic literature review of randomized controlled trials. J Blood Med. 2021;12:337-59.
9. Skidmore KL, Singh N, Kallurkar A, Cagle H, Smith Iii VS, Varrassi G, et al. A Perioperative blood management algorithm aimed at conservation of platelets in clinical practice: the role of the anesthesiologist in decision-making. Cureus. 2023;15(12):e49986.
10. Goodnough LT, Shander A. Patient blood management. Anesthesiology. 2012;116(6):1367-76.
11. Carson JL, Stanworth SJ, Roubinian N, Fergusson DA, Triulzi D, Doree C, et al. Transfusion thresholds and other strategies for guiding allogeneic red blood cell transfusion. Cochrane Database Syst Rev. 2016;10(10):CD002042.
12. Tomić Mahečić T, Brooks R, Noitz M, Sarmiento I, Baronica R, Meier J. The limits of acute anemia. J Clin Med. 2022;11(18).
13. Wikkelsø A, Wetterslev J, Møller AM, Afshari A. Thromboelastography (TEG) or thromboelastometry (ROTEM) to monitor haemostatic treatment versus usual care in adults or children with bleeding. Cochrane Database Syst Rev. 2016(8):CD007871.

14. Afshari A, Wikkelsø A, Brok J, Møller AM, Wetterslev J. Thrombelastography (TEG) or thromboelastometry (ROTEM) to monitor haemotherapy versus usual care in patients with massive transfusion. Cochrane Database Syst Rev. 2011(3):CD007871.
15. Rahe-Meyer N, Solomon C, Hanke A, Schmidt DS, Knoerzer D, Hochleitner G, et al. Effects of fibrinogen concentrate as first-line therapy during major aortic replacement surgery: a randomized, placebo-controlled trial. Anesthesiology. 2013;118(1):40-50.
16. Kozek-Langenecker SA, Ahmed AB, Afshari A, Albaladejo P, Aldecoa C, Barauskas G, et al. Management of severe perioperative bleeding: guidelines from the European Society of Anaesthesiology: first update 2016. Eur J Anaesthesiol. 2017;34(6):332-95.

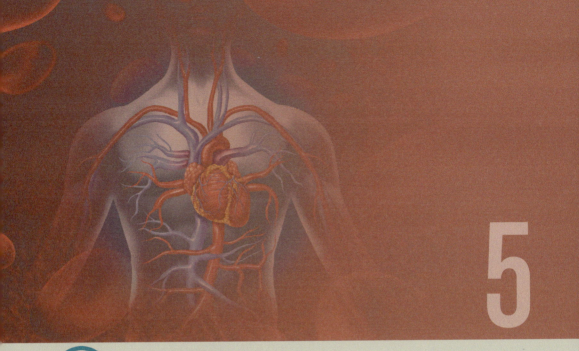

AUTORES

- Uri Adrian Prync Flato
- Adriana do Socorro Lima Figueiredo Flato

Patient Blood Management na Cirurgia Cardíaca

INTRODUÇÃO

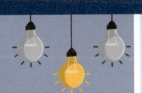

Anemia e transfusão são comuns em pacientes submetidos à cirurgia cardíaca (CC) e estão associadas à significativa morbidade e mortalidade.[1] Múltiplas intervenções perioperatórias têm sido descritas para reduzir a transfusão de sangue, mas raramente são combinadas em conjunto.[2] *Patient blood management* (PBM)[3] na cirurgia cardíaca representa um avanço significativo no cuidado perioperatório com o objetivo de otimizar os resultados do paciente por meio de uma gestão eficiente dos recursos sanguíneos e processos organizados.[4] Essa abordagem multidisciplinar e multimodal é cada vez mais reconhecida como um componente fundamental dos procedimentos cirúrgicos cardíacos, abordando o equilíbrio crítico entre a necessidade de transfusões e os riscos inerentes a elas. O conceito de PBM foi oficialmente introduzido pela Organização Mundial de Saúde (OMS) em 2011[5] e, desde então, tem sido progressivamente integrado em protocolos de cirurgia cardíaca em todo o mundo. A filosofia básica da PBM está ancorada em três pilares: otimização da massa de eritrócitos; minimização da perda de sangue; e aumento da tolerância à anemia. Cada um desses pilares (Figura 5.1) desempenha um papel vital na redução da necessidade de transfusões de sangue alogênicas, que estão associadas ao aumento da morbidade[6] e da mortalidade em pacientes submetidos à cirurgia cardíaca.

A otimização da massa eritrocitária envolve principalmente a identificação e o tratamento da anemia pré-operatória, uma condição comum em pacientes com cirurgia cardíaca que tem sido associada a resultados desfavoráveis.[7] Estratégias de gestão eficazes incluem suplementação de ferro, agentes estimulantes da eritropoiese e, em alguns casos, doação pré-operatória de sangue autólogo.

O segundo pilar, a minimização da perda de sangue, engloba uma série de estratégias, desde técnicas cirúrgicas até intervenções farmacológicas. Os avanços em métodos cirúrgicos, incluindo procedimentos minimamente invasivos,[8] reduziram significativamente a perda de sangue durante as cirurgias cardíacas. Além disso, o uso de agentes antifibrinolíticos como o ácido tranexâmico e o ácido aminocaproico desempenham papel crucial na redução do sangramento perioperatório.[9] O uso sensato desses agentes, adaptados ao perfil individual do paciente, pode reduzir substancialmente a necessidade de transfusões de sangue e melhorar a recuperação pós-operatória.

O terceiro pilar, melhorar a tolerância à anemia, envolve estratégias para gerenciar pacientes com níveis mais baixos de hemoglobina sem recorrer a transfusões liberais, a menos que clinicamente indicadas. Essa abordagem é apoiada por evidências que sugerem que as estratégias de transfusão liberal não se correlacionam necessariamente a melhores resultados e podem aumentar o risco de complicações como infecções, imunomodulação e trombose.[10] A adoção de um limiar de transfusão mais conservador (hemoglobina > 7), guiado por fatores específicos do paciente e monitoramento contínuo,[10] é, portanto, um componente-chave da PBM na cirurgia cardíaca (Quadro 5.1).

Pré-operatório

Identificar e corrigir anemia

- Realizar teste laboratorial se a perda de sangue esperada > 500 mL ou risco de transfusão > 10%;
- Considerar a suplementação intravenosa de ferro se uma deficiência absoluta de ferro estiver presente. Independentemente da presença de anemia;
- Considerar suplementação intravenosa de ferro em caso de anemia devido à doença inflamatória e insuficiência cardíaca crônica;
- Considere EPO e suplementação de ferro em caso de anemia devido à insuficiência renal crônica

Otimizar a coagulação

- Realizar uma avaliação hemostática com foco na história pessoal e familiar e exame físico;
- Descontinuar medicamentos anticoagulantes; Varfarina 5 dias;
- Femprocrumona 7 dias;
- Descontinuar o ACOD (dabigatrano, rivaroxabano, apixabano, edoxabano) pelo menos 48 h antes da cirurgia;
- Para ACOD, aplicar tempos de descontinuação mais longos de acordo com creatinina para atingir 4 meias-vidas (ou seja, até 96 h);
- Descontinuar medicamentos antiplaquetários (exceto aspirina);
- Clopidogrel 5 dias antes da cirurgia:
- Prasugrel 7 dias:
- Ticagrelor 3 dias

Intraoperatório

Otimizar coagulação

- Manter a temperatura corporal > 36 C°, pH normal e nível de cálcio;
- Usar antifibrinolíticos;
- Evitar hemodiluição, sedação excessiva, coleta de sangue desnecessária;
- Usar *Cell Savage*;
- Considerar o teste Viscoelástico

Otimizar CEC

- Considerar circuitos extracorpóreos minimamente invasivos;
- Considerar o priming autólogo;
- Considerar a titulação individual de heparina e protamina usando dispositivos automatizados de titulação de heparina;
- Considerar a ultrafiltração.

Intervenções cirurgícas

- Considerar técnicas minimamente invasivas;
- Considerar a CRM sem CEC em casos selecionados;
- Evitar a estagnação do sangue na cavidade torácica

Pós-operatório

Aplicar gatilhos transfusionais operatórios

- Otimizar o fornecimento de oxigênio;
- Reduzir o consumo de oxigênio: controle ótimo da dor, evitar taquicardia e hipertensão;
- Continuar a tratar;
- Transfundir se H b < 7 g/dL ou Hct < 21%;
- Evitar transfusões desnecessárias (ou seja, transfusões de hemácias)

Figura 5.1 ▪ Fluxograma dos pilares PBM.

Fonte: Adaptada de Ştefan M, Tomescu D, Predoi C, 2023.

Quadro 5.1

Recomendações para o manejo sanguíneo do paciente em cirurgia cardíaca adulta

Recomendado	Deve ser considerado	Não recomendado
Limitação da hemodiluição	Continuar a aspirina na CRM	Transfusão de eritrócitos pré-operatória em doentes anémicos
Uso rotineiro de antifibrinolíticos	Resgate de células, MUF e PAR devem ser implementados	Suplementação de AT para minimizar sangramento após CEC
Transfusão de hemoderivados com base na condição clínica do doente e não relacionado ao nível de hemoglobina.	Considerar as medições do nível de heparina sobre o manejo da heparina guiado pelo TCA	Administração profilática de fibrinogênio, PFC, DDAVP ou rFVIIa
Hemoderivados de todas as idades	Relação dosadora de protamina/heparina	
Abordagem por equipe multidisciplinar		

CEC: circulação extracorpórea; CRM: revascularização miocárdica; DDAVP: 1-deamino-8-D-arginina vasopressina (desmopressina); PFC: plasma fresco congelado; MUF: ultrafiltração modificada; PAR: *priming* autólogo retrógrado; rFVIIa: fator VIIa recombinante; T: antitrombina; TCA: tempo de coagulação ativado.

Fonte: Adaptado de Félix F, Silva M, Lima F, et al., 2022

A mudança de paradigma na abordagem tradicional à gestão do sangue necessita de colaboração e educação interdisciplinares. Cirurgiões, anestesiologistas, intensivistas, hematologistas e enfermagem devem trabalhar de forma sinérgica para a implementação eficaz dos protocolos PBM.[11] Além disso, o desenvolvimento de orientações e de políticas institucionais é essencial para normalizar as práticas e garantir a aplicação coerente dos princípios da PBM. Estudos recentes e ensaios clínicos[6] forneceram evidências sólidas que apoiam a eficácia da PBM na melhoria dos resultados do paciente na cirurgia cardíaca que incluem a redução da incidência de complicações relacionadas com transfusão, estadias hospitalares mais curtas e redução de custos associado a valor em saúde.[12] Além disso, no contexto da escassez de produtos sanguíneos globais, a PBM desempenha um papel crítico na conservação de hemoderivados valiosos, tendo consequências significativa para os sistemas de saúde público e privado.

IMPORTÂNCIA DO TEMA

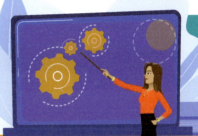

A importância do tema PBM na cirurgia cardíaca é multifacetada, abrangendo aspectos clínicos, econômicos e logísticos dentro do contexto da assistência à Saúde. Essa abordagem tem se mostrado crucial para melhorar os resultados dos pacientes e otimizar o uso dos recursos disponíveis no sistema de Saúde. Vamos explorar algumas das razões que tornam esse tema tão significativo no próximo tópico.

DADOS DA LITERATURA

1. **Melhoria dos resultados clínicos:** um dos principais objetivos do PBM na cirurgia cardíaca é minimizar a necessidade de transfusões de sangue[3] que estão associadas a riscos aumentados de complicações, como reações transfusionais, sobrecarga de volume, infecções e problemas imunológicos. Ao se adotarem estratégias de PBM, como o tratamento da anemia pré-operatória, a redução da perda de sangue durante a cirurgia e a tolerância a níveis mais baixos de hemoglobina, é possível melhorar significativamente os desfechos clínicos dos pacientes.

2. **Segurança do paciente:** a aplicação de práticas de PBM na cirurgia cardíaca visa diretamente a segurança do paciente. Quando se reduz a dependência de transfusões de sangue e adotam-se estratégias que diminuem o risco de complicações hemorrágicas, o PBM contribui para um ambiente cirúrgico mais seguro e para a recuperação mais rápida do paciente.[13]

3. **Gestão eficiente dos recursos de sangue:** com a crescente demanda por transfusões de sangue e a natureza limitada dos recursos sanguíneos, o PBM oferece uma estratégia essencial para gerenciar eficientemente esses recursos. Ao otimizar o uso do sangue, o PBM não apenas garante que os pacientes que realmente necessitam de transfusão a recebam, mas também contribui para a sustentabilidade dos bancos de sangue a médio e longo prazo. Uma das estratégias que podemos adotar é o manejo de anticoagulantes e antiplaquetários pré-operatórios (Figuras 5.2 e 5.3 e Tabelas 5.1 e 5.2).

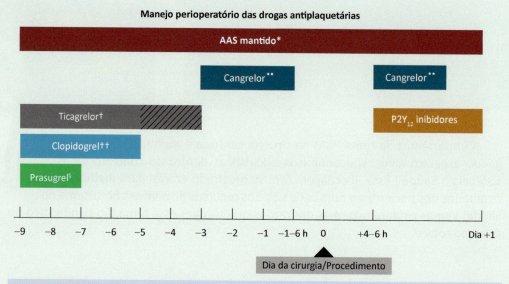

Figura 5.2 ■ Fluxograma de manejo de perioperatório de drogas antiplaquetárias
Fonte: Desenvolvida pela autoria.

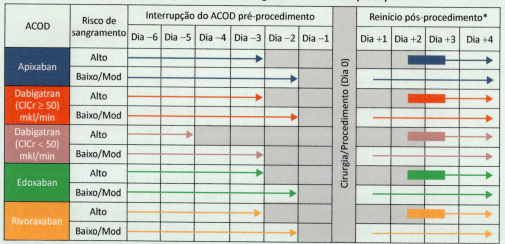

■ Nenhum DOAC administrado naquele dia
*O DOAC pode ser retomado −24 horas após procedimentos de risco de homorragia baixa/moderada e 48-72 horas após prodecimentos de alto risco de hemorragia. Em pacientes selecionados com alto risco de TEV, anticoagulantes de baixa dose (ou seja, enoxaparina, 40 mg por dia ou dalteparina, 5.000 UI por dia) podem ser administrados nas primeiras 48-72 horas após o procedimento.
Manejo perioperatório de anticoagulantes orais diretos (ACOD). Depuração da creatinina: ClCr.

Figura 5.3 ■ Manejo perioperatório de ACOD.
TEV: tromboembolismo venoso.

Fonte: Adaptada das Diretrizes ACCP de 2022. *In:* Douketis JD, Spyropoulos AC, 2023.[14]

CAPÍTULO 5 — PATIENT BLOOD MANAGEMENT NA CIRURGIA CARDÍACA

Tabela 5.1

Anticoagulantes orais diretos e farmacocinética, farmacodinâmica e antídotos

	Rivaroxaban	Apixaban	Edoxaban	Dabigatran
Alvo	Fator Xa	Fator Xa	Fator Xa	Trombina
T_{max}	2 a 4 horas	1 a 3 horas	1 a 3 horas	2 horas
Meia-vida	9 a 13 horas	9 a 14 horas	5 a 11 horas	14 a 17 horas
Frequência	1 vez/dia	2 vezes/dia	1 vez/dia	1 ou 2 vezes/dia
Excreção renal	66% (inativo)	25%	36% a 45%	80%
Antídoto	Andexanet[a]	Andexanet[a]	Andexanet[a]	Idarucizumab
Dose do Antídoto	<ul><li>Bólus IV inicial 800 mg a uma taxa de 30 mg/min</li><li>Infusão contínua 8 mg/min até 120 min (960 mg)</li></ul>	<ul><li>Bólus IV inicial 800 mg a uma taxa de 30 mg/min</li><li>Infusão contínua 8 mg/min até 120 min (960 mg)</li></ul>	<ul><li>Bólus IV inicial 800 mg a uma taxa de 30 mg/min</li><li>Infusão contínua 8 mg/min até 120 min (960 mg)</li></ul>	<ul><li>5 mg IV em bólus e ou infusão contínua</li></ul>
Descontinuação	48 horas	48 horas	48 horas	48 a 96 horas

bDescontinuar > 48 horas se a depuração da creatinina for > 80 mL/min/1,73 m²; descontinuar > 72 horas se a depuração da creatinina for de 50 a 79 mL/min/1,73 m²; e descontinuar > 96 horas se a depuração da creatinina for de < 50 mL/min/1,73 m².<M>

Fonte: Desenvolvida pela autoria.

Tabela 5.2

Dose de antifibrinolíticos utilizados em cirurgia cardíaca no Brasil

Antibrinolítico	Dose Cirurgia Cardíaca
Ácido tranexâmico	"Dose Baixa": 10 mg/kg em bólus, 1 a 2 mg/kg CEC e perfusão contínua de 1 mg/kg/h
Ácido aminocaproico	Dose em bólus com 100 mg/kg, CEC 5 mg/kg e perfusão contínua de 30 mg/kg/h

Fonte: Desenvolvida pela autoria.

4 Redução de custos no sistema de Saúde: o manejo eficaz do sangue e a redução da necessidade de transfusões podem resultar em uma significativa economia de custos para os sistemas de Saúde.[15] Isso inclui não apenas o custo do sangue em si, mas também os custos associados a complicações pós-operatórias relacionadas com transfusão e tempos de internação mais longos.

5 Avanço no conhecimento e prática médica: o PBM na cirurgia cardíaca estimula a pesquisa e a inovação em técnicas cirúrgicas, manejo anestésico e estratégias farmacológicas.[4] Isso leva a um avanço contínuo no conhecimento e na prática médica, beneficiando a comunidade médica e os pacientes.

6 Adaptação às mudanças demográficas: com o envelhecimento da população e o aumento da prevalência de doenças crônicas, incluindo doenças cardiovasculares, a demanda por cirurgias cardíacas tende a aumentar. O PBM fornece um caminho para lidar com esse aumento na demanda, garantindo que os recursos de sangue sejam usados de forma eficaz e que os pacientes idosos, frequentemente mais vulneráveis, recebam um cuidado mais seguro e otimizado.

7 Resposta a emergências e pandemias: em situações de crise, como pandemias ou desastres naturais, em que o suprimento de sangue pode ser limitado, o PBM torna-se ainda mais crítico. Estratégias eficazes de PBM podem ajudar a mitigar os impactos dessas crises no fornecimento de sangue e na capacidade de realizar procedimentos cirúrgicos essenciais.

8 Promoção da colaboração multidisciplinar: o PBM na cirurgia cardíaca incentiva a colaboração entre diversas especialidades médicas,[5] incluindo cirurgiões, anestesistas, hematologistas e enfermeiros. Essa abordagem colaborativa é fundamental para o planejamento e implementação de estratégias de PBM eficazes.

9 Melhoria contínua na qualidade do cuidado: o PBM estimula a avaliação contínua e a melhoria da qualidade do cuidado ao paciente. Isso inclui a implementação de diretrizes baseadas em evidências, monitoramento de desfechos e a adoção de práticas inovadoras para o manejo do sangue. Uma forma de realizar a qualidade do cuidado é a utilização das estratégias guiadas por testes *point of care* (POC).[16] As transfusões devem ser cuidadosamente avaliadas e a sua necessidade deve ser determinada com base em critérios objetivos, e não em julgamentos clínicos subjetivos. Usar testes de laboratório padrão (TLP) para informar os médicos não é muito útil na condição em rápida mudança de hemorragia aguda, uma vez que os resultados normalmente levam de 30 a 60 minutos para estarem disponíveis. Os TLP não estavam destinados a ser utilizados dessa forma. Os POC,[17] como a tromboelastografia (TEG) e a trombelastometria rotativa (Rotem), ganharam popularidade devido à sua capacidade de detectar rapidamente e de forma confiável alterações na coagulação. Esses testes podem até ser usados durante o *bypass* cardiopulmonar (CEC) quando os TLP não são adequados. A crescente pesquisa sugere que as técnicas de transfusão guiadas pelo POC podem reduzir o requisito para transfusões de sangue alogênico após a cirurgia cardíaca.[8] Estudos demonstraram diminuição da necessidade de produtos sanguíneos em grupos submetidos a procedimentos cirúrgicos cardíacos complexos guiados por métodos POC.[7,18] As estratégias de transfusão guiadas pelo TEG e pelo ROTEM são resumidas no Quadro 5.2.

Quadro 5.2	
Estratégias guiadas por TEG e ROTEM	
Anormalidade TEG	Componentes sanguíneos
R prolongado	Plasma fresco congelado
K prolongado	Fibrinogênio/crioprecipitado
Ângulo de α reduzido	Fibrinogênio/crioprecipitado
Baixa MA	Plaquetas
	Fibrinogênio/crioprecipitado
LY elevado 30%	Antifibrinolíticos
Estratégia transfusional guiada por ROTEM	
Anomalia ROTEM	Componentes sanguíneos
CT EXTEM Prolongado	Plasma fresco congelado
EXTEM MCF Reduzido	
e MCF FIBTEM normal	Plaquetas
e MCF FIBTEM reduzido	Fibrinogênio/crioprecipitado
EXTEM ML > APTEM ML	Antifibrinolíticos
INTEM CT > HEPTEM CT	Protamina

Rotem: trombelastometria rotativa; TEG: tromboelastografia; CT: tempo de coagulação; MCF: Formação máxima do coágulo; ML: Lise máxima;

Fonte: Desenvolvido pela autoria.

Em resumo, o PBM na cirurgia cardíaca é um tema de grande importância em razão de seu impacto direto na melhoria dos resultados dos pacientes, na gestão eficiente dos recursos sanguíneos, na redução de custos para os sistemas de Saúde e na promoção de uma prática médica mais segura, ética e colaborativa. A contínua pesquisa e o desenvolvimento nessa área são essenciais para avançar no cuidado ao paciente e enfrentar os desafios emergentes no campo da Saúde.

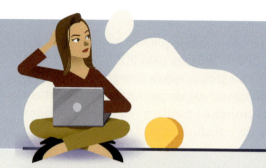

HOT TOPICS

O que não podemos deixar de saber

A anemia pré-operatória em cirurgia cardíaca e em transfusões de hemoderivados de forma profilática no intraoperatório se associa a desfechos desfavoráveis

Estratégias de conservação de sangue devem ser utilizadas como redução de exposição de hemoderivados alogênicos a despeito de evidências científicas escassas

Implementaçao e desenvolvimento de equipe multiprofissional em PBM relacionadas à cirurgia cardíaca devem ser promovidas e fortalecidas dentro das instituições

Cirurgia minimamente invasiva e o uso de **Cell Salvage** são recomendados como técnicas poupadoras de transfusão em cirurgia cardíaca

Utilização de estratégias guiadas por POC (Rotem e TEG) auxiliam na identificação do distúrbio primário e individualização do tratamento, reduzindo a utilização de hemoderivados

CONCLUSÕES

- Em conclusão, a gestão do sangue do paciente na cirurgia cardíaca representa um avanço significativo no cuidado perioperatório, com o objetivo de melhorar os resultados do paciente mediante a gestão sensata dos recursos sanguíneos.
- A adoção do PBM é impulsionada por um corpo crescente de evidências que demonstram seus benefícios em termos de segurança do paciente, resultados clínicos e utilização de recursos.
- À medida que os cuidados de saúde continuam a evoluir para práticas mais centradas no paciente e em que os profissionais envolvidos estão conscientes dos recursos, o PBM se destaca como um componente-chave dos cuidados cirúrgicos cardíacos modernos.

REFERÊNCIAS

1. Albert A, Petrov G, Dittberner J, Roussel E, Akhyari P, Aubin H, et al. The impact of intraoperative patient blood management on quality development in cardiac surgery. J Cardiothorac Vasc Anesth. 2020;34:2655-63. doi: 10.1053/j.jvca.2020.04.025.
2. Klein A, Agarwal S, Cholley B, Fassl J, Griffin M, Kaakinen T, et al. A survey of patient blood management for patients undergoing cardiac surgery in nine European countries. J Clin Anesth. 2021;72:110311. doi: 10.1016/j.jclinane.2021.110311.
3. Salenger R, Hirji S, Rea A, Cangut B, Morton-Bailey V, Gregory AJ, et al. ERAS Cardiac Society Turnkey order set for patient blood management: proceedings from the AATS ERAS Conclave 2023. J Thorac Cardiovasc Surg. 2023. doi: 10.1016/j.jtcvs.2023.10.034.
4. Klein A, Agarwal S, Cholley B, Fassl J, Griffin M, Kaakinen T, et al. A review of European guidelines for patient blood management with a particular emphasis on antifibrinolytic drug administration for cardiac surgery. J Clin Anesth. 2022;78:110654. doi: 10.1016/j.jclinane.2022.110654.
5. Terwindt LE, Karlas AA, Eberl S, Wijnberge M, Driessen AHG, Veelo DP, et al. Patient blood management in the cardiac surgical setting: an updated overview. Transfus Apher Sci. 2019;58:397-407. doi: 10.1016/j.transci.2019.06.015.
6. Ştefan M, Tomescu D, Predoi C, Goicea R, Perescu M, Popescu M, et al. Less (transfusion) is more-enhancing recovery through implementation of patient blood management in cardiac surgery: a retrospective, single-centre study of 1174 patients. J Cardiovasc Dev Dis. 2023;10. doi: 10.3390/jcdd10070266.
7. Ştefan M, Lupu AR, Andrei Ș, Văleanu L, Știru O, Robu C, et al. Perioperative trajectory of haemoglobin, predictors of blood transfusion and tailoring targets for patient blood management interventions: a single-centre, retrospective study of non-emergent cardiac surgery patients. Rom J Anaesth Intensive Care. 2021;28:47-56. doi: 10.2478/rjaic-2021-0008.
8. Hare GMT, Mazer CD. A one-shot solution for improved patient blood management in cardiac surgery? Lancet. 2019;393:2177-2178. doi: 10.1016/S0140-6736(18)32979-9.
9. Sousa-Uva M, Milojevic M, Head SJ, Jeppsson A. The 2017 EACTS guidelines on perioperative medication in adult cardiac surgery and patient blood management. Eur J Cardiothorac Surg. 2018;53:1-2. doi: 10.1093/ejcts/ezx448.
10. Félix F, Silva M, Lima F, Paupério D. Patient blood management in a Cardiac Surgery Center, how to start? Port J Card Thorac Vasc Surg. 2022;29:15-16. doi: 10.48729/pjctvs.288.
11. Scolletta S, Simioni P, Campagnolo V, Celiento M, Fontanari P, Guadagnucci A, et al. Patient blood management in cardiac surgery: the "granducato algorithm". Int J Cardiol. 2019;289:37-42. doi: 10.1016/j.ijcard.2019.01.025.
12. Croke L. Updated approaches for patient blood management in cardiac surgery. AORN J. 2022;115:P11-P13. doi: 10.1002/aorn.13682.
13. Charbonneau H, Pasquié M, Berthoumieu P, Savy N, Autones G, Anglès O, et al. Patient blood management in elective bypass cardiac surgery: a 2-step single-centre interventional trial to analyse the impact of an educational programme and erythropoiesis stimulation on red blood cell transfusion. Contemp Clin Trials Commun. 2020;19:100617. doi: 10.1016/j.conctc.2020.100617.
14. Douketis JD, Spyropoulos AC. Perioperative management of anticoagulant and antiplatelet therapy. NEJM Evid. 2023;2(6):EVIDra2200322. doi: 10.1056/EVIDra2200322.
15. Irving AH, Harris A, Petrie D, Higgins A, Smith JA, Tran L, et al. Economic evaluation of national patient blood management clinical guidelines in cardiac surgery. Value Health. 2022;25:419-26. doi: 10.1016/j.jval.2021.07.014.
16. Huang J, Firestone S, Moffatt-Bruce S, Tibi P, Shore-Lesserson L. 2021 Clinical practice guidelines for anesthesiologists on patient blood management in cardiac surgery. J Cardiothorac Vasc Anesth. 2021;35:3493-5. doi: 10.1053/j.jvca.2021.09.032.

17. Dias JD, Sauaia A, Achneck HE, Hartmann J, Moore EE. Thromboelastography-guided therapy improves patient blood management and certain clinical outcomes in elective cardiac and liver surgery and emergency resuscitation: a systematic review and analysis. J Thromb Haemost. 2019;17:984-94. doi: 10.1111/jth.14447.
18. Bolliger D, Tanaka KA. Roles of thrombelastography and thromboelastometry for patient blood management in cardiac surgery. Transfus Med Ver. 2013;27:213-20. doi: 10.1016/j.tmrv.2013.08.004.

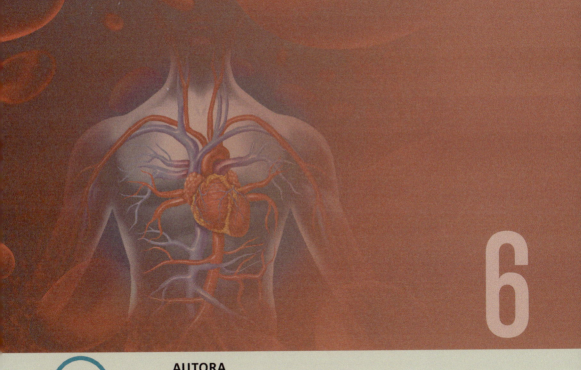

6

AUTORA

▸ Roseny dos Reis Rodrigues

Patient Blood Management no Trauma

INTRODUÇÃO

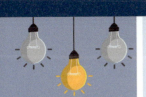

O cenário do trauma é composto por um conjunto de variáveis programadas e não programadas que giram em torno do atendimento do paciente grave. As interações entre equipes cirúrgicas, anestésicas, banco de sangue, equipe de enfermagem, serviços de laboratório, serviços de apoio e imagem, de forma coordenada, são fundamentais para a entrega de resultados positivos aos pacientes.

A gestão do sangue no cenário do trauma é desafiadora, pois envolve condições clínicas agudas, muitas vezes com hemorragias graves, ausência de exames laboratoriais prévios, história clínica prévia do paciente desconhecida na maioria das vezes, além de existir muitas vezes uma dificuldade no dimensionamento adequado de Recursos Humanos (RH) à demanda necessária para garantir sua segurança, reanimação inicial e prevenção de sangramento adicional.

Os princípios do *patient blood management* (PBM) envolvem uma abordagem multimodal e multidisciplinar de gestão do sangue centrado no paciente; dessa forma, quando se pensa nos três pilares do PBM — estímulo à eritropoiese, redução de perdas sanguínea e otimizar os mecanismos de tolerância à anemia (Figura 6.1) —, é compreensível que na condição do trauma, as abordagem mais efetivas e pertinentes recairão sobre os segundo e terceiro pilares.

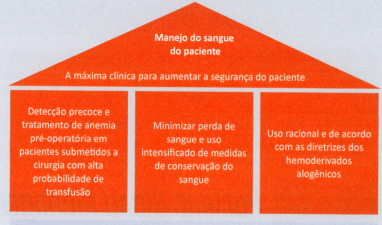

Figura 6.1 ▪ Pilares do PBM.
Fonte: Extraído e modificado de https://www.patientbloodmanagement.de/en/.

IMPORTÂNCIA DO TEMA

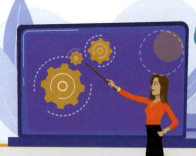

Embora a transfusão seja uma terapêutica que possa salvar vidas em casos de hemorragias, ela também está associada a complicações transfusionais; por isso, o risco *versus* o benefício deve ser pesado e sua indicação se basear em critérios clínicos e científicos claros.

Pensar, discutir e implantar PBM vai muito além de criar protocolos de manejo de sangramento; é muito importante a aplicabilidade de conceitos de gestão de recursos, discussão sobre termos, políticas e diretrizes institucionais que levam em conta a autonomia dos pacientes e o papel da equipe multidisciplinar.

Saber reconhecer e estratificar gravidade dos pacientes ajuda na tomada das melhores decisões em relação à terapia transfusional dos pacientes. O reconhecimento do paciente grave dentro dos conceitos do PBM estrutura o serviço para o seu melhor atendimento e uso adequado de recursos transfusionais, ao passo que o reconhecimento do paciente menos grave também leva à economia de transfusões desnecessárias.

Reduzir o tempo decorrido entre o trauma e o local da resolução é extremamente relevante para que o sangramento seja minimizado.[1]

DADOS DA LITERATURA

Entre as principais metas do PBM no trauma, estão a criação de intervenções e ações que podem interferir na gestão do sangue. Uma das recomendações da 6ª edição do *guideline* europeu para manejo de sangramento no trauma é[1] que exista a implementação local de diretrizes baseadas em evidências para gerenciamento do paciente com choque hemorrágico pós-trauma (grau 1B), bem como exista uma adequada avaliação do controle e do resultado do sangramento por meio da realização de exames clínicos locais, sistemas de gestão de qualidade e segurança que garanta o efetivo controle e resultado do sangramento (grau 1B).

A seguir, discorreremos sobre as principais ações envolvidas nesse processo.

Minimizar perdas: operar/resolver rapidamente

Conter a fonte de sangramento é de fundamental importância para reduzir as perdas, impactando na evolução do choque hemorrágico (Tabela 6.1), na necessidade de transfusões e na reposição volêmica. O aumento do tempo de hipoperfusão por conta do sangramento gera radicais livres e excreta frutos do metabolismo anaeróbio. Esses substratos, por sua vez, podem ser responsáveis por vasoplegia e peroxidação de membranas que podem resultar em um quadro de síndrome da angústia respiratória do adulto (ARDS) nos casos de choque hemorrágico mais graves e prolongados.

Tabela 6.1				
Grau do choque hemorrágico segundo o _American College of Surgeons_				
Parâmetro	Classe I	Classe II (leve)	Classe III (moderada)	Classe IV (grave)
Perda aproximada de sangue	< 15%	15% a 30%	31% a 40%	> 40%
Frequência cardíaca	↔	↔/↑	↑	↑/↑ ↑
Pressão arterial	↔	↔	↔/↓	↓
Pressão de pulso	↔	↓	↓	↓
Frequência respiratória	↔	↔	↔/↑	↑
Débito urinário	↔	↔	↓	↓↓
Escore da escala de coma de Glasgow	↔	↔	↓	↓
Déficit base*	0 a-2 mEq/L	-2 a-6 mEq/L	-6 a -10 mEq/L	-10 mEq/L ou menos
Necessidade de hemoderivados	Monitor	Possível	Sim	Protocolo de transfusão maciça

Tabela reimpressa com permissão do _American College of Surgeons_.
Dados originais de Mutschler, et al.
*Excesso base é a quantidade de base (HCO3-, em mEq/L) que está acima ou abaixo do valor de referência no corpo. Um número negativo é chamado de "déficit de base" e indica acidose metabólica.

Fonte: Desenvolvida pela autoria.

Desse modo, o último guideline europeu para manejo de sangramento no trauma[1] traz como recomendação número 6 que a intervenção seja imediata para os pacientes com sangramento ativo; "recomendamos que pacientes com uma fonte óbvia de sangramento e aqueles que apresentam choque hemorrágico grave ou uma fonte suspeita de sangramento devem se submeter a um procedimento imediato de controle de sangramento (grau 1B)".

Agentes hemostáticos: uso de fatores de coagulação e antifibrinolíticos

O uso racionalizado de hemocomponentes e hemoderivados deve ser feito à medida que sabemos reconhecer e estratificar a gravidade dos pacientes vítimas de trauma. O primeiro adjuvante indicado é o ácido tranexâmico nas 3 primeiras horas do trauma nos

CAPÍTULO 6   *PATIENT BLOOD MANAGEMENT* NO TRAUMA   63

pacientes adultos que estejam hipotensos e/ou taquicárdicos com sangramento ativo ou alto grau de suspeição. Portadores de traumatismo cranioencefálico (TCE) também foram beneficiados pelo uso desse fármaco na mesma janela de tempo e nas mesmas doses (1 g de dose de ataque e 1 g de infusão em 8 horas iniciada nas 3 primeiras horas).[2,3]

Durante a evolução da coagulopatia do trauma, cuja causa é multifatorial, os níveis séricos do fator I da coagulação (fibrinogênio) costumam cair. Essa queda se deve a causas como a perda proporcional de sangue e também à hiperfibrinólise resultante da hipoperfusão ocasionada pelo choque hemorrágico e mediada pela proteína C.[4] Ações que visem monitorar os níveis sérios de fibrinogênio e restaurá-lo o quanto antes proporcionam restauração do sistema de coagulação e melhoria da fibropolimerização do coágulo e consequente redução das perdas sanguíneas. Pacientes portadores de sangramento ativo e hipofibrinogenemia (< 150 a 200 mg/dL) devem ter a sua reposição realizada; essa reposição pode ser alcançada com uso de crioprecipitado ou concentrado de fibrinogênio.[1] A recomendação 29 do *guideline* orienta que o tratamento com concentrado de fibrinogênio ou crioprecipitado, em caso de sangramento grave, seja acompanhado por hipofibrinogenemia (teste viscoelástico com sinais de déficit funcional de fibrinogênio ou pelo método de Clauss com valores de fibrinogênio plasmático < 150 mg/dL) (grau 1C). Nesse caso, sugere-se suplementação inicial de fibrinogênio de 3 a 4 g. Isso equivale a 15 a 20 unidades de doadores únicos de crioprecipitado ou 3 a 4 g de concentrado de fibrinogênio. É possível repetir as doses desde que orientadas por testes viscoelásticos ou por avaliação laboratorial dos níveis de fibrinogênio (grau 2C).

Outros distúrbios previstos na coagulopatia do trauma são aqueles relacionados à perda de fatores da coagulação; a perda maciça de fatores impacta em perda da estruturação do coágulo e pode ser monitorada por meio dos exames de coagulação *standards* ou de testes viscoelásticos. Desse modo, a recomendação 11 do *guideline* europeu orienta que deve haver o monitoramento repetido da hemostasia usando--se um método tradicional como determinação laboratorial a exemplo da protrombina tempo (PT)/relação normalizada internacional (INR), nível de fibrinogênio e contagem de plaquetas e/ou (POC-*point-of-care*), PT/INR e/ou método viscoelástico (grau 1C). O importante, no entanto, é traduzir esses resultados em ações que visem otimizar a coagulação sem gerar tratamentos desnecessários.

Uso de *Cell Salvage*

O uso de resgatador de hemácias intraoperatória (Cell Salvage) tem sido cada vez mais comum no cenário do trauma e está indicado em todos os pacientes com perda operatória prevista acima de 20% de volemia, pacientes portadores de tipos sanguíneos raros e em testemunhas de Jeová.[5] Ele resgata o sangramento intraoperatório, filtra, centrifuga e devolve o sangue para o paciente de modo a reduzir transfusão alogênica. A recomendação 17 do *guideline* sugere que o resgate de células seja considerado na presença de sangramento grave de cavidade abdominal, pélvica ou torácica (grau 2B).

Medidas de prevenção de coagulopatia

A prevenção da coagulopatia deve estar entre as prioridades no manejo de sangramento do paciente traumatizado. A presença dessa disfunção não somente funciona como um marcador de gravidade como também de mortalidade.[6] Sua prevenção deve ser baseada em múltiplas abordagens como correção precoce dos níveis de cálcio, manutenção de normotermia e correção para o pH fisiológico. O *guideline* europeu, na recomendação 18, orienta a aplicação antecipada de medidas para reduzir a perda de calor e aquecer o paciente hipotérmico para atingir e manter a normotermia (grau 1C). Na recomendação 31, o *guideline* orienta que os níveis de cálcio ionizado sejam monitorados e mantidos dentro da faixa de normalidade após o trauma grave e especialmente durante transfusão maciça (grau 1C). É recomendado a administração de cloreto de cálcio para corrigir a hipocalcemia (grau 1C).

Uso de testes de coagulação e viscoelásticos

A tomada de decisão do paciente traumatizado pode se basear em critérios clínicos (choque e/ou presença de coagulopatia) ou na presença de distúrbios da coagulação na vigência de sangramento ativo; desse modo, recomenda-se que existam algoritmos transfusionais validados para orientar a terapêutica a ser seguida pela equipe médica e multidisciplinar. A recomendação 24 do *guideline* europeu[1] ainda reforça que o monitoramento e as medidas para apoiar a coagulação sejam iniciadas imediatamente na admissão hospitalar (grau 1B).

Criação de algoritmos transfusionais

A criação, implantação e difusão de um algoritmo transfusional institucional são desafiadoras. Ele deve ser criado com base em critérios literários científicos, mas também levando-se em conta a condição clínica do paciente, além de criado e validado com a colaboração de todas as equipes envolvidas no atendimento do paciente do trauma como os anestesiologistas, cirurgiões do trauma, intensivistas, o banco de sangue e equipe de enfermagem.

A indicação do concentrado de hemácias se fundamenta em critérios clínicos de choque hemorrágico e/ou associados à presença de disóxia celular associada à anemia. A recomendação 16 do *guideline* europeu[1] orienta, se necessária a transfusão de eritrócitos, deve ser buscada uma hemoglobina-alvo de 7 a 9 g/L (grau 1C).

A reanimação de coagulação inicial deve ser feita quando há sinais clínicos de coagulopatia e/ou sangramento ativo associado e alteração dos exames da coagulação; desse modo, a recomendação 25 é que, na gestão inicial de pacientes com hemorragia maciça, uma de duas estratégias pode ser seguida:

CAPÍTULO 6 · *PATIENT BLOOD MANAGEMENT* NO TRAUMA · **65**

- Concentrado de fibrinogênio ou crioprecipitado e concentrado de hemácias (CH) – grau 1C.
- Plasma fresco (PF) ou inativado por patógeno em um PF/CH proporção de pelo menos 1:2 conforme necessidade do caso (grau 1C).

Além disso, é sugerida uma alta relação plaquetas/CH (grau 2B) quando o protocolo de transfusão maciça está indicado.

Importante ressaltar que as medidas de reanimação hemostática sejam continuadas usando-se uma estratégia orientada por objetivos, guiados por valores-padrão de coagulação laboratoriais e/ou testes viscoelásticos.

O PF será guiado pela triagem de coagulação laboratorial por exames tradicionais da coagulação tempo de protormbina (TP) e tempo de tromboplastina tecidual ativada (TTPA) > 1,5 vezes normal e/ou ou evidência viscoelástica de deficiência de fator de coagulação) (grau 1C). Recomenda-se, no *guideline* europeu, que o uso de PF seja evitado para a correção da hipofibrinogenemia se concentrado de fibrinogênio e/ou crioprecipitado estão disponíveis (grau 1C).

Se for utilizada uma estratégia de reposição baseada em hemoderivados (p. ex., complexo protrombínico (CP) ou fibrinogênio, fator XII), a recomendação 28 orienta que o tratamento com concentrados de fatores seja realizado com base em parâmetros laboratoriais de coagulação e/ou viscoelásticos que mostrem evidências de deficiência funcional do fator de coagulação (grau 1C).

A recomendação em relação à transfusão de plaquetas é que estas sejam administradas em quantidade suficiente para manter sua contagem acima de 50 × 100 mil em pacientes traumatizados com sangramento ativo e acima 100 mil em pacientes com TCE (grau 2C). Se for administrada, é sugerida, no *guideline* europeu, uma dose inicial de 4 a 8 unidades de plaquetas randômicas ou um pacote de aférese (grau 2B).

Aplicação de dupla checagem de segurança transfusional

A condição inerente do ambiente de trauma em receber um paciente, na maioria das vezes, desconhecido por parte dos profissionais que o atenderão, propicia o cometimento de erros como as trocas de medicações e de hemocomponentes. A implantação e a atuação presentes e contínuas de protocolos institucionais de segurança transfusional minimizam essas ocorrências. Os bancos de sangue e os serviços de hemoterapia são fundamentais na criação de fluxograma efetivo que garanta a segurança do paciente.

A equipe de enfermagem e toda a equipe multidisciplinar também são parte fundamental do processo de segurança do paciente; por meio da divulgação da existência de protocolos institucionais, sistema de dupla checagem dos hemocomponentes, verificação, acompanhamento de indicadores e monitoramento da presença de reações adversas, essa equipe exerce função de barreira a erros e ocorrência de *near miss*.

Estratégias de fluidos e hipotensão permissiva

O uso de fluidos faz parte da reanimação volêmica do paciente politraumatizado. É sabido, no entanto, que o uso excessivo de fluidos está associado com coagulopatia dilucional bem como à ocorrência de acidose hiperclorêmica nos casos em que grandes quantidades de solução fisiológica 0,9% foram infundidas.[7] No trauma, é recomendado que, na fase inicial, o uso de fluido seja racional e restrito para evitar complicações adicionais como a desestruturação do coágulo incipiente (*wash out clot breakdown*). A estratégia de "hipotensão permissiva" com uma pressão arterial sistólica-alvo de 80 a 90 mmHg (pressão arterial média 50 a 60 mmHg), até que o sangramento tenha sido resolvido pela equipe cirúrgica, pode ser utilizada como uma "ponte" estratégica de reanimação para minimizar o sangramento e a necessidade da reposição de fluidos. Essa estratégia está contraindicada em pacientes com evidência de lesão cerebral (grau 1B). Em pacientes com TCE grave (escala de Glasgow < 8), recomenda-se que uma pressão arterial média > 80 mmHg seja mantida (grau 1C).

A recomendação 14 do guideline de trauma[1] orienta que, se uma reposição volêmica restrita estratégica não atinge a meta de pressão arterial, é recomendada a administração de noradrenalina em adição aos fluidos para manter a pressão arterial alvo (grau 1C).

Uso de métodos diagnósticos – ultrassonografia *point of care*

A utilização de ultrassonografia (USG) *point-of-care* ajuda na detecção de hemopneumotórax, hemopericárdio e/ou da presença de líquido livre no abdômen em pacientes com lesões toracoabdominais, bem como auxilia no diagnóstico diferencial de outros tipos de choque (choque cardiogênico e obstrutivo sobretudo), evitando transfusões desnecessárias.

Recomenda-se também a obtenção de imagens precoces usando contraste como tomografia computadorizada (TC) de corpo inteiro para detecção e identificação do tipo de lesão e da fonte potencial de sangramento[1] (Grau 1B).

Manejo de anticoagulantes

A recomendação sugerida nos pacientes usuários de anticoagulantes orais antagonistas de vitamina K com choque hemorrágico pós-trauma é fazer a reversão emergencial com o uso de CP e 5 a 10 mg via intravenosa (IV) fitomenadiona (vitamina K1) (Grau 1A).

Nos casos dos pacientes que fazem uso de anticoagulantes de ação direta (DOAC), como apixabana, edoxabana ou rivaroxabana, a recomendação é que a mensuração dos níveis plasmáticos de agentes antifator Xa direto seja realizada; infelizmente esses testes não estão amplamente disponíveis no Brasil; assim, é sugerido que a medição da atividade anti-Xa seja calibrado para o agente específico. Se o sangramento for fatal na presença do efeito de apixabana ou rivaroxabana, especialmente em pacientes com TCE, orienta-se a reversão com andexanet alfa (grau 2C). Se o andexanet alfa não estiver disponível, é orientada a administração de complexo protrombínico (CP) (25 a 50 U/kg) (grau 2C). Importante ressaltar que, embora essa seja uma orientação dos *guidelines* e consensos internacionais,[1,8-10] o uso de CP para manejo do sangramento de DOAC é *off label* no Brasil; desse modo, é muito importante levar em conta o custo benefício da sua administração em cada caso clínico e deixar claras e descritas em prontuário as razões de seu uso.

Uso de outros dispositivos e técnicas

Recomenda-se o uso de adjunto de cinta pélvica no ambiente pré-hospitalar para limitar o risco de vida por sangramento na presença de suspeita de fratura (grau 1C). Recomenda-se que pacientes com ruptura do anel pélvico no choque hemorrágico se submetam ao fechamento do anel pélvico e à estabilização o mais cedo possível (grau 1B). Procedimentos como embolização, tamponamento, cirurgia e reanimação com oclusão endovascular da aorta por balão (Reboa) poderão ser necessários.[1]

Medicamentos tópicos como agentes hemostáticos em combinação com outros agentes cirúrgicos podem ser usados como adjuvantes no manejo do sangramento.

Mecanismos de tolerância à anemia

Na presença de anemia, em que a concentração reduzida de hemoglobina compromete a capacidade de transporte de oxigênio, a otimização da oferta de oxigênio é fundamental. Estratégias como oxigenoterapia, redução do metabolismo, sedação, melhora do débito cardíaco, uso adequado da ventilação mecânica, hipotermia e outras são discutidas por seu potencial em aumentar a oxigenação tecidual e apoiar o metabolismo celular.[11]

(PBM) PATIENT BLOOD MANAGEMENT

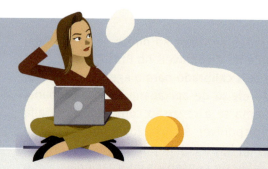

HOT TOPICS

	1º Pilar Otimiza a Eritropoiese	2º Pilar Minimizar sangramento e perda de sangue	3º Pilar Otimizar reserva fisiológica da anemia
Pré-operatório	• Diagnosticar anemia • Diagnosticar doenças subjacentes que causam anemia • Tratar esse(s) distúrbio(s) • Encaminhamento para especialista para tratamento adicional conforme necessário • Tratar baixos estoques de ferro/deficiência de ferro/anemia por inflamação crônica/eritropoiese com restrição de ferro • Tratar deficiências hematológicas/de coagulação • Observar que anemia é uma contraindicação ao prosseguimento de cirurgia eletiva	• Identificar pacientes em risco e manejar risco de sangramento • Minimizar perda de sangue iatrogênica • Planejamento do procedimento • Doações de sangue autólogo no pré-operatório (onde adequado)	• Avaliar e otimizar reserva fisiológica e identificar fatores de risco • Comparar volume real de perda de sangue com perdas toleráveis específicas do paciente • Criar plano de tratamento específico para o paciente usando métodos de conservação para minimizar perda de sangue, otimizar massa eritrocitária e tratar anemia • Limiares de transfusão restritiva
Intraoperatório	• Cronometrar cirurgia quando exames hematológicos otimizados	• Técnica cirúrgica meticulosa e hemostasia estrita • Técnicas cirúrgicas poupadoras de sangue • Estratégias de conservação sangue anestésicas • Transfusão de sangue autólogo • Fármacos/agentes hemostáticos	• Otimizar débito cardíaco • Otimizar estratégias de ventilação • Limiares de transfusão restritiva
Pós-operatório	• Estimular eritropoiese • Observar interações medicamentosas que poderiam piorar a anemia	• Monitoramento rigoroso e manejo imediato de sangramento pós-op • Evitar hemorragia secundária • Assegurar normotermia ou reaquecimento imediato (a menos que hipotermia clinicamente indicada) • Uso de recuperação de sangue • Minimizar perda de sangue iatrogênica • Hemostasia/manejo anticoagulante • Profilaxia de sangramento GI superior • Evitar/tratar infecções imediatamente • Observar interações medicamentosas que poderiam piorar anemia	• Otimizar reserva para anemia • Maximizar distribuição de oxigênio • Minimizar consumo de oxigênio • Evitar/tratar infecções imediatamente • Limiares de transfusão restritiva

Fonte: Extraído e modificado de Menos é Mais!!!! Patient Blood Management (PBM) escrito por Luciene Almeida 4 de novembro de 2019.

CONCLUSÕES

- As intervenções do PBM no cenário do trauma são multimodais e multidisciplinar.
- As intervenções se concentram sobretudo nos 2º e 3º pliares do PBM.
- A criação de fluxos e de protocolos institucionais validados ajudam a guiar as equipes médicas e multidisciplinares nos momentos em que o tempo é uma variável importante na tomada de decisões.

REFERÊNCIAS

1. Rossaint R, Afshari A, Bouillon B. The European guideline on management of major bleeding and coagulopathy following trauma: sixth edition. Critical Care. 2023;27:80. doi: 10.1186/s13054-023-04327-7.
2. CRASH-2 trial collaborators, Shakur H, Roberts I, Bautista R, Caballero J, Coats T, et al. Efects of tranexamic acid on death, vascular occlusive events, and blood transfusion in trauma patients with signifcant haemorrhage (CRASH-2): a randomised, placebo-controlled trial. Lancet. 2010;376(9734):23-32.
3. CRASH-3 trial collaborators. Efects of tranexamic acid on death, disability, vascular occlusive events and other morbidities in patients with acute traumatic brain injury (CRASH-3): a randomised, placebocontrolled trial. Lancet. 2019;394(10210):1713-23.
4. Perkins ZB, Yet B, Marsden M, Glasgow S, Marsh W, Davenport R, et al. Early identifcation of trauma-induced coagulopathy: develop ment and validation of a multivariable risk prediction model. Ann Surg. 2021;274(6):e1119-28.
5. Li J, Sun SL, Tian JH, Yang K, Liu R, Li J. Cell salvage in emergency trauma surgery. Cochrane Database Syst Rev. 2015;1(1):CD007379.
6. Alharbi RJ, Lewis V, Shrestha S, Miller C. Efectiveness of trauma care systems at diferent stages of development in reducing mortality: a systematic review and meta-analysis protocol. BMJ Open. 2021;11(6): e047439.
7. Semler MW, Kellum JA. Balanced crystalloid solutions. Am J Respir Crit Care Med. 2019;199(8):952-60.
8. Beynon C, Nofal M, Rizos T, Laible M, Sakowitz OW, Unterberg AW. Prothrombin complex concentrate for vitamin K antagonist reversal in traumatic intracranial haemorrhage. J Clin Neurosci. 2020;79:197-202.
9. Tanaka KA, Shettar S, Vandyck K, Shea SM, Abuelkasem E. Roles of fourfactor prothrombin complex concentrate in the management of critical bleeding. Transfus Med Rev. 2021;35(4):96-103.
10. Kao T, Lee Y, Chang H. Prothrombin complex concentrate for trauma induced coagulopathy: a systematic review and meta-analysis. J Acute Med. 2021;11(3):81-9.
11. Consenso da Associação Brasileira de Hematologia, Hemoterapia e Terapia Celular sobre *Patient Blood Management.* 1ª edição publicada em 26 de outubro de 2023.

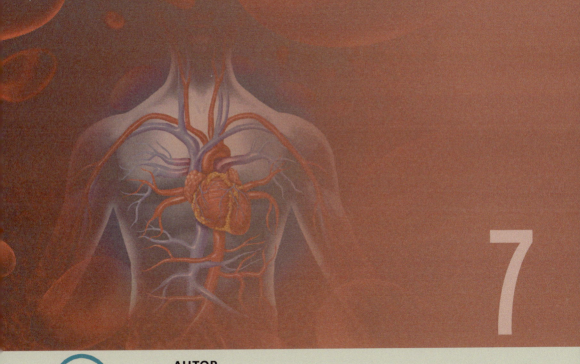

7

AUTOR
▶ Fernando Souza Nani

Patient Blood Management em Obstetrícia

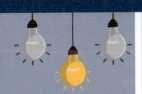

INTRODUÇÃO

O *patient blood management* (PBM) é a estratégia multidisciplinar, centrada no paciente, com foco em condutas racionais e custo-efetivas, que buscam diminuir complicações relacionadas ao sangramento e à transfusão.[1]

Apesar de esse tema ter se iniciado em áreas específicas, em especial cirurgias de grande porte, ele se apresenta especialmente importante na paciente obstétrica, tendo em vista todas as especificidades inerentes a esse perfil de paciente quanto à anemia periparto, ao controle do potencial sangramento agudo e ao maciço e risco tromboembólico. Esses fatores acompanham a gestante desde o diagnóstico gestacional até o puerpério, ou períodos mais tardios, o que reforça a necessidade da abordagem do PBM nesse grupo.[2]

IMPORTÂNCIA DO TEMA

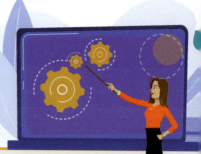

A hemorragia é reconhecida mundialmente como a maior causa de mortalidade materna, caracterizada pela morte por hemorragia durante a gestação ou até o 42° dia do puerpério.

Essa mortalidade, bem como histerectomias, é mais frequente nas primeiras 3 horas do início da hemorragia,[3] estendendo-se por 24 a 48 horas, e está diretamente relacionada ao tempo para diagnóstico e tratamento, e cerca de 60% dos casos são mal conduzidos por falta de condições estruturais e de organização.[4]

Os dados globais demonstram grande variabilidade regional, principalmente relacionado ao nível socioeconômico de cada país ou região. Em 2020, a mortalidade materna média mundial foi de cerca de 200/100 mil nascidos vivos, variando entre 12/100 mil nascidos vivos nos países de alta renda a 409/100 mil nascidos vivos nos países de baixa renda. No Brasil, os dados de 2020 indicam tendência de aumento, com 72/100 mil nascidos vivos, sendo que cerca de um terço dessas mortes está diretamente relacionado aos casos de hemorragia obstétrica.[5]

Apesar de todo o alerta da Organização Mundial de Saúde (OMS) e de entidades correlatas, a mortalidade materna por hemorragia continua a aumentar em números absolutos e proporcionalmente.[6]

O PBM permite um olhar amplo para a gestante, mudando o foco tradicional restrito ao momento do parto, e expande a atenção para todo o período gestacional, parto e puerpério. Nesse contexto, agrega ainda a abordagem multidisciplinar para identificação precoce da anemia periparto, identificação do risco hemorrágico, quantificação do sangramento, controle do sangramento com técnicas farmacológicas e mecânicas ou cirúrgicas, técnicas para recuperação do sangue e diminuição de transfusão heteróloga.[2] Logo, o PBM em Obstetrícia permite um fluxo virtuoso para a gestante, como resumido na Figura 7.1.

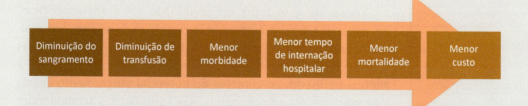

Figura 7.1 ▪ Cascata de consequências do PBM em Obstetrícia.
Fonte: Desenvolvida pela autoria.

DADOS DA LITERATURA

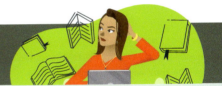

Toda linha de pensamento do PBM em Obstetrícia será abordada aqui de maneira sucinta, com o objetivo de fundamentar as condutas.

Alterações fisiológicas da gestação correlacionadas com o manejo do sangramento

A mulher passa por uma série de alterações fisiológicas na gestação que visam adaptá-la ao parto. Até o termo, a gestante aumenta sua volemia em cerca de 40%, ocorre também o aumento na produção de glóbulos vermelhos e plaquetas; contudo, em escala menor, em cerca de 20%. Há aumento da maioria dos fatores de coagulação, principalmente o fibrinogênio (200% a 300%) e o fator VII (1.000%), assim como o fator de von Willebrand. Pode haver queda do fator XIII e da proteína S, enquanto os fatores II e V permanecem estáveis. Todas essas alterações, associadas ao aumento dos inibidores do ativador do plasminogênio 1 e 2, aumentam o risco trombótico nas gestantes.[7]

Essas alterações podem implicar pontos de desafio para o manejo hemorrágico, como o desenvolvimento de anemia gestacional, plaquetopenia gestacional e dificuldade no diagnóstico de anemia aguda ou hipovolemia, pelas alterações hemodinâmicas tardias que esse perfil de paciente potencialmente apresenta.

Abordagem pré-parto

Prevenção e tratamento da anemia

Consideram-se anemia gestacional níveis de hemoglobina abaixo de 11 g/dL, segundo a Organização Mundial da Saúde (OMS), e cerca de 40% das gestantes podem apresentar tal diagnóstico. Em geral, está relacionada à deficiência de ferro, pelo grande aumento da sua demanda no período gestacional, principalmente relacionada ao aumento da eritropoiese e ao consumo fetal e placentário.[8] Essa deficiência culmina em graves consequências físicas e mentais para a gestante e o feto, sobretudo a relação direta com a mortalidade; ou seja, quanto mais grave a deficiência, maior será o risco de mortalidade materna (Figura 7.2).

Riscos maternos
Descolamento prematuro placentário
Pré-eclâmpsia
Infecção
Sobrecarga cardiovascular
Aumento da taxa de transfusão
Trabalho de parto prematuro
Risco de depressão puerperal
Aumento de Mortalidade

Figura 7.2 ■ Fatores de risco maternos relacionados à anemia.< L>

Fonte: Adaptada de Wiesenack C, Meybohm P, Neef V, et al. 2023.

A necessidade diária de ferro aumenta quase 10 vezes até o 3º trimestre da gravidez, demanda esta que raramente consegue ser respondida com uma dieta usual, culminando na recomendação de suplementação em diversos países e *guidelines*.[8] Essa suplementação geralmente é feita por via oral, em dose única diária de 30 a 60 mg, em dias alternados ou semanalmente, para promover maior aceitação das gestantes devido à alta incidência de efeitos colaterais na administração diária; contudo, a dose ideal intermitente ainda não é bem-estabelecida.[8-10]

Uma boa resposta é observada com o aumento de reticulócitos em 3 a 5 dias, com pico em 8 semanas, e espera-se aumento de hemoglobina de cerca de 2 g/L em 3 semanas.[11] Quando há normalização dos níveis de hemoglobina, deve-se continuar a ingesta suplementar de ferro por pelo menos 4 semanas e observar níveis de saturação de transferrina de 30% e nível de ferritina de 50 mcg/L.[2,12]

Indica-se a terapia endovenosa, em geral, quando a paciente apresenta baixa tolerância aos efeitos colaterais do ferro oral, na necessidade de correção rápida da anemia ou no uso simultâneo com proteínas estimuladoras da eritropoiese (PEE).[13]

Como limitações, a terapia venosa deve ser apenas empregada a partir do final do 1º trimestre da gravidez pelo risco teórico de interferir na embriogênese. Apesar de haver formulações, como a carboximaltose férrica, que não atravessam a barreira placentária, recomenda-se manter o perfil de segurança e administrar tal medicamento a partir do 2º trimestre. O custo da carboximaltose férrica chega a ser 10 vezes maior que o do sacarato de hidróxido de ferro em razão de seu maior perfil de segurança quanto aos eventos adversos e maior segurança para o feto.[14,15]

As PEE apresentam alto custo e uso mais restrito, contudo seu perfil de segurança é adequado na gestante, principalmente do ponto de vista fetal por não passar a barreira placentária. Suas indicações mais clássicas na gestação correlacionam-se à anemia relacionada à insuficiência renal crônica, anemia hipoploriferativa (nutricionais, mielodisplásicas ou aplásicas) ou graves, hemoglobinopatias congênitas, pacientes sem resposta ao ferro isolado ou pacientes que optam pela não transfusão. Em geral, há boa resposta com dose única de 150 a 300 UI/kg, e recomenda-se atingir um alvo de hemoglobina de 10,5 g/L; evitando-se, assim, potenciais riscos trombóticos teóricos.[2,16]

Estratificação de risco e protocolos para tratamento da hemorragia

É altamente recomendado o estabelecimento de protocolos institucionais que busquem melhor fluxo de atendimento para as gestantes que apresentem hemorragia, com vasta evidência de que tais medidas favorecem os desfechos das pacientes. Esse fluxo deve envolver obstetras, obstetrizes, anestesiologistas, intensivistas, hematologistas, banco de sangue, outras especialidades cirúrgicas de retaguarda, farmácia e setores de suprimentos hospitalar.

Enfatiza-se que cerca de 60% das pacientes obstétricas apresentam hemorragia, sem que exista fator de risco identificado, contudo há riscos clássicos que podem servir de apoio para a ocorrência de hemorragia:[17]

- Descolamento prematuro de placenta.
- Acretismo.
- Placenta prévia.
- Rotura uterina.
- Gestação múltipla.
- História prévia de hemorragia pós-parto.
- Pré-eclâmpsia com sinais de gravidade.
- Corioamnionite.
- Episiotomia.
- Cesariana (intraparto maior risco).
- Macrossomia.
- Vácuo extrator ou fórceps.
- Obesidade.
- Uso de anticoagulantes.
- Mioma uterino.

Além dos fluxos e protocolos, após todo evento, deve haver discussão e revisão dos pontos de fragilidade com o objetivo de se promoverem melhorias.[17]

Abordagem intraparto

Diagnóstico da hemorragia

Obviamente, a hemorragia pode ocorrer em todos os momentos da gestação, mas a imensa maioria dos episódios hemorrágicos acontecem no parto. É mandatória a quantificação de sangramento no parto, por todos os meios possíveis: compressas; aspiradores; coágulos; campos cirúrgicos; coletores plásticos em cesariana; ou parto vaginal. O treinamento das equipes é prioritário para diminuir erros na quantificação, exaltar o papel multiprofissional e ampliar o olhar sobre a paciente.[18,19]

O diagnóstico da hemorragia será tardio se não houver quantificação dinâmica do sangramento, pois, como vimos no início do capítulo, a gestante é preparada para suportar moderada perda sanguínea; ou seja, demora para apresentar alterações hemodinâmicas e a resposta terapêutica para a correção das consequências da hemorragia serão retardadas.[19]

O diagnóstico hemorrágico é classificado da seguinte maneira, independentemente da via de parto, segundo a OMS, e desencadeia as ações apresentadas mais a seguir:[20]

- Hemorragia: > 500 mL.
- Hemorragia severa > 1.000 mL.
- Hemorragia maciça > 2.500 mL.

A partir desses diagnósticos, em geral, as condutas passam a ser tomadas por meio de fluxogramas bem estabelecidos.

Uso de uterotônicos

O uso de uterotônicos no parto é mandatório como profilaxia de hemorragia obstétrica e associado a medidas simples como a massagem uterina, quantificação de sangramento, entre outras; pode diminuir a morbidade e mortalidade por hemorragia em cerca de 50%.[21] Os uterotônicos de escolha para profilaxia, 1ª linha, são a ocitocina e a carbetocina, enquanto os de 2ª linha, ergotamina e misoprostol, são usados como suplementares na falha dos anteriores ou quando há indisponibilidade dos uterotônicos de 1ª linha.[22]

As recomendações de uso para os fármacos disponíveis no Brasil estão descritas na Figura 7.3.

Ácido tranexâmico

A indicação clássica é no diagnóstico da hemorragia, segundo o Woman Trial (> 500 mL parto vaginal, > 1.000 mL cesariana). A dose recomendada é de 1 g em 10 minutos, podendo-se repetir mais 1 g após 30 minutos, se a hemorragia não houver sido resolvida ou se ocorrer novo episódio de sangramento nas primeiras 24 horas do início do sangramento.[3]

1a Linha

- **Ocitocina** em cesariana eletiva
  - 1UI EV em 10 s, manter 2,5 a 7,5UI/h
- **Ocitocina** em parto vaginal ou cesariana intraparto
  - 3UI EV em 30 s, manter 7,5 a 10UI/h ou 10UI IM
- Doses adicionais de 3UI EV, podem ser necessárias em intervalos de 3 minutos quando não houver boa resposta inicial. A refratariedade em 3 doses totais, indica a utilização de uterotônico de 2ª linha.

1a Linha (Alternativa)

- **Carbetocina** em cesariana eletiva:
  - 20 a 100 mcg EV em 30 s a 1 min
- **Carbetocina** e parto vaginal ou cesariana intraparto:
  - 100 mcg IM, ou EV em 1 minuto.

2a Linha

- **Ergometrina:** 200 mcg IM (contraindicação relativa na hipertensão)
- **Misoprostol:** 600 a 800 mcg SL ou VR

Figura 7.3 ■ Uso de uterotônicos na profilaxia da hemorragia obstétrica.

EV: endovenoso; IM: intramuscular; UI: unidades internacionais; SL: sublingual.

Fonte: Adaptada de Heesen M, Carvalho B, Carvalho JCA, *et al.*, 2019.

Não há indicação ou substrato científico para doses maiores, uso prolongado ou uso profilático de tal fármaco, podendo ser indicado nas doses usuais em casos com alto potencial hemorrágico.[23]

O uso de doses maiores, ou prolongado (> 24 horas), pode elevar os riscos de eventos adversos nas gestantes e puérperas; principalmente relacionados à complicações renais graves.[24,25]

Concentrado de hemácias (CH)

O gatilho transfusional para a gestante é conflitante, deve-se basear não apenas no valor de hemoglobina. Para diminuir a exposição ao sangue heterólogo, sinais clínicos e laboratoriais devem auxiliar a decisão transfusional e cada unidade transfundida deve ser precisamente pensada. Os gatilhos transfusionais atuais baseiam-se em 7 g/L como valor indicativo de transfusão, e avaliação minuciosa para valores entre 7 e 9 g/L; suportando-se sempre em fatores acessórios para tal decisão, como o índice de choque (IC), excesso de bases, pH, lactato e volume estimado de perda hemorrágica.[26,27]

Correção da hipofibrinogenemia

Propositadamente, esse tema é colocado como o primeiro fator a ser observado e corrigido nos casos de hemorragia obstétrica. A dosagem de fibrinogênio é um marcador de gravidade por estar inversamente relacionado ao volume de sangramento e às complicações; ou seja, quanto menor o fibrinogênio, maior será o volume estimado de sangramento, de procedimentos invasivos, de transfusão e de transfusão maciça. A dosagem de fibrinogênio, seja pelo método de Clauss, seja por testes viscoelásticos, deve estar presente em todas as coletas no seguimento do evento hemorrágico.[28]

Os gatilhos para reposição são valores menores que 200 mg/dL na dosagem sérica ou valores menores que 12 mm no A_5 do FIBTEM; poucos grupos utilizam o $FIBTEM_{MCF}$ < 18 mm como gatilho. Reposições com crioprecipitado, 1 a 2 unidades, a cada 10 kg de peso corporal ou 25 a 60 mg/kg de concentrado de fibrinogênio, são apresentadas na literatura com resposta variável. A reposição de cerca de 3 g de concentrado de fibrinogênio associa-se a um aumento de aproximadamente 100 mg/dL no fibrinogênio, na média das gestantes com episódio hemorrágico.[26,28]

Plasma Fresco congelado (PFC)

O bom manejo, baseado em fluxos bem-estabelecidos e em respostas rápidas ao evento hemorrágico, consegue reduzir drasticamente o consumo de hemocomponentes, em especial o PFC. A indicação formal é quando há sangramento ativo com alteração do coagulograma ou o $EXTEM_{CT}$ acima de 75 segundos. Contudo, recomenda-se enfaticamente apenas fazer essa correção após se observar que os níveis de fibrinogênio estão normais, além dos outros parâmetros básicos da coagulação, a fim de evitar o *overtreatment* das pacientes, resultando na sobrecarga volêmica cardíaca relacionada à transfusão (TACO) e na injúria pulmonar aguda relacionada à transfusão (TRALI).[28]

A reposição recomendada com PFC é de 10 a 30 mL/kg por peso corporal ou 3 a 4 unidades.[26]

Plaquetas

Assim como a transfusão de PFC, a transfusão plaquetária é rara quando o bom manejo guiado por metas e fluxos bem-estabelecidos é observado. Não há consenso quanto ao número de plaquetas necessário para transfusão, mas este gatilho está entre 50 mil e 75 mil/mm³ na vigência de sangramento.[26] Especial atenção deve ser dada às pacientes que já se encaminham ao parto com plaquetopenia prévia ou situações que levem à disfunção plaquetária, como a síndrome Hellp.

Reserva-se a transfusão empírica, ou seja, sem documentação numérica e baseada apenas em sinais clínicos, para os casos em que haja sangramento e coagulopatia, com os seguintes fatores associados:[29]

- Descolamento prematuro de placenta.
- Plaquetopenia severa prévia.
- Sangramentos > 5.000 mL.

Fator VIII, complexo protrombínico (CCP) e Fator VII ativado (FVIIa)

Não há consenso nem segurança estabelecido no uso de nenhum desses hemoderivados. Alguns *guidelines* e associações recomendam seu uso em situações catastróficas ou muito específicas; assim, sugerimos que cada instituição avalie o uso, ou não, segundo suas necessidades específicas.

Protocolos de transfusão maciça (PTM)

Devem fazer parte de todo fluxograma de atendimento à hemorragia obstétrica. Os maiores parâmetros para acionamento são o sangramento ativo descontrolado, instabilidade hemodinâmica sustentada (índice cardíaco (IC) > 1,5), alta suspeita de coagulação intravascular disseminada (DIC) ou sangramento maior que 2.500 mL.[30,31]

As quantidades de hemocomponentes solicitadas são muito conflitantes na literatura e, em geral, devem ser fracionadas por fases para diminuir transfusão desnecessária e perda de hemocomponentes. A relação entre PFC e CH também é outro ponto de discussão com tendência de que essa relação permaneça próxima a 1. O uso de plaquetas no PTM, geralmente, não se apresenta na fase inicial do acionamento do protocolo, a não ser nas condições apresentadas anteriormente na área específica de transfusão plaquetária, contudo deve estar presente no fluxo do protocolo.[26,31]

Diante das diversas dúvidas que ainda pairam sobre esse tema, é fundamental que a decisão de todos os pontos de acionamento e manejo do PTM sejam adotadas institucionalmente.

Cell Salvage

O uso do autotransfusor sanguíneo também pode fazer parte do arsenal para manejo da hemorragia obstétrica. Nas condições em que se preveem grandes sangramentos, como acretismo placentário e placenta prévia, seu uso tem sido cada vez mais difundido. É extremamente recomendado o treinamento das equipes quanto ao uso.[32]

Alguns cuidados são recomendados, como o uso de filtro leucocitário, a não utilização em áreas sabidamente contaminadas por fezes, urina ou fármacos como o misoprostol.[33,34]

O cell salvage pode ser utilizado também em partos vaginais, ou sangue coletado por dispositivos como o Balão de Bakri, contudo os cuidados infecciosos devem ser intensificados pelo alto risco desta complicação; inclusive com a realização de antibioticoprofilaxia prévia.[32]

Intervenções mecânicas e cirúrgicas

Como citado no item de uso de uterotônicos, a massagem uterina é mandatória, pois, associada a outras condutas, tem grande potencial de diminuir hipotonia uterina e sangramento.[21]

A gama de intervenções possíveis para o controle da hemorragia obstétrica é vasta, mas todas elas requerem treinamento para realização; bem como algumas são feitas apenas por especialistas, como as suturas hemostáticas, os clampeamentos arteriais e alguns tamponamentos vaginais. Talvez, essa gama de intervenções, seja o ponto mais frágil da maioria dos fluxos de atendimento, pois é o que demanda maior preparo individual.

A seguir, mencionamos apenas algumas das medidas encontradas no Brasil:

- Tamponamento vaginal
  - Balão de Bakri® (Figura 7.4).
  - Sistema Jada® (Figura 7.5).

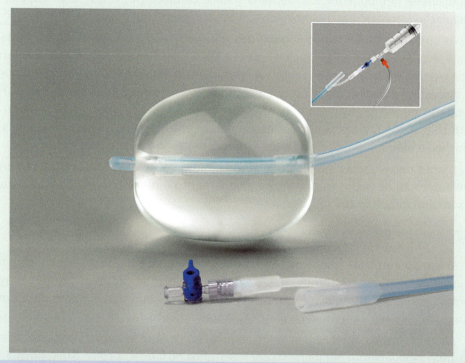

Figura 7.4 ▪ Balão de Bakri®.
Fonte: Adaptada de Obtido de https://cookmedical.com/products

- Técnicas vasculares
  - Embolização de artéria uterina ou ramos arteriais pélvicos.
  - Oclusão endovascular de artéria aorta, artéria ilíaca comum ou ilíaca interna.
  - Compressão externa ou por laparotomia da artéria aorta.
  - Clampeamento da artéria aorta infrarrenal.

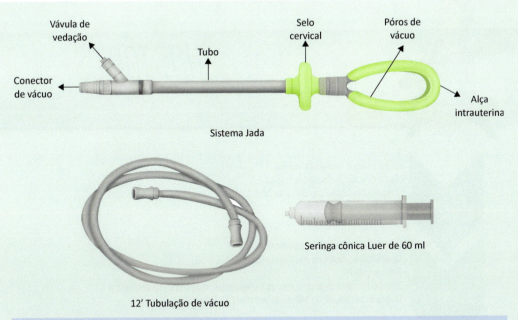

Figura 7.5 ▪ Sistema a vácuo Jada®.
Fonte: Adaptada de thejadasystem.com.

- Tratamento cirúrgico uterino
  - Histerectomia.
  - B-Lynch.
  - Esike.
  - King.

É fundamental que, em todo esse processo dinâmico, a paciente seja observada por pelo menos 3 horas pós-evento e encaminhada para uma unidade em que se certifique que o acompanhamento de novos sangramentos e descompensações seja feito e essas ocorrências, tratadas.

Abordagem puerperal

Na abordagem puerperal, o ponto fundamental é diminuir condutas desnecessárias, entre elas, a transfusão. A suplementação de ferro direcionada deve ser avaliada em toda e qualquer gestante, tendo em vista a alta incidência de anemia nesse período. A ferritina é um mau exame para acompanhamento de anemia no puerpério.[2,26]

Transfusões sanguíneas entre níveis de 7 e 9 g/L devem ser muito bem avaliadas e baseadas em sintomas clínicos e, em sua maioria, não são necessárias.[26]

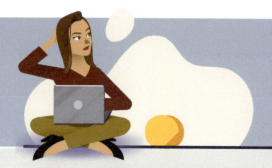

HOT TOPICS

Pré-parto
- Diagnóstico e manejo da anemia
- Estratificação de risco hemorrágico
- Preparo direcionado da paciente (hemocomponentes, fármacos e materiais)
- Treinamento das equipes

Parto
- Uterotônicos (profilaxia e tratamento)
- Quantificação dinâmica do sangramento
- Terapia guiada
- Técnica cirúrgica (b-lynch e suturas hemostáticas, técnicas endovasculares))
- Dispositivos (Bakri®, Jada®, Aquecedores, Cell Salvage)

Puerpério
- Diagnóstico e manejo da anemia
- Seguimento e vigilância para novos sangramentos

Figura 7.6 – *Patient blood management* em Obstetrícia.
Fonte: Desenvolvida pela autora.

CONCLUSÕES

- A hemorragia obstétrica é a maior causa de morte materna no mundo.
- O olhar individualizado e multidisciplinar é a base do PBM em Obstetrícia.
- O sangramento obstétrico é agudo e volumoso.
- O preparo prévio das unidades obstétricas é o ponto fundamental para o bom emprego do PBM em Obstetrícia.
- Para a instalação e adesão de um fluxo de tratamento baseado em PBM em Obstetrícia, é necessário informar e educar pacientes e profissionais envolvidos, treinar as equipes assistenciais em todos os processos e estruturar os serviços de saúde para tal.
- O envolvimento do paciente e de todas equipes correlatas é imprescindível.

REFERÊNCIAS

1. Leahy MF, Hofmann A, Towler S, Trentino KM, Burrows SA, Swain SG, et al. Improved outcomes and reduced costs associated with a health-system-wide patient blood management. Transfusion. 2017;57(June):1347-58.
2. Kaserer A, Castellucci C, Henckert D, Breymann C, Spahn DR. Patient blood management in pregnancy. Transfus Med Hemotherapy. 2023;50:245-55.
3. Collaborators WT. Effect of early tranexamic acid administration on mortality, hysterectomy, and other morbidities in women with post-partum haemorrhage (WOMAN): an international, ramdomised, double-blind, placebo controlled trial. Lancet. 2017;389(10084):2105-16.
4. Cantwell R, Clutton-Brock T, Cooper G, Dawson A, Drife J, Garrod D, et al. Saving mothers' lives: reviewing maternal deaths to make motherhood safer: 2006-2008. The eighth report of the confidential enquiries into maternal deaths in the United Kingdom. Br J Obstet Gynecol. 2011;118:1-203.
5. The World Bank. Maternal Mortality Ratio. 2020. Acesso em: 9 jan. 2024 [Internet]. [2023 Fev. 17]. Disponível em: https://data.worldbank.org/indicator/SH.STA.MMRT?contextual=aggregate&end=2020&locations=BR-XM-XD&start=2020&type=shaded&view=bar.
6. Patterson J, Randall D, Isbister J, Peek M, Nippita T. Place of birth and outcomes associated with large volume transfusion: an observational study. BMC Pregnancy Childbirth. 2021;21(620):1-9.
7. Katz D, Beilin Y. Disorders of coagulation in pregnancy. Br J Anaesth. 2015;115(S2):ii75-ii88.
8. Wiesenack C, Meybohm P, Neef V, Kranke P. Current concepts in preoperative anemia management in obstetrics. Curr Opin Anaesthesiol. 2023;36:255-62.
9. Peña-rosas JP, De-Regil LM, Dowswell T, Viteri FE. Intermittent oral iron supplementation during pregnancy. Cochrane Database Syst Rev. 2012;7(7):CD009997.
10. Stoffel NU, Cercamondi CI, Brittenham G, Zeder C, Geurts-Moespot AJ, Swinkels DW, et al. Iron absorption from oral iron supplements given on consecutive versus alternate days and as single morning doses versus twice-daily split dosing in iron-depleted women: two open-label, randomised controlled trials. Lancet Haematol. 2017;4(11):e524-33.
11. Okam MM, Koch TA, Tran M. Iron supplementation, response in iron-deficiency anemia : analysis of five trials. Am J Med. 2013;130(8):991.e1-991.e8.
12. Pavord S, Daru J, Prasannan N, Robinson S, Stanworth S, Girling J. UK guidelines on the management of iron deficiency in pregnancy. Br J Haematol. 2020;188(6):819-30.
13. Richards T, Breymann C, Brookes MJ, Lindgren S, Macdougall IC, Mcmahon LP, et al. Questions and answers on iron deficiency treatment selection and the use of intravenous iron in routine clinical practice. Ann Med. 2021;53(1):274-85.
14. Christoph P, Schuller C, Studer H, Irion O, De Tejada BM, Surbek D. Intravenous iron treatment in pregnancy: comparison of high-dose ferric carboxymaltose vs. iron sucrose. J Perinat Med. 2012;40(5):469-74.
15. Breymann C, Milman N, Mezzacasa A, Bernard R, Dudenhausen J. Ferric carboxymaltose vs. oral iron in the treatment of pregnant women with iron deficiency anemia: an international, open-label, randomized controlled trial (FER-ASAP). J Perinat Med. 2017;45(4):443-53.
16. Krafft A, Bencaiova G, Breymann C. Selective Use of recombinant human erythropoietin in pregnant patients with severe anemia or nonresponsive to iron sucrose alone. Fetal Diagn Ther. 2009;25:239-45.
17. Bateman BT, Berman MF, Leffert LR. The Epidemiology of postpartum hemorrhage in a large, nationwide sample of deliveries. Anesth Analg. 2010;110(5):1368-73.
18. Lilley G, Burkett-St Laurent D, Precious E, Bruynseels D, Kaye A, Sanders J, et al. Measurement of blood loss during postpartum haemorrhage. Int J Obstet Anesth. 2015;24:8-14.
19. 19. Gabel KT, Weeber TA. Measuring and communicating blood. J Obstet Gynecol Neonatal Nurs. 2012;41(4):551-8.

20. Tunçalp Ö, Souza JP, Gülmezoglu M. New WHO recommendations on prevention and treatment of postpartum hemorrhage. Int J Gynecol Obstet. 2013;123:254-6.
21. Gallos I, Devall A, Martin J, Beeson L, Galadanci H, Alwy Al-beity F, et al. Randomized trial of early detection and treatment of postpartum hemorrhage. N Engl J Med. 2023;389:11-21.
22. Heesen M, Carvalho B, Carvalho JCA, Duvekot JJ, Dyer RA, Lucas DN, et al. International consensus statement on the use of uterotonic agents during caesarean section. Anaesthesia. 2019;74:1305-19.
23. Patel PA, Wyrobek JA, Butwick AJ, Pivalizza EG, Hare GMT, Mazer CD, et al. Update on applications and limitations of perioperative tranexamic acid. Anesth Analg. 2022;135(3):460-73.
24. Frimat M, Decambron M, Lebas C, Moktefi A, Lemaitre L, Gnemmi V, et al. Renal cortical necrosis in postpartum hemorrhage: a case series. Am J Kidney Dis. 2016;68(1):50-7.
25. Stämpfli D, Weiler S, Weiniger CF, Burden AM, Heesen M. Renal ischemic adverse drug events related to tranexamic acid in women of child-bearing age: an analysis of pharmacovigilance data. Eur J Clin Pharmacol. 2021;77:913-9.
26. Leal R, Lança F. Comparison of European recommendations about patient blood management in postpartum haemorrhage. Vol. 33, Transfusion Medicine. 2023:103-12.
27. Surbek D, Vial Y, Girard T, Breymann C, Amstad G, David B. Patient blood management (PBM) in pregnancy and childbirth: literature review and expert opinion. Arch Gynecol Obstet. 2020;301(2):627-41.
28. Mcnamara H, Kenyon C, Smith R, Mallaiah S, Barclay P. Four years' experience of a ROTEM® guided algorithm for treatment of coagulopathy in obstetric haemorrhage. Anaesthesia. 2019;74:984-91.
29. Jones R, de Lloyd L, Kealaher E, Lilley G, Precious E, Burkett-St Laurent D, et al. Platelet count and transfusion requirements during moderate or severe postpartum haemorrhage. Anaesthesia. 2016;71:648-56.
30. Butwick AJ, Goodnough L. Tranfusion and coagulation management in major obstetric hemorrhage. Curr Opin Anaesthesiol. 2015;28(3):275-84.
31. Tanaka Y, Ikenoue S, Kasuga Y, Tanosaki R, Tanaka M. Clinical results of a massive blood transfusion protocol for postpartum hemorrhage in a university hospital in Japan: a retrospective study. Medicina (B Aires). 2021;57:983.
32. Khan KS, Moore P, Wilson M, Hooper R, Allard S, Wrench I, et al. Health technology assessment. Health Technol Assess (Rockv). 2018;22(2).
33. Obore N, Liuxiao Z, Haomin Y, Yuchen T, Wang L, Hong Y. Intraoperative cell salvage for women at high risk of postpartum hemorrhage during cesarean section: a systematic review and meta – analysis. Reprod Sci. 2022;29:3161-76.
34. Phillips JM, Sakamoto S, Buffie A, Su S, Waters JH. How do I perform cell salvage during vaginal obstetric hemorrhage? Transfusion. 2022;62:1159-65.

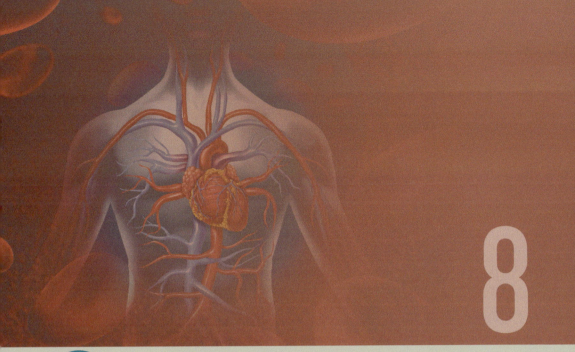

AUTORES

▶ Juliano Pinheiro de Almeida
▶ Luis Eduardo Prado Pfingsten

Patient Blood Management em Pacientes Ortopédicos

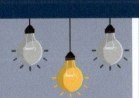

INTRODUÇÃO

Os pacientes submetidos a procedimentos ortopédicos são responsáveis por aproximadamente 10% das transfusões de sangue prescritas nos Estados Unidos, sendo os pacientes submetidos a artroplastias totais de joelho, quadril e ombro responsáveis por receberem aproximadamente 40% dessas transfusões.[1] Quando não corretamente indicadas, essas transfusões estão associadas com maior custo e maior risco de complicações, sendo importante investir em medidas capazes de reduzir o consumo de hemocomponentes e ao mesmo tempo garantir a segurança do paciente.

Com o aumento da produção de evidências científicas provenientes de estudos clínicos mostrando que uma estratégia restritiva de transfusão sanguínea em pacientes ortopédicos é segura, a prática transfusional nessa população tem sido modificada nos últimos anos.[2-4] A principal referência na literatura é o estudo FOCUS, realizado em 2011, com idosos submetidos à artroplastia de quadril dos quais aproximadamente 60% apresentavam doença cardiovascular. Esse estudo mostrou que tolerar concentrações de hemoglobina ≥ 8 g/dL não aumentou a incidência de eventos graves como infarto agudo do miocárdio, acidente vascular cerebral ou morte, quando comparadas a concentrações de hemoglobina ≥ 10 g/dL.[2]

Visando reduzir as complicações da anemia e da transfusão de sangue, a implementação de programas de *patient blood management* (PBM) em pacientes ortopédicos tem mostrado resultados positivos, reduzindo o consumo de hemocomponentes sem piorar ou até melhorando os resultados pós-operatórios. Neste capítulo, discutiremos a aplicação do PBM em pacientes submetidos a procedimentos ortopédicos e o impacto desse programa no prognóstico dos pacientes.[5-7]

IMPORTÂNCIA DO TEMA

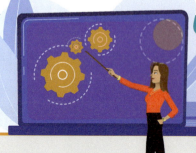

Os pacientes submetidos a procedimentos ortopédicos de maior porte, particularmente as amputações, fraturas de quadril e as artroplastias de grandes articulações estão sob risco de perdas sanguíneas significativas, anemia e transfusão de sangue perioperatória, o que pode levar a uma maior incidência de complicações pós-operatórias e maior morbimortalidade nessa população.[1,8] O desafio do manejo perioperatório é ainda maior quando os pacientes são idosos e com comorbidades importantes que limitam uma resposta fisiológica adequada ao sangramento e à anemia.

A abordagem multimodal do programa PBM nesses pacientes tem mostrado redução da incidência de anemia no pós-operatório imediato, redução na perda sanguínea e no consumo de hemocomponentes, com consequente redução nos custos e com melhores resultados.[5-7]

DADOS DA LITERATURA

O benefício da implementação de um programa de PBM em pacientes ortopédicos tem sido alvo de estudos nos últimos anos e os resultados positivos têm sido demonstrados consistentemente. Theusinger et al. Avaliaram, em um estudo observacional, aproximadamente 9 mil pacientes submetidos a cirurgias ortopédicas de quadril, joelho e coluna no período entre 2008 e 2011. O primeiro período, 2008, foi antes da implementação do PBM e, no segundo período, 2009 a 2011, após sua introdução. Os autores observaram que, após a introdução do PBM, houve menor incidência de anemia pré-operatória, redução das perdas sanguíneas e da necessidade de transfusão perioperatória.[7]

A concentração de hemoglobina que poderia ser tolerada nos pacientes submetidos à cirurgia ortopédica sem transfusão de sangue foi motivo de debate por muito tempo. Como já mencionado anteriormente, Carson et al. Avaliaram, em um estudo clínico randomizado, 2.016 pacientes submetidos à cirurgia ortopédica para correção de fratura de quadril. Os pacientes foram aleatoriamente alocados em dois grupos: um de estratégia liberal de transfusão em que as transfusões de hemácias estariam indicadas se a Hb < 10 g/dL; e outro de estratégia restritiva se Hb < 8 g/dL ou se anemia sintomática estivesse presente. Os autores encontraram que uma estratégia liberal de transfusão de hemácias não reduziu as taxas de mortalidade e de eventos cardiovasculares em 60 dias de seguimento após a inclusão no estudo.[2] Esses achados foram suportados por uma metanálise realizada por Brunskill et al. em 2015. Os autores incluíram seis ensaios clínicos randomizados e concluíram que, embora a qualidade da evidência fosse baixa, não havia diferença entre as estratégias transfusionais, na recuperação funcional e na morbimortalidade pós-operatória em pacientes submetidos à cirurgia para correção de fratura de quadril.[9]

Embora os estudos randomizados mostrassem que seria seguro dar menos transfusão de sangue para os pacientes ortopédicos, o valor de hemoglobina de 8 g/dL recomendado é maior do que a Hb de 7 g/dL já demonstrada como limiar seguro de transfusão para outras populações.[10-12] Em um recente estudo observacional, Gupta et al. avaliaram o impacto do programa PBM em pacientes ortopédicos comparando os resultados nos últimos 2 anos antes do início do programa com os 2 anos após. Aproximadamente 3.900 pacientes foram incluídos no estudo. A média da concentração de hemoglobina antes das transfusões de hemácias no grupo pré-PBM foi de 7,8 g/dL e 6,8 g/dL no grupo pós-PBM, comparando os resultados 2 anos antes e 2 anos após sua implementação. O grupo pós-PBM apresentou melhores resultados clínicos, com menor morbidade (1,3% vs. 0,54%), menor incidência do desfecho combinado de morbimortalidade (1,5% vs. 0,75%) e menor taxa de readmissão em 30 dias (9% vs. 5,8%).[6] Esses achados sugerem que o gatilho transfusional de 7g/dL provavelmente é seguro também para pacientes ortopédicos.

Anemia pré-operatória é sabidamente um fator de risco para transfusão sanguínea, aumento do tempo de permanência hospitalar, aumento do risco de complicações pós-operatórias e maior mortalidade em pacientes submetidos à cirurgia ortopédica. A deficiência de ferro é a principal causa, e o tratamento, quando realizado em tempo hábil com reposição de ferro, tem mostrado redução no tempo de internação hospitalar e na necessidade de transfusão de sanguínea.[5] Letendre et al. avaliaram pacientes submetidos à cirurgia ortopédica eletiva que apresentavam Hb pré-operatória < 11 g/dL. Os autores observaram que a inclusão desses pacientes em um programa de tratamento de anemia pré-operatória pelo menos 2 semanas antes da cirurgia foi eficaz em reduzir o tempo de internação hospitalar e a necessidade de transfusão de hemácias. O tratamento da anemia foi de acordo com a causa subjacente e incluía não só a suplementação de ferro parenteral, mas também agonistas do receptor da eritropoetina e vitamina B12.[13]

Embora o uso de EPO reduza a necessidade de transfusão perioperatória em pacientes ortopédicos, o aumento do risco de eventos tromboembólicos, além de outros efeitos colaterais, limita seu uso para casos excepcionais como pacientes com anemia grave, pacientes sensibilizados ou com restrições religiosas para receber transfusão.[5]

Muitos pacientes idosos submetidos a procedimentos ortopédicos são portadores de doenças cardiovasculares e é comum estarem em uso de terapia com antiagregantes plaquetários e/ou anticoagulantes. O manejo perioperatório adequado dessas terapias deve ser discutido de maneira multidisciplinar envolvendo cardiologistas, ortopedistas e anestesiologistas para que não haja aumento de eventos cardiovasculares perioperatórios devido à suspensão inadequada dessas medicações.[5]

O cuidado cirúrgico-anestésico tem um papel importante na estratégia de conservação de sangue em cirurgia ortopédica. Embora a escolha da técnica anestésica não pareça influenciar a perda sanguínea perioperatória, a anestesia regional apresenta a vantagem de melhor controle da dor, menor tempo de permanência hospitalar e reabilitação mais rápida. Técnicas cirúrgicas que visem menor perda sanguínea também são fundamentais. A utilização de cirurgia minimamente invasiva, cera de osso, torniquete e bisturi elétrico estão entre as medidas utilizadas no intraoperatório que podem ajudar a minimizar as perdas sanguíneas. A utilização de recuperação intraoperatória de células em cirurgia ortopédica, embora eficaz em reduzir as perdas sanguíneas, vem tendo o benefício do seu uso superado por outras inovações mais eficazes. Entretanto, ainda é útil em pacientes que apresentam contraindicação ao uso do ácido tranexâmico e nos quais as perdas sanguíneas estão estimadas em > 750 mL de sangue ou em resgate equivalente a duas unidades de concentrado de hemácias.[5]

O uso do ácido tranexâmico no perioperatório de cirurgia ortopédica tem mostrado benefício em reduzir o sangramento perioperatório e a consequente necessidade de transfusão de sangue, sem aumentar o risco de eventos tromboembólicos. Pode ser administrado tanto intravenoso como via intra-articular. O ácido tranexâmico é mais custo-efetivo que o ácido épsilon-aminocaproico. O uso do ácido tranexâmico praticamente eliminou a necessidade de outras estratégias de conservação de sangue como a doação pré-operatória de sangue autólogo.[5]

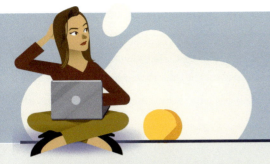

HOT TOPICS

Assim como nas demais especialidades cirúrgicas, os pacientes ortopédicos devem ter seus cuidados iniciados no pré-operatório, cuidados gerenciados no intraoperatório e sua manutenção no pós-operatório.

O uso de *checklist*, de protocolos e de *bundles* institucionais ajuda a equipe a lembrar e seguir as melhores práticas de modo sincronizado para criar uma cultura organizacional (Figura 8.1 e Quadro 8.1).

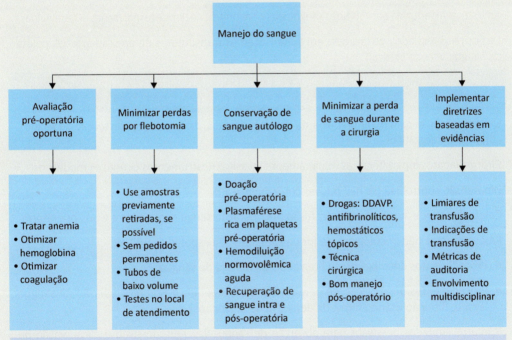

Figura 8.1 ▪ Algoritmo de paciente cirúrgico no período perioperatório.
Fonte: Desenvolvida pela autoria.

Quadro 8.1

Bundle com estratégias para redução de perdas e conservação de sangue

Redução da perda de sangue associada ao diagnóstico

Frequência restritiva de coleta de sangue

Momento apropriado para exames de sangue pós-operatórios e não uso diário criterioso/plano de "fim de semana"

Tamanho reduzido dos tubos de coleta de sangue

- EDTA (p. ex., 1,8 mL), citrato (p. ex., 1,8 mL), heparina-lítio/soro (p. ex., 2,5 mL)
- BGA (p. ex., 1 mL)
- Tubos pra tipagem e triagem

Amostragem reduzida para culturas sanguíneas na rotina diária (limite às indicações estabelecidas)

Dispositivos fechados de lavagem em linha (sistemas transdutores de pressão arterial, coleta de sangue venoso central)

Redução da perda de sangue relacionada à cirurgia (subgrupo de pacientes cirúrgicos)

Extrema atenção para minimizar a perda de sangue (p. ex., diatermia para dissecção de tecido), adjuntos hemostáticos

Cirurgia laparoscópica/técnicas minimamente invasivas/instrumentos cirúrgicos modernos

Hipotensão controlada (se não houver contraindicação)

Coleta de sangue autólogo e retransfusão (recuperação sanguínea) no intra e pós-operatório

Procedimentos não oncológicos: se for perda sanguínea esperada > 500 mL

- Procedimentos oncológicos: se houver perda maciça de sangue
- Procedimentos oncológicos: se perda de sangue esperada > 500 mL (radiação de sangue lavado; filtração usando filtros de depleção de leucócitos)

Números limitados de swabs para absorção de sangue/lavagem de swab e conservação de sangue ("swab único")

Cirurgia cardíaca

- Circuitos extracorpóreos pequenos (volume de preparação < 1,2 L; linhas de 3/8"; circuitos extracorpóreos minimizados)
- Circuitos extracorpóreos (*priming* autólogo retrógrado; cardioplegia sanguínea, ultrafiltração/hemofiltração modificada)

(Continua)

Quadro 8.1

Bundle com estratégias para redução de perdas e conservação de sangue *(Continuação)*

Remoção de enxerto de veia safena sem sangue/fechamento imediato da ferida/remoção endoscópica de veia

Manejo pré-operatório da coagulopatia

Questionário/testes de hemostasia

Algoritmo para manejo de pacientes com anticoagulação oral/parenteral e/ou terapia antiplaquetária

Manejo da hemostasia em pacientes hospitalizados

Uso de um algoritmo de coagulação para administração de hemoderivados, concentrados de fatores de coagulação, ácido tranexâmico

Condições fisiológicas de hemostasia

- Temperatura corporal > 36 °C (normotermia), pH > 7,2/Ca_{i2+} > 1,1 mmol/L

Diagnóstico no local de atendimento em coagulopatia

- Sistema de coagulação (p. ex., métodos viscoelásticos)
- Função plaquetária (p. ex., métodos agregados)

Administração empírica de ácido tranexâmico em certos procedimentos (particularmente em cirurgia cardíaca, ortopédica, de transplante, hemorragia maciça)

Terapia empírica da disfunção plaquetária (p. ex., desmopressina)

CONCLUSÕES

- Pacientes ortopédicos correspondem a aproximadamente **10% das transfusões** de sangue prescritas nos Estados Unidos, sendo as artroplastias (joelho, quadril e ombro) responsáveis por aproximadamente 40%.
- Transfusões, quando não corretamente indicadas, estão associadas a **maior custo e maior risco de complicações**.
- Estratégias restritivas de **transfusão com alvos de Hb entre 7 e 8 g/dL** em pacientes ortopédicos são seguras e não evidenciaram aumento na incidência de eventos graves (infarto agudo do miocárdio, acidente vascular cerebral ou morte) quando comparadas a alvos maiores (Hb ≥ 10 g/dL).

- A estratégia do PBM em pacientes ortopédicos tem mostrado resultados positivos, reduzindo o consumo de hemocomponentes sem piorar ou até melhorando os desfechos pós-operatórios.
- Um programa de tratamento de **anemia pré-operatória** de pelo menos 2 semanas antes da cirurgia é eficaz em **reduzir o tempo de internação hospitalar e a necessidade de transfusão de hemácias**.
- Ácido **tranexâmico no perioperatório** de cirurgia ortopédica tem mostrado **benefício** em reduzir o sangramento perioperatório e a consequente necessidade de transfusão de sangue, **sem aumentar o risco de eventos tromboembólicos**.
- A implementação de um programa de PBM resulta em redução do anemia pré-operatória, redução das perdas sanguíneas e da necessidade de transfusão perioperatória, levando a resultados clínicos similares ou melhores em pacientes submetidos a cirurgia ortopédica.
- O tratamento da anemia pré-operatória reduz a necessidade de transfusão sanguínea perioperatória e reduz o tempo de internação em pacientes ortopédicos, devendo ser realizado sempre que possível.
- A utilização de um limiar de hemoglobina entre 7 e 8 g/dL para indicar transfusões em pacientes ortopédicos é segura e reduz o consumo de hemocomponentes.

REFERÊNCIAS

1. Ponnusamy KE, Kim TJ, Khanuja HS. Perioperative blood transfusions in orthopaedic surgery. Journal of Bone and Joint Surgery Am. 2014;96(21):1836-44. doi: 10.2106/JBJS.N.00128.
2. Carson JL, Terrin ML, Noveck H, Sanders DW, Chaitman BR, Rhoads GG, et al. Liberal or restrictive transfusion in high-risk patients after hip surgery. N Engl J Med. 2011;365(26):2453-62. doi: 10.1056/NEJMoa1012452. Epub 2011 Dec 14. PMID: 22168590; PMCID: PMC3268062.
3. Teng Z, Zhu Y, Liu Y, Wei G, Wang S, Du S, Zhang X. Restrictive blood transfusion strategies and associated infection in orthopedic patients: a meta-analysis of 8 randomized controlled trials. Sci Rep. 2015;5:13421. doi: 10.1038/srep13421. PMID: 26306601; PMCID: PMC4549631.
4. Carson JL, Stanworth SJ, Alexander JH, Roubinian N, Fergusson DA, Triulzi DJ, et al. Clinical trials evaluating red blood cell transfusion thresholds: an updated systematic review and with additional focus on patients with cardiovascular disease. Am Heart J. 2018;200:96-101. doi: 10.1016/j.ahj.2018.04.007. Epub 2018 Apr 7. PMID: 29898855.
5. Pennestrì F, Maffulli N, Sirtori P, Perazzo P, Negrini F, Banfi G, et al. Blood management in fast-track orthopedic surgery: an evidence-based narrative review. J Orthop Surg Res. 2019;14(1):263. doi: 10.1186/s13018-019-1296-5. PMID: 31429775; PMCID: PMC6701001.

6. Gupta PB, DeMario VM, Amin RM, Gehrie EA, Goel R, Lee KHK, et al. Patient blood management program improves blood use and clinical outcomes in orthopedic surgery. Anesthesiology. 2018;129(6):1082-91. doi: 10.1097/ALN.0000000000002397. PMID: 30124488.

7. Theusinger OM, Kind SL, Seifert B, Borgeat L, Gerber C, Spahn DR. Patient blood management in orthopaedic surgery: a four-year follow-up of transfusion requirements and blood loss from 2008 to 2011 at the Balgrist University Hospital in Zurich, Switzerland. Blood Transfus. 2014;12(2):195-203. doi: 10.2450/2014.0306-13. PMID: 24931841; PMCID: PMC4039701.

8. Blankstein AR, Houston BL, Fergusson DA, Houston DS, Rimmer E, Bohm E, et al. Transfusion in orthopaedic surgery: a retrospective multicentre cohort study. Bone Jt Open. 2021;2(10):850-7. doi: 10.1302/2633-1462.210.BJO-2021-0077.R1. PMID: 34665003; PMCID: PMC8558454.

9. Brunskill SJ, Millette SL, Shokoohi A, Pulford EC, Doree C, Murphy MF, et al. Red blood cell transfusion for people undergoing hip fracture surgery. Cochrane Database of Systematic Reviews. 2015;(4):CD009699. doi: 10.1002/14651858.CD009699.pub2.

10. Hébert PC, Wells G, Blajchman MA, Marshall J, Martin C, Pagliarello G, et al. A multicenter, randomized, controlled clinical trial of transfusion requirements in critical care. Transfusion Requirements in Critical Care Investigators, Canadian Critical Care Trials Group. N Engl J Med. 1999;340:409-17.

11. Holst LB, Haase N, Wetterslev J, Wernerman J, Guttormsen AB, Karlsson S. Lower versus higher hemoglobin threshold for transfusion in septic shock. N Engl J Med. 2014;371:1381-91.

12. Villanueva C, Colomo A, Bosch A, Concepción M, Hernandez-Gea V, Aracil C, et al. Transfusion strategies for acute upper gastrointestinal bleeding. N Engl J Med. 2013;368:11-21.

13. Paul Letendre, Emily Coberly, Katie Dettenwanger, Kan Huang. Patient blood management: implementation of a preoperative anemia clinic for elective orthopedic surgical patients. Blood. 2018;132(1):2547. doi: 10.1182/blood-2018-99-113591.

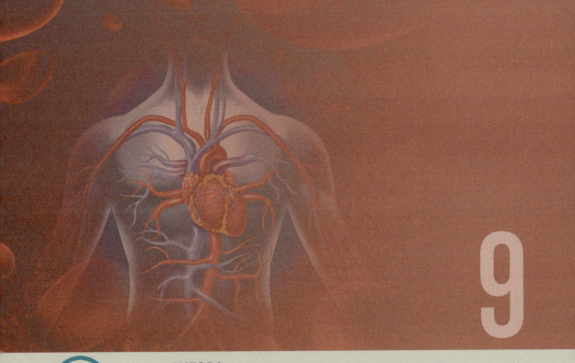

AUTORA
► Claudia Marquez Simões

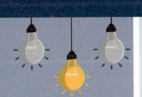

Patient Blood Management no Paciente Oncológico

INTRODUÇÃO

O manejo do sangue no paciente oncológico traz uma perspectiva diferente de outras populações em geral. Há uma grande preocupação em como as eventuais transfusões poderão influenciar o sistema imune e aumentar a morbimortalidade no paciente com câncer. Por outro lado, os tumores apresentam, muitas vezes, sangramentos ou levam a quadros gravíssimos até mesmo com infiltração medular.[1] Fica fácil entender que, sem um olhar específico e cuidados direcionados, as transfusões podem ser frequentemente necessárias nos pacientes com câncer. Estratégias para reduzir transfusões de sangue desnecessárias no perioperatório propiciaram o desenvolvimento do conceito de gerenciamento de sangue do *patient blood management* (PBM). Essa estratégia é baseada em três pilares: otimização dos glóbulos vermelhos do próprio paciente; minimização da perda sanguínea no intraoperatório; e maior tolerância à anemia.

Com todas essas informações unificadas, fica muito simples chegar à conclusão de que o PBM é uma excelente abordagem para o paciente oncológico e pode ajudar na melhora dos resultados terapêuticos dessa população específica, na qual muitas vezes o tratamento curativo é a abordagem cirúrgica.

IMPORTÂNCIA DO TEMA

Infelizmente, ainda há muitos médicos que não seguem, entre os seus cuidados aos pacientes, o conceito de PBM; a falta de conhecimento e implementação dos pilares do PBM pode agravar a condição clínica global do paciente oncológico e, portanto, até mesmo prejudicar o tratamento instituído. Para mudar esse cenário, é necessário cada vez mais conhecer esse conceito e seus pilares e a forma como implementá-los no âmbito perioperatório, tentando, assim, contribuir para o melhor desfecho desses doentes.

DADOS DA LITERATURA

Anemia pré-operatória

O tratamento do câncer frequentemente demanda agilidade, mas isso não exclui a necessidade de otimização prévia dos níveis de hemoglobina (HB). A anemia leve é frequentemente detectada desde a investigação inicial do câncer. Desde a suspeita inicial até o estadiamento, existem inúmeras oportunidades para avaliar os valores de hemoglobina basal e reservas de ferro. Nos casos em que a cirurgia é urgente, preparações parenterais de ferro podem ser indicadas. O ferro intravenoso pode começar a elevar os níveis de hemoglobina em 1 semana, com recuperação total nos valores normais em alguns casos depois de 2 a 3 semanas.

É importante lembrar que a anemia é um fator de risco independente que se associa a maior morbimortalidade cirúrgica, merecendo, assim, adequada atenção no período perioperatório.[2] Garantir hemoglobina adequada (idealmente > 13 g/dL) e estoques adequados de ferro é um dos primeiros passos. Para que a avaliação inicial da anemia seja eficaz e veloz, deve-se inicialmente discriminar quais os pacientes que não poderiam receber ferro e, nos demais, coletar o perfil de ferro, já podendo se iniciar a reposição de maneira a ganhar tempo. Em certos casos, adiar a cirurgia por poucas semanas para otimizar os níveis de hemoglobina pode beneficiar o paciente a ponto de superar o risco associado à demora no agendamento da cirurgia e à possível progressão do câncer. Essa decisão deve sempre ser partilhada com todos os membros da equipe que estão cuidando do paciente, e é importante não retardar o início da otimização para aproveitar qualquer eventual aumento dos valores de hemoglobina, mesmo que sem atingir os valores desejados se não existir tempo para aguardar.

Redução de perdas sanguíneas intraoperatórias

Durante a cirurgia, tanto técnicas anestésicas como cirúrgicas podem influenciar a perda de sangue. Cirurgia minimamente invasiva, cuidado com a hemostasia e uso de agentes hemostáticos tópicos são alguns exemplos de fatores que podem minimizar a perda sanguínea intraoperatória. Agentes farmacológicos, como o ácido tranexâmico, podem ser usados para minimizar ainda mais a perda sanguínea, porém podem causar eventos adversos. A hipotensão controlada não tem sido incentivada pelos danos que pode causar colaborando para a instalação de disfunções orgânicas. Cuidados gerais como manutenção da normotermia e manutenção do equilíbrio ácido-base também são essenciais para uma adequada hemostasia.

Salvamento de sangue intraoperatório

Ainda não existem estudos clínicos prospectivos e randomizados comparando transfusão, sangue alogênico e uso de filtros de leucócitos e irradiação. No entanto, diversos relatos de caso e estudos observacionais com aproximadamente mais de 6 mil pacientes indicam segurança na recuperação de células em cirurgia oncológica, com ou sem filtros. Depleção de leucócitos do sangue autólogo tem eficácia similar à da irradiação.[3]

O risco de disseminação e de recorrência do câncer em pacientes que receberam sangue autólogo recuperado, com ou sem filtragem de leucócitos, é reduzido (*odds ratio* 0,76, intervalo de confiança 95%: 0,64 a 0,90) em comparação com indivíduos não transfundidos que receberam transfusão alogênica ou, ainda, transfusão autóloga pré-depositada.[4] A mesma revisão sistemática demonstra que a depleção de leucócitos apresenta uma taxa de remoção de células tumorais entre 99,6% e 99,9%.[3]

Uso de agentes estimulantes da eritropoiese

O uso de agentes estimuladores da eritropoiese visa elevar os níveis de hemoglobina e reduzir a necessidade de transfusões de glóbulos vermelhos, sendo um dos pilares do PBM. No entanto, o uso desses agentes não é livre de efeitos colaterais, podendo, inclusive, reduzir a sobrevida em pacientes oncológicos.[5] Atualmente, o uso de agentes estimulantes da eritropoiese é indicado em pacientes oncológicos recebendo quimioterapia mielossupressora com intenção não curativa e anemia que não pode ser adequadamente controlada com suporte transfusional.[6] Devido aos riscos associados a seu uso, incluindo redução da sobrevida, os agentes estimulantes da eritropoiese não devem ser oferecidos a pacientes com anemia associada à quimioterapia quando o tratamento do câncer tem intenção curativa.

Tolerância à anemia intraoperatória

Para que seja possível maior tolerância aos níveis de hemoglobina intraoperatória, recomenda-se a utilização da terapia guiada por metas que permite, com o uso da monitorização do débito cardíaco, estimar a taxa de entrega de oxigênio e, assim, garantir adequado aporte tecidual.[7]

Em um estudo brasileiro com pacientes internados na unidade de terapia intensiva (UTI) após cirurgia de grande porte por tumores sólidos abdominais, o uso de uma estratégia liberal de transfusão de eritrócitos usando um limiar de hemoglobina de 9 g/dL foi superior a uma estratégia restritiva com um limiar de hemoglobina de 7 g/dL.[8] A principal causa de mortalidade, nesse ,estudo foi a falência de múltiplos órgãos em decorrência de choque séptico, principalmente em pacientes que evoluíram com complicações cirúrgicas e infecção intra-abdominal. Uma das possíveis explicações para os piores resultados com uma estratégia restritiva para transfusão é que os pacientes oncológicos podem ser mais suscetíveis à alteração na oferta de oxigênio e ao comprometimento da oxigenação tecidual no período pós-operatório, o que resulta em maiores taxas de complicações e em morte. Esses resultados reforçam ainda mais a enorme necessidade de otimização pré-operatória, buscando-se manter níveis mais altos iniciais de hemoglobina.

CAPÍTULO 9 — PATIENT BLOOD MANAGEMENT NO PACIENTE ONCOLÓGICO

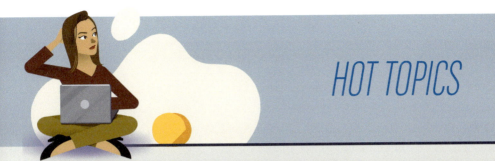

HOT TOPICS

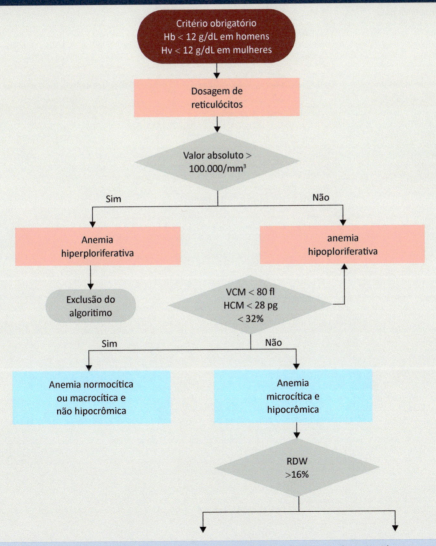

Figura 9.1 ■ Otimização da anemia pré-operatória – investigação de anemia. *(Continua)*

(Continuação)

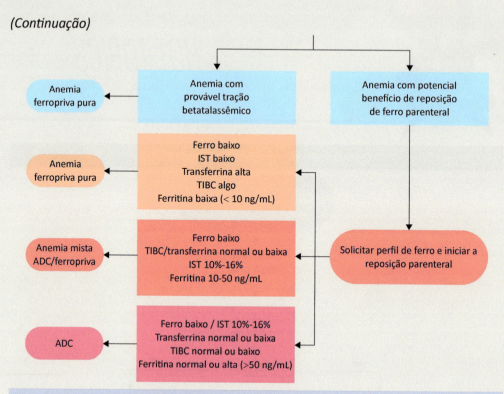

Figura 9.1 ■ Otimização da anemia pré-operatória – investigação de anemia.

Hb: hemoglobina; VCM: volume corpuscular médio; HCM: hemoglobina corpuscular média; CHCM: concentração de hemoglobina corpuscular média; RDW: amplitude de distribuição dos eritrócitos; IST: índice de saturação da transferrina; TIBC: capacidade de fixação do ferro; ADC: anemia de doença crônica.

Fonte: Acervo do Instituto do Câncer do Estado de São Paulo (ICESP).

Otimização da anemia Pré-Operatória

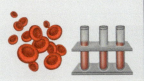

No momento da indicacao cirurgica

Solicitar exames para definir se há anemia

mulheres Hb < 12 g/dL
homens Hb < 13 g/dL

Se exame prévio corn anemia ou história de sangramento, já solicitar novo hemograma corn reticulócitos

Checagem dos exames pela enfermagem

o grupo do ambulatório irá acompanhar os resultados e avisar o cirurgião

Caso confirme anemia: seguir algoritmo de avaliacao e solicitar perfil de ferro.

Se preencher os critérios já iniciar a reposição de ferro o mais rápido possível

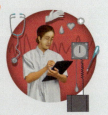

Equipe cirúrgica

Fará contato com o paciente para orientar reposição de ferro IV

Quanto antes for possível iniciar a reposicao de ferro, melhores as resultados que podemos ter!

A reposição IV será prescrita e realizada no hospital dia.

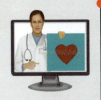

Avaliação de risco cirúrgico

Será verificado se o paciente fez a reposição e se já possui nova medida de hemoglobina

Na avaliação de risco cirúrgico os clinicas e anestesiologistas irão verificar os resultados do perfil de ferro e se foi realizada a reposição de ferro e caso nãotenha nova dosagem de hemoglobina já solicitar um novo exame a ser realizado antes da cirurgia

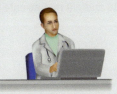

Pós-Operatório

Manter a atenção no tratamento da anemia caso necessário

Caso o paciente não tenha tido tempo de corrigir os níveis de hemoglobina e estoques de ferro no pré operatório, a equipe cirúrgica deve manter-se atenta e orientar o paciente para o seguimento do tratamento.

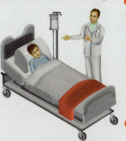

Figura 9.2 ■ Otimização da anemia pré-operatória – orientação das equipes.
Fonte: Acervo do ICESP.

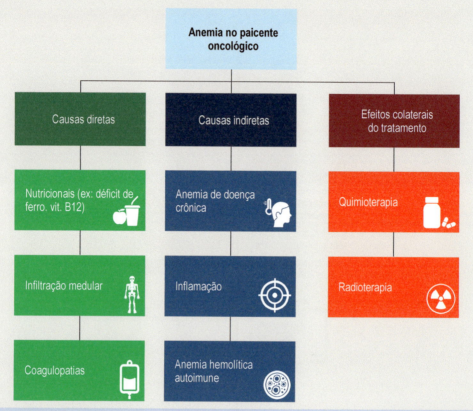

Figura 9.3 ▪ Causas da anemia no paciente oncológico.
Fonte: Desenvolvida pela autoria.

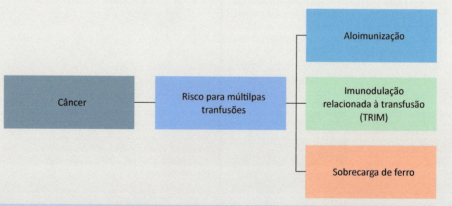

Figura 9.4 ▪ Riscos relacionados às múltiplas transfusões que reforçam a importância da adoção do PBM em pacientes com câncer.
Fonte: Desenvolvida pela autoria.

CONCLUSÕES

- Embora os pacientes oncológicos frequentemente necessitem de transfusões em diversos momentos do seu tratamento, as diversas estratégias de um programa de PBM permitem reduzir a frequência de transfusões nessa população.
- Os tratamentos oncológicos têm avanços recentes, incluindo imunoterapia (p. ex., anticorpos monoclonais, terapia CAR-T, etc.), e podem oferecer uma terapia mais direcionada com menos risco de supressão da medula óssea, resultando em citopenias mais leves e reduzindo, portanto, também a necessidade de transfusões.

REFERÊNCIAS

1. Wimble K, Blightman K. Narrative review of blood management in the cancer patient undergoing surgery. Dig Med Res. 2020;3:30.
2. Shander A, Corwin HL, Meier J, Auerbach M, Bisbe E, Blitz J, et al. Recommendations From the International Consensus Conference on anemia management in surgical patients (ICCAMS). Ann Surg 2023; 277:581-90.
3. Frietsch T, Steinbicker AU, Hackbusch M, Nguyen XD, Dietrich G. Safety of cell salvage in tumor surgery: systematic review with meta-analysis. Anaesthesist 2020;69:331-51.
4. Frietsch T, Steinbicker AU, Horn A, Metz M, Dietrich G, Weigand MA, et al. Safety of intraoperative cell salvage in cancer surgery: an updated meta-analysis of the current literature. Transfus Med Hemother 2022;49:143-57.
5. Leyland-Jones B, Semiglazov V, Pawlicki M, Pienkowski T, Tjulandin S, Manikhas G, et al. Maintaining normal hemoglobin levels with epoetin alfa in mainly nonanemic patients with metastatic breast cancer receiving first-line chemotherapy: a survival study. J Clin Oncol. 2005; 23:5960-72.
6. Bohlius J, Bohlke K, Castelli R, Djulbegovic B, Lustberg MB, Martino M, et al. Management of Cancer-Associated Anemia With Erythropoiesis-Stimulating Agents: ASCO/ASH Clinical Practice Guideline Update. J Clin Oncol. 2019;37:1336-51.
7. Tomescu DR, Scarlatescu E, Bubenek-Turconi ŞI. Can goal-directed fluid therapy decrease the use of blood and hemoderivates in surgical patients? Minerva Anestesiol 2020;86:1346-52.
8. Almeida JP de, Vincent J-L, Galas FRBG, Almeida EPM de, Fukushima JT, Osawa EA, et al. Transfusion requirements in surgical oncology patients: a prospective, randomized controlled trial. Anesthesiology. 2015;122:29-38.

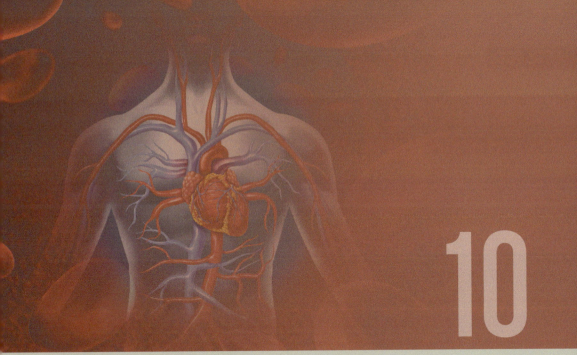

10

AUTORES

- Felipe Robalinho Peçanha Pina Rodrigues
- Bruno Vilanova

Patient Blood Management no Transplante Hepático

INTRODUÇÃO

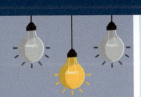

O uso de hemocomponentes é frequente no manejo perioperatório de transplante hepático e cirurgias hepatobiliopancreáticas (HPB). Historicamente, a hemorragia maciça é um dos maiores desafios durante o transplante hepático e cirurgias hepáticas.[1] Existe uma correlação linear negativa no desfecho de cirurgias HPB e a necessidade de transfusão. Todavia, com a melhoria dos cuidados perioperatórios, o sangramento maciço se tornou um fenômeno incomum possibilitando até mesmo a realização de transplantes sem a transfusão de hemocomponentes. Isso deriva do avanço de técnicas cirúrgicas e anestésicas e da melhor compreensão da fisiopatologia da coagulopatia do cirrótico.[2,3] Séries históricas demonstram redução do uso de produtos mesmo em pacientes submetidos a cirurgias mais extensas, com mais comorbidades e pontuações de Model for End-Stage Liver Disease (MELD) mais elevadas.[2,3]

> O entendimento dos tempos cirúrgicos, bem como da fisiopatologia do paciente hepatopata, ajuda o anestesista a intervir precocemente nas estratégias que reduzam as transfusões e use métodos alternativos para conservação do sangue.

IMPORTÂNCIA DO TEMA

Estratégias de PBM se correlacionam à redução de uso de hemocomponentes, de custos e de morbimortalidade,[2,3] assim justificando sua implementação em cirurgia HPB e transplante hepático,

DADOS DA LITERATURA

A coagulopatia do paciente cirrótico

O fígado sintetiza os fatores pró-coagulantes II, V, VII, IX, X, XI, XII e XIII bem como sintetiza os inibidores do sistema de coagulação antitrombina III, cofator heparina II, proteína C, proteína S, o inibidor da via do fator tissular (TIPI) e os componentes do sistema fibrinolítico (plasminogênio, alfa-antiplasmina, inibidor de plasmina).[3,4] Ademais, os fatores de von willebrand (fvW) e o fator VIII endotelial encontram-se em níveis elevados.

A trombocitopenia é comum dados a hipertensão portal, o sequestro esplênico e a redução da produção de trombopoietina. Contudo, o aumento da atividade do fvW tende a manter a função plaquetária adequada.[5]

Dessa forma, o entendimento contemporâneo da coagulopatia da doença hepática avançada é de que há um reequilíbrio hemostático, evidenciado pela capacidade de geração de trombina normal a despeito de alterações em todos os fatores.[6]

CAPÍTULO 10 · *PATIENT BLOOD MANAGEMENT* NO TRANSPLANTE HEPÁTICO · **107**

É primordial destacar que tal reequilíbrio é precário e instável, predispondo o paciente a complicações tanto hemorrágicas como trombóticas em cenários de infecções, alterações hemodinâmicas ou injúria renal.[4,5]

Avaliação e tratamento da coagulopatia do paciente cirrótico

A normalização dos testes laboratoriais de coagulação convencionais por meio de transfusões, em pacientes com doença hepática avançada, é contraproducente e associa-se com desfechos piores. A medida do tempo de protrombina no hepatopata é melhor como marcador de função hepática do que preditor de sangramento[7,8]. Ademais a capacidade de geração de trombina está frequentemente preservada a despeito de anormalidades salientes na contagem de plaquetas, tempo de protrombina ativada e tempo de protrombina. Esses parâmetros não devem indicar terapêutica profilática.[4,6,7]

A transfusão de plasma fresco congelado (PFC) é incapaz de aumentar a geração de trombina. Ademais, a transfusão desse produto se correlaciona ao risco de efeitos adversos graves como a sobrecarga volêmica (TACO, do inglês *transfusion associated circulatory overload*), lesão pulmonar aguda relacionada a transfusão (TRALI, do inglês *transfusion-related acute lung injury*), aloimunização e disfunção primária do enxerto em pacientes submetidos a transplante hepático. Além disso, a transfusão de um volume elevado de um fluido hiperoncótico eleva as pressões venosas centrais, piorando os sangramentos de origem nesses territórios como o das varizes portais.[7]

Similarmente, a transfusão profilática de plaquetas demonstrou-se incapaz de melhorar a contagem de plaquetas ou parâmetros viscoelásticos de coagulação. Outrossim, associa-se com menor sobrevida, maior incidência de TRALI e maior incidência de trombose de artéria hepática. Em indivíduos com cirrose compensada, a capacidade de trombina se mostrou preservada até níveis próximos de 60 mil/mcl. Isto posto, a transfusão de plaquetas deve ser reservada para pacientes com sangramento ativo e níveis inferiores a 50 mil ou quando guiada pelo resultado de testes viscoelásticos.[3,6]

Conforme demonstrado, a transfusão profilática de hemocomponentes se associa a maiores custos hospitalares e a piores desfechos clínicos.[3-5]

Todavia, a disponibilidade e o uso racional de testes viscoelásticos de coagulação em pacientes submetidos a transplante hepático com MELD > 21 se correlacionam com menor transfusão de PFC, redução da incidência de injúria renal aguda, redução de complicações cirúrgicas e redução de disfunção primária de enxerto.[9]

Sangramento e as fases do transplante hepático

Fase pré-anepática

Essa fase se estende desde a incisão da pele até a interrupção cirúrgica do fluxo portal. Caracteriza-se pela dissecção e exposição do hilo. Vasos colaterais da circulação portal com paredes finas podem ser lesados nessa fase gerando sangramento cirúrgico de difícil controle.

Os objetivos dessa fase são a manutenção da euvolemia e o gerenciamento da coagulação baseados em testes viscoelásticos e minorando a coagulopatia dilucional.[3,9]

No transplante hepático a manutenção de pressão venosa central (PVC) muito baixa como objetivo hemodinâmico, de forma a limitar a pressão portal, parece se correlacionar a maiores mortalidade e incidência de injúria renal e, portanto, não é recomendada.[11]

Fase anepática

Essa fase abrange desde a oclusão da vasculatura hepática até a reperfusão do enxerto. Contribuem para a coagulopatia desta fase a ausência de síntese de fatores de coagulação; a hipocalcemia, a hipotermia resultante do órgão preservado; e a hiperfibrinólise secundária à ausência de depuração do ativador de plasminogênio tecidual pelo fígado.[10]

Fase neo-hepática

Essa fase abrange da reperfusão do órgão transplantado até o fim da cirurgia.

As discrasias sanguíneas comumente decorrem de dois mecanismos:

- "Heparinização" endógena secundária à liberação dos fatores heparinóides pelo endotélio do doador e solução de preservação utilizada.
- Adicionalmente, o inibidor de plasminogênio não metabolizado durante a fase anepática pode causar hiperfibrinólise.[3]

Sangramento na cirurgia hepatobiliopancreática

Similar a outras situações clínicas, a perda sanguínea e a transfusão perioperatórias se correlacionam a piores desfechos em cirurgias hepatobiliopancreáticas.

A maior parte do sangramento em cirurgias hepáticas ocorre na transecção hepática.[12,13] A disrupção do parênquima hepático leva à perda sanguínea de origem predominantemente venosa por meio da perda de continuidade das veias hepáticas, suas tributárias e as veias centrais dos lóbulos hepáticos. Logo, a redução das pressões venosas e a menor distensão da veia cava inferior se correlacionam a menor sangramento intraoperatório, melhor campo cirúrgico e ligadura e controle de sangramento mais rápidos.[13,14]

Ainda que a aferição direta das pressões hepáticas e de portais possa ser utilizada, a medida da PVC no nível do átrio direito ou junção cavoatrial superior guarda boa correlação e é clinicamente mais acessível. A meta com maior validação para cirurgia hepática é PVC < 5 mmHg.[12]

Ademais, as técnicas cirúrgicas escolhidas influem diretamente na ocorrência e na intensidade do sangramento; entre elas, destacam-se: a manobra de Pringle que é uma técnica cirúrgica em que há oclusão intermitente dos elementos do pedículo hepático, oclusão vascular hepática seletiva e a exclusão vascular total;[15] dispositivos de dissecção ultrassônica e eletrocoagulação que são úteis para minorar o sangramento; e o uso de hemostáticos tópicos como adjuvantes também pode mitigar a perda sanguínea.[16]

Similarmente, estratégias anestésicas podem minorar perdas sanguíneas.[17] Diversas técnicas podem ser utilizadas: mudanças posturais; restrição volêmica; vasodilatadores (como nitroglicerina);[18] diuréticos; inovasodilatadores (milrinona);[19] flebotomia; hemodiluição normovolêmica aguda; e estratégias de ventilação mecânica com baixo volume corrente e baixa pressão média de via aérea (Quadro 10.1).[20-22]

Quadro 10.1				
Estratégias para reduzir sangramento em cirurgia hepática				
Técnica cirúrgica	Manobra de Pringle (oclusão da tríade portal) Oclusão hemi-hepática seletiva Exclusão vascular total	**Técnica anestesiológica**	Não farmacológica	Restrição hídrica Flebotomia Hemodiluição aguda normovolêmica Posicionamento (cefaloaclive) Ventilação mecânica com baixas pressões
	Dispositivos de dissecção do parênquima (dissecção ultrassônica, eletrocoagulação, radiofrequência)		Farmacológica	Vasodilatadores (nitroglicerina) Inovasodilatadores (milrinona) Diurese forçada
	Agentes hemostáticos tópicos		Adjuvantes	Uso de terlipressina Uso de antifibrinolíticos

Fonte: Desenvolvida pela autoria.

A utilização de PVC impõe a necessidade da punção de acesso venoso central. O uso de uma variação da pressão de pulso elevada como meta hemodinâmica para minorar sangramento em cirurgia hepatobiliar está sob investigação.[23,24]

Uso de antifibrinolíticos

O uso profilático do ácido tranexâmico como estratégia para a redução do sangramento em cirurgias de ressecção hepática já foi estudado em um trabalho randomizado unicêntrico duplamente mascarado.[25] Nele, observou-se redução clinicamente significativa no sangramento sem redução na morbimortalidade. Estudos adicionais estão em andamento para validação dessa conduta.[26]

No transplante hepático, o uso profilático de fibrinolíticos não reduz taxas de hemotransfusão nem melhora desfechos.[10] Seu uso deve ser restrito aos pacientes que tenham evidência de hiperfibrinólise em testes viscoelásticos.[10]

Uso da vasopressina e análogos

A vasopressina ocasiona a vasoconstrição esplâncnica com redução de fluxo e pressões nos sistemas venosos portal e hepático.[27]

Clinicamente, o uso da vasopressina se associa a menor perda sanguínea em pacientes submetidos a transplantes hepáticos, sem evidência de mudança de desfechos de morbimortalidade.[27]

Na população submetida a cirurgias hepatobiliopancreática, o uso de terlipressina se correlacionou a menores taxas de sangramentos sem aumento da incidência de eventos isquêmicos intestinais ou hipoperfusão esplâncnica.[28]

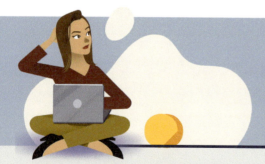

HOT TOPICS

Uma abordagem multimodal que minimize e racionalize o uso de hemocomponentes é fundamental em cirurgia hepatobiliopancreática e transplante hepático.

Assim como em outras especialidades, a transfusão de hemocomponentes se correlaciona a desfechos negativos em cirurgia HPB e transplante hepático. A transfusão profilática de hemocomponentes se correlaciona negativamente a desfechos de morbidade e de mortalidade.

O uso de testes viscoelásticos de coagulação se correlaciona a melhores desfechos em pacientes submetidos a transplante hepático.

A manutenção de uma PVC < 5 mmHg se correlaciona a menor sangramento durante cirurgias com transecção hepática.

Medidas adjuvantes como mudanças de posicionamento, uso de antifibrinolíticos e o uso de análogos de arginina vasopressina podem reduzir a perda sanguínea em cirurgias hepatobiliopancreáticas.[28,29]

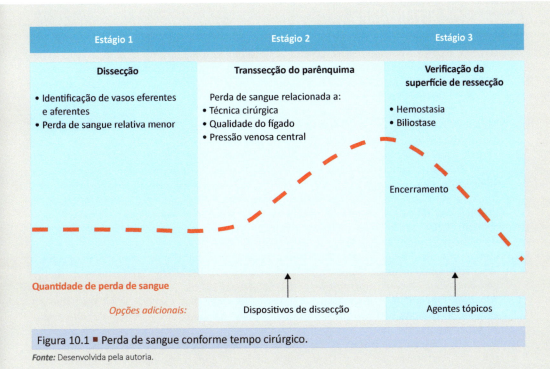

Figura 10.1 ▪ Perda de sangue conforme tempo cirúrgico.
Fonte: Desenvolvida pela autoria.

CONCLUSÕES

- A redução da perda sanguínea e de hemotransfusão deve ser o objetivo em cirurgia HPB e em transplante hepático.
- Diversas técnicas cirúrgicas, farmacológicas e não farmacológicas podem ser necessárias para a redução de hemorragia em cirurgia HPB.
- A transfusão profilática de hemocomponentes para correção de anormalidades de testes de coagulação está contraindicada.
- O uso de ácido tranexâmico e análogos de vasopressina arginina está sob investigação.

REFERÊNCIAS

1. Day RW, Brudvik KW, Vauthey JN, Conrad C, Gottumukkala V, Chun YS, et al. Advances in hepatectomy technique: toward zero transfusions in the modern era of liver surgery. Surgery. 2016;159(3):793-801. [2024 Fev. 21]. Disponível em: https://linkinghub.elsevier.com/retrieve/pii/S0039606015008338.

2. Jung YK, Choi D. Patient blood management in hepatobiliary and pancreatic surgery. Hanyang Med Rev. 2018;38(1):56. [2023 Fev. 21]. Disponível em: https://synapse.koreamed.org/DOIx.php?id=10.7599/hmr.2018.38.1.56.

3. Pérez-Calatayud AA, Hofmann A, Pérez-Ferrer A, Escorza-Molina C, Torres-Pérez B, Zaccarias-Ezzat JR, et al. Patient blood management in liver transplant – a concise review. Biomedicines. 2023;11(4):1093. [2023 Fev. 21]. Disponível em: https://www.mdpi.com/2227-9059/11/4/1093.

4. Northup PG, Garcia-Pagan JC, Garcia-Tsao G, Intagliata NM, Superina RA, Roberts LN, et al. Vascular liver disorders, portal vein thrombosis, and procedural bleeding in patients with liver disease: 2020 practice guidance by the American Association for the Study of Liver Diseases. Hepatology. 2021;73(1):366-413. doi: 10.1002/hep.31646.

5. Lisman T, Caldwell SH, Intagliata NM. Haemostatic alterations and management of haemostasis in patients with cirrhosis. J Hepatol. 2022;76(6):1291-305. [2024 Fev. 21]. Disponível em: https://linkinghub.elsevier.com/retrieve/pii/S0168827821021723.

6. Tripodi A, Primignani M, Chantarangkul V, Clerici M, Dell'Era A, Fabris F, et al. Thrombin generation in patients with cirrhosis: The role of platelets. Hepatology. 2006;44(2):440-5. doi: 10.1002/hep.21266.

7. Rassi AB, d'Amico EA, Tripodi A, Da Rocha TRF, Migita BY, Ferreira CM, et al. Fresh frozen plasma transfusion in patients with cirrhosis and coagulopathy: Effect on conventional coagulation tests and thrombomodulin-modified thrombin generation. J Hepatol.2020;72(1):85-94. [2024 Fev. 21]. Disponível em: https://linkinghub.elsevier.com/retrieve/pii/S0168827819305446.

8. Tripodi A, Caldwell SH, Hoffman M, Trotters JF, Sanyal AJ. Review article: the prothrombin time test as a measure of bleeding risk and prognosis in liver disease. Aliment Pharmacol Ther. 2007;26:141-8. Doi: 10.1111/j.1365-2036.2007.03369.x.

9. Bonnet A, Gilquin N, Steer N, Gazon M, Quattrone D, Pradat P, et al. The use of a thromboelastometry-based algorithm reduces the need for blood product transfusion during orthotopic liver transplantation: a randomised controlled study. Eur J Anaesthesiol. 2019;36(11):825-33. doi: 10.1097/EJA.0000000000001084.

10. Yoon U, Bartoszko J, Bezinover D, Biancofiore G, Forkin KT, Rahman S, et al. Intraoperative transfusion management, antifibrinolytic therapy, coagulation monitoring and the impact on short-term outcomes after liver transplantation – A systematic review of the literature and expert panel recommendations. Clin Transplant. 2022;36(10):e14637. doi: 10.1111/ctr.14637.

11. Kim JH. Should low central venous pressure be maintained during liver transplantation? Open Anesthesiol J. 2017;11(1):17-28. [2024 Fev. 21]. Disponível em: https://openanesthesiajournal.com/VOLUME/11/PAGE/17/.

12. Alkozai EM, Lisman T, Porte RJ. Bleeding in liver surgery: prevention and treatment. Clin Liver Dis. 2009;13(1):145-54. [2024 Fev. 21]. Disponível em: https://linkinghub.elsevier.com/retrieve/pii/S1089326108000974.

13. Egger ME, Gottumukkala V, Wilks JA, Soliz J, Ilmer M, Vauthey JN, et al. Anesthetic and operative considerations for laparoscopic liver resection. Surgery. 2017;161(5):1191-202. [2024 Fev. 21]. Disponível em: https://linkinghub.elsevier.com/retrieve/pii/S0039606016303439.

14. Serednicki W, Hołówko W, Major P, Małczak P, Pędziwiatr M. Minimizing blood loss and transfusion rate in laparoscopic liver surgery: a review. Videosurgery Miniinvasive Tech. 2023;18(2):213-23. doi: 10.5114/wiitm.2022.124088.

15. Otsubo T. Control of the inflow and outflow system during liver resection. J Hepato-Biliary--Pancreat Sci. 2012;19(1):15-8. doi: 10.1007/s00534-011-0451-0.

16. Huang L, Liu GL, Kaye AD, Liu H. Advances in topical hemostatic agent therapies: a comprehensive update. Adv. Ther. 2020. [2024 Fev. 21]. Disponível em: https://adisjournals.figshare.com/articles/Advances_in_Topical_Hemostatic_Agent_Therapies_A_Comprehensive_Update/12767606.

17. Ye H, Wu H, Li B, Zuo P, Chen C. Application of cardiovascular interventions to decrease blood loss during hepatectomy: a systematic review and meta-analysis. BMC Anesthesiol. 2023;23(1):89. doi: 10.1186/s12871-023-02042-y.

18. Sand L, Lundin S, Rizell M, Wiklund J, Stenqvist O, Houltz E. Nitroglycerine and patient position effect on central, hepatic and portal venous pressures during liver surgery: effect of nitroglycerine on liver venous pressures. Acta Anaesthesiol Scand. 2014;58(8):961-7. doi: 10.1111/aas.12349.

19. Ryu HG, Nahm FS, Sohn HM, Jeong EJ, Jung CW. Low central venous pressure with milrinone during living donor hepatectomy. Am J Transplant. 2010;10(4):877-82. [2024 Fev. 21]. Disponível em: https://linkinghub.elsevier.com/retrieve/pii/S1600613522196589.

20. Iguchi T, Ikegami T, Fujiyoshi T, Yoshizumi T, Shirabe K, Maehara Y. Low positive airway pressure without positive end-expiratory pressure decreases blood loss during hepatectomy in living liver donors. Dig Surg. 2017;34(3):192-6. [2024 Fev. 21]. Disponível em: https://www.karger.com/Article/FullText/447755.

21. Gao X, Xiong Y, Huang J, Zhang N, Li J, Zheng S, et al. The effect of mechanical ventilation with low tidal volume on blood loss during laparoscopic liver resection: a randomized controlled trial. Anesth Analg. 2021;132(4):1033-41. doi: 10.1213/ANE.0000000000005242.

22. Kobayashi S, Honda G, Kurata M, Tadano S, Sakamoto K, Okuda Y, et al. An experimental study on the relationship among airway pressure, pneumoperitoneum pressure, and central venous pressure in pure laparoscopic hepatectomy. Ann Surg. 2016;263(6):1159-63. [2024 Fev. 21]. Disponível em: https://journals.lww.com/00000658-201606000-00024.

23. Parra-Membrives P, Lorente-Herce JM, Jiménez-Riera G, Martínez-Baena D. Stroke volume variation does not correlate with central venous pressure during hepatectomy. HPB. 2023;25(5):518-20. Disponível em: https://linkinghub.elsevier.com/retrieve/pii/S1365182X23000266.

24. Lee J, Kim WH, Ryu HG, Lee HC, Chung EJ, Yang SM, et al. Stroke volume variation – guided versus central venous pressure – guided low central venous pressure with milrinone during living donor hepatectomy: a randomized double-blinded clinical trial. Anesth Analg. 2017;125(2):423-30. doi: 10.1213/ANE.0000000000002197.

25. Wu CC, Ho WM, Cheng SB, Yeh DC, Wen MC, Liu TJ, et al. perioperative parenteral tranexamic acid in liver tumor resection: a prospective randomized trial toward a "blood transfusion" free hepatectomy. Ann Surg. 2006;243(2):173-80. [2024 Fev. 21]. Disponível em: http://journals.lww.com/00000658-200602000-00005.

26. Karanicolas PJ, Lin Y, McCluskey S, Roke R, Tarshis J, Thorpe KE, et al. Tranexamic acid versus placebo to reduce perioperative blood transfusion in patients undergoing liver resection: protocol for the haemorrhage during liver resection tranexamic acid (HeLiX) randomised controlled trial. BMJ Open. 2022;12(2):e058850. doi: 10.1136/bmjopen-2021-058850.

27. Sand Bown L, Ricksten SE, Houltz E, Einarsson H, Söndergaard S, Rizell M, et al. Vasopressin-induced changes in splanchnic blood flow and hepatic and portal venous pressures in liver resection. Acta Anaesthesiol Scand. 2016;60(5):607-15. doi: 10.1111/aas.12684.

28. Wagener G, Kovalevskaya G, Minhaz M, Mattis F, Emond JC, Landry DW. Vasopressin deficiency and vasodilatory state in end-stage liver disease. J Cardiothorac Vasc Anesth. 2011;25(4):665-70. [2024 Fev. 21]. Disponível em: https://linkinghub.elsevier.com/retrieve/pii/S1053077010004143.

29. Mahdy MM, Abbas MS, Kamel EZ, Mostafa MF, Herdan R, Hassan SA, et al. Effects of terlipressin infusion during hepatobiliary surgery on systemic and splanchnic haemodynamics, renal function and blood loss: a double-blind, randomized clinical trial. BMC Anesthesiol. 2019;19(1):106. doi: 10.1186/s12871-019-0779-6.

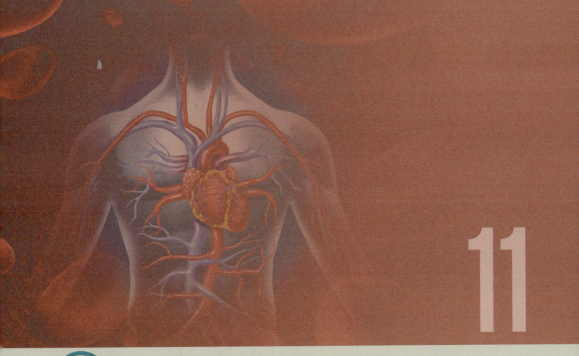

AUTORES

- Gabriel Soares de Sousa
- Ricardo Vieira Carlos
- Vinícius Caldeira Quintão

Patient Blood Management em Pediatria

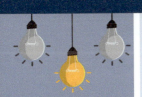

INTRODUÇÃO

Crianças que têm anemia grave, coagulopatia ou perda sanguínea significativa durante uma cirurgia, muitas vezes, precisam de cuidados especiais. Quando possível, é mais seguro e eficaz usar o próprio sangue da criança (estratégias de conservação). Às vezes, porém, é necessário usar sangue alogênico para salvar sua vida ou proteger algum órgão.[1]

Mesmo essenciais para tratar anemia e melhorar o transporte de oxigênio, as transfusões de sangue alogênico podem trazer riscos para as crianças, como complicações respiratórias, infecções e aumento do tempo de internação. Por isso, é importante procurar maneiras de evitar transfusões desnecessárias, melhorando, assim, o desfecho desses pacientes.

O *patient blood management* (PBM) é uma abordagem organizada e centrada no paciente, que visa preservar o próprio sangue do paciente sempre que possível.[2] Em adultos, essa abordagem já mostrou reduzir o número de transfusões necessárias, diminuir os custos hospitalares e evitar complicações. O PBM se tornou um método-padrão para o gerenciamento sanguíneo de pacientes cirúrgicos.[3]

Este capítulo é voltado para anestesiologistas que cuidam de crianças, oferecendo informações e orientações baseadas em evidências para o PBM em Pediatria.

IMPORTÂNCIA DO TEMA

A abordagem da hemorragia perioperatória e da transfusão de sangue em crianças apresenta considerações específicas. Os volumes de sangue e os níveis normais de hemoglobina (Hb) variam conforme a idade e o peso. Neonatos e bebês têm a volemia maior, mas são menos tolerantes a perdas. A Figura 11.1 mostra a volemia nas diversas faixas etárias pediátricas.

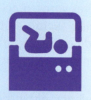
Recém-nascido pré-termo
90 - 100 mL/kg

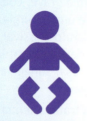
Recém-nascido termo
80 - 90 mL/kg

Até um ano de idade
70 - 80 mL/kg

Crianças maiores
70 mL/kg

Figura 11.1 ▪ Volemia nas diversas faixas etárias pediátricas.
Fonte: Desenvolvida pela autoria.

Pequenas perdas de sangue podem passar despercebidas e podem ser subestimadas, contribuindo para complicações graves, como hipotensão refratária, insuficiência cardiopulmonar e parada cardiorrespiratória perioperatória. Embora as complicações infecciosas relacionadas às transfusões tenham diminuído, as complicações não infecciosas como lesão pulmonar, sobrecarga circulatória e reações hemolíticas podem ocorrer em crianças. A transfusão de sangue alogênico está associada a maior mortalidade e complicações também em crianças.[4-6]

Para reduzir riscos, é crucial evitar transfusões desnecessárias e excessivas. O programa de PBM deve estimular que os hospitais adotem políticas baseadas em evidências para o manejo de sangue em pacientes pediátricos.

Crianças são fisiologicamente diferentes dos adultos, com volumes sanguíneos e necessidades de oxigênio diferentes. A anemia pré-operatória é comum, sendo a deficiência de ferro a principal causa.[7] Identificar pacientes que podem precisar de transfusão maciça é crucial e estratégias de conservação de sangue podem reduzir a necessidade de transfusões. Hospitais devem criar diretrizes para hemorragia maciça, incorporando protocolos de transfusão maciça, adaptados para idade e peso, de fácil acesso e disponíveis.

DADOS DA LITERATURA

Reconhecer anemia pré-operatória

De acordo com a Organização Mundial da Saúde (OMS), mais de 40% das crianças em todo o mundo sofrem de anemia.[8] Em países desenvolvidos, cerca de 25% das crianças em idade escolar têm anemia, enquanto em países de baixa e média renda, a prevalência pode chegar a 75%.[3] A deficiência de ferro é a principal causa (60%) de anemia em todos os grupos etários pediátricos.[7]

A anemia por deficiência de ferro ocupa a oitava posição entre as principais causas de anos vividos com incapacidade entre crianças e adolescentes, impactando mais de 620 milhões de pessoas globalmente.[9] Em crianças pequenas, a deficiência de ferro está associada a efeitos adversos no desenvolvimento psicomotor, cognitivo e socioemocional. Estudos demonstram que esses efeitos podem persistir até a adolescência, mesmo após a correção da deficiência.[9]

Em neonatos, a anemia está associada a problemas como alimentação deficiente, infecção neonatal, internação em unidades de terapia intensiva (UTI), alterações neurocognitivas, aumento do risco de transtorno de déficit de atenção e hiperatividade, aumento do risco de transtorno do espectro autista e mortalidade perinatal.[10,11]

Em crianças e adolescentes, a deficiência de ferro, com ou sem anemia, está relacionada a prejuízos na cognição e no desenvolvimento cognitivo. Portanto, a prevalência de anemia em crianças é mais alta nas populações mais vulneráveis e frequentemente passa despercebida e é subtratada.[12]

A anemia em recém-nascidos e crianças está independentemente associada a um aumento duas vezes maior na morbidade em comparação com grupos semelhantes submetidos a cirurgias não cardíacas nos Estados Unidos, independentemente das transfusões de sangue.[10] Além disso, a anemia pré-operatória é um preditor independente de transfusão de sangue intraoperatória e está relacionada a complicações pós-operatórias, incluindo aumento da mortalidade, maior tempo de internação em hospitais e UTI, infecções cirúrgicas e diminuição da qualidade de vida.[12] A anemia não reconhecida e não tratada pode potencialmente colocar cerca de um terço dos pacientes pediátricos em risco aumentado durante o período perioperatório.

A Society for the Advancement of Patient Blood Management recomenda não prosseguir com cirurgias eletivas de grande porte até que a anemia seja avaliada e tratada.[13] Como a anemia por deficiência de ferro é a etiologia mais comum da anemia pré-operatória, diretrizes baseadas em consenso de especialistas recomendam a triagem para anemia pelo menos 3 a 6 semanas antes de cirurgias eletivas de grande porte.[14] Isso permite tempo para estratégias terapêuticas direcionadas, como suplementação de ferro (oral ou intravenosa) e/ou administração de eritropoetina, para aumentar a capacidade hematopoiética da criança antes da cirurgia.

Entretanto, os profissionais em países de baixa e média renda têm considerações únicas relacionadas ao manejo da anemia, dada a incidência mais alta (mais de 45%) em bebês e crianças. A anemia pode ser causada não apenas por má nutrição e deficiência de ferro, mas também por outras etiologias, como parasitoses.[3]

A melhoria no diagnóstico e tratamento da anemia pré-operatória é fundamental para otimizar a criança, reduzir as transfusões de sangue alogênico, aprimorar os resultados e a segurança, além de diminuir os custos.

Estratégia de conservação sanguínea

Cell salvage

O uso da recuperação de células vermelhas para autotransfusão (*cell salvage*) tem sido menos comum em casos cirúrgicos pediátricos em comparação com casos em adultos, pois, até recentemente, os sistemas de processamento de sangue recuperado para autotransfusão em ambientes pediátricos eram inadequados. No entanto, a tecnologia melhorou nos últimos anos devido à redução do volume do recipiente de coleta e a programas avançados de lavagem. O sangue recuperado não apresenta alterações de armazenamento e tem sido relatado como de melhor

CAPÍTULO 11   *PATIENT BLOOD MANAGEMENT* EM PEDIATRIA   **119**

preservação das hemácias e de níveis mais elevados de 2,3-difosfoglicerato do que o sangue alogênico, o que melhora a capacidade de transporte de oxigênio.[15]

Estudos têm demonstrado que crianças com peso igual ou superior a 20 kg, que perdem mais de 10% do seu volume sanguíneo total, se beneficiam de *cell salvage*.[16] O consenso da Association of Anesthetists recomenda considerar o *cell salvage* se a perda sanguínea prevista for superior a 8 mL/kg em crianças com peso superior a 10 kg.[16] *Cell salvage* mostrou reduzir as transfusões alogênicas em cirurgias pediátricas de craniossinostose, escoliose e cirurgia cardíaca congênita.

Embora a experiência esteja aumentando no ambiente pediátrico, as evidências de alta qualidade relacionadas à viabilidade, eficácia e segurança da recuperação de células em Pediatria são limitadas. Estudos clínicos prospectivos explorando o efeito do *cell salvage* nos resultados cirúrgicos em uma variedade de cirurgias pediátricas são escassos. Também é importante mencionar que, para usar essa tecnologia de forma eficaz e segura, são necessários equipamentos adicionais, treinamento e pessoal; assim, pode não ser viável em países de baixa e média renda.

Hemodiluição normovolêmica

A hemodiluição normovolêmica sob anestesia é a remoção de sangue total do paciente antes da incisão cirúrgica, mantendo a normovolemia por meio da infusão de cristaloides ou coloides conforme necessário.[17] O objetivo desse procedimento é reservar uma quantidade segura de sangue total autólogo fresco, mantendo concentrações adequadas de Hb e estabilidade hemodinâmica.

O sangue total pode ser reinfundido ao longo da cirurgia, com o restante do sangue administrado próximo ao final da cirurgia. O sangue total é coletado usando-se uma seringa ou bolsa de sangue contendo anticoagulante em uma proporção de 1 para 7 de sangue e solução anticoagulante citratodextrose A.[3] Até 20% do volume sanguíneo circulante do paciente pode ser coletado, conforme tolerado. O volume coletado também depende do hematócrito inicial do paciente.

A hipotensão deve ser evitada e pode limitar o volume coletado. O anestesista também deve calcular a perda de sangue permitida com base na hemoglobina (Hb) inicial e na meta de Hb pós-hemodiluição normovolêmica. O sangue total coletado pode ser armazenado em temperatura ambiente por até 8 horas após a coleta. Essa técnica é útil em pacientes submetidos a cirurgias em que se espera uma perda substancial de sangue e para os quais será necessária a reposição de componentes sanguíneos.

A seleção adequada dos pacientes para a hemodiluição normovolêmica é crucial para o sucesso do procedimento. Essa técnica tem sido utilizada com sucesso em pacientes pediátricos submetidos a cirurgias cardíacas com circulação extracorpórea, cirurgias de escoliose e craniossinostose, seguindo protocolos e diretrizes específicas.[18,19] A hipocalcemia deve ser antecipada e tratada com administração de cálcio. As contraindicações incluem anemia pré-operatória, arritmia hemodinamicamente instável, infecção aguda, presença de distúrbios de coagulação e hemoglobinopatias.[20]

Antifibrinolíticos

Fármacos antifibrinolíticos, como o ácido tranexâmico (TXA), devem ser considerados parte do PBM pediátrico. O TXA demonstrou reduzir o sangramento e a necessidade de transfusão de sangue alogênico em cirurgias com expectativa de sangramento moderado a grave.[21,22] Convulsões foram relatadas anteriormente com doses mais altas de TXA; no entanto, sua segurança foi estabelecida em crianças.

O TXA é indicado para profilaxia e/ou tratamento durante trauma ou cirurgias de correção de craniossinostose, escoliose e cirurgia cardíaca congênita. Pacientes submetidos a cirurgias com expectativa de sangramento moderado a grave (mais de 20% do volume sanguíneo total) são bons candidatos para o uso intraoperatório de TXA.[3] As contraindicações absolutas incluem doença tromboembólica ativa e condições fibrinolíticas com coagulopatia de consumo. Com base em estudos farmacocinéticos pediátricos, as recomendações são de bólus inicial de TXA entre 10 e 30 mg/kg (máximo de 2 g) administrado ao longo de 15 minutos, seguido por uma infusão contínua de 5 a 10 mg/kg/hora.[23] Ajustes na dosagem são necessários em pacientes com insuficiência renal.

Hemorragia maciça

A hemorragia maciça, que representa uma ameaça à vida, é a causa mais comum de morte evitável em casos de trauma pediátrico, sendo também a principal causa de parada cardíaca durante cirurgias.[24] Existem várias definições para hemorragia maciça em crianças, sendo a definição de transfusão de hemácias em valores acima de 40 mL/kg em 24 horas e, mais recentemente, esses mesmos valores em 6 horas, as definições mais usadas.[3] Diferenças no tamanho do corpo e a anatomia e fisiologia únicas de uma criança devem ser consideradas ao se tratar uma hemorragia maciça.

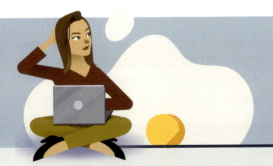

HOT TOPICS

A Figura 11.1 mostra os valores de volemia nas diversas faixas etárias pediátricas. A Tabela 11.1 resume as quatro classes de choque em crianças.

Tabela 11.1
Classificação de choque hemorrágico

Sistema	Classe I Perda < 15%	Classe II Perda entre 15 e 30%	Classe III Perda entre 30 e 45%	Classe IV Perda > 45%
Cardiovascular FC PAS PP Pulsos periféricos Pulsos centrais	↔ ↔, ↑ ↔ Fracos Forte	↔, ↑ ↔ ↔ Filiforme Fracos	↑ ↔, ↓ ↓ (< 40 mmHg) Ausente Fracos	↑↑ ou ↓ ↓↓ ↓ (< 20 mmHg) Ausente Ausente
Respiratório FR	↔, ↑	↑	↑↑	↑↑ ou ↓
SNC Estado mental	Ansiedade leve	Ansioso(a)/irritado(a)	Confusão/letargia	Comatoso(a)
Renal Débito urinário	↔	↓	↓↓	-
Exames Hb Fibrinogênio RNI/ TP Plaquetas	↔ ↔ ↔ ↔	↔ ↓ ↔, ↑ ↔, ↑	↓ ↓ ↔, ↑ ↔, ↑	↓ ↓↓ ↑ ↔, ↑

FC: frequência cardíaca; FR: frequência respiratória; Hb: hemoglobina; PAS: pressão arterial sistólica; PP: pressão de pulso; RNI: razão de normatização internacional; SNC: sistema nervoso central; TP: tempo de protrombina.

Fonte: Adaptada de Tan GM, Murto K, Downey LA, et al., 2023; Hinojosa-Laborde C, Hudson IL, Ross E, et al., 2022; Convertino VA, Koons NJ, Suresh MR, 2021; Leonard JC, et al., 2021.[3,25-27]

É necessário um protocolo de hemorragia maciça (PHM) específico para Pediatria para tratar efetivamente uma criança com hemorragia grave.

A Tabela 11.2 resume as doses dos principais hemocomponentes e hemoderivados para tratamento da hemorragia maciça em crianças.

Tabela 11.2			
Doses de hemocomponentes e hemoderivados para tratamento de hemorragia maciça			
Hemocomponente/ Hemoderivado	Dose por kg	Aumento esperado	Limiar para tratamento
Concentrado de hemácias	20 mL	2 g/dL	7 a 8 g/dL
Plasma fresco congelado	10 mL	Aumento dos fatores de coagulação em 20%	RNI > 1,8
Plaquetas	10 mL	150×10^9	$< 50 \times 10^9$
Crioprecipitado	5 mL	Aumento do fibrinogênio em 30 mg/dL	< 150 mg/dL
Concentrado de fibrinogênio	20 mg	Aumento do fibrinogênio em 30 mg/dL	< 150 mg/dL

RNI: razão de normatização internacional.

Fonte: Desenvolvida pela autoria.

Sem critérios de acionamento definidos para o PHM, é fundamental reconhecer e tratar estados de choque antes de as descompensação e hipotensão ocorrerem. Parâmetros para prever estados iminentes de choque incluem características físicas da criança (peso e idade) e evidências de instabilidade hemodinâmica (Tabela 11.1). Além disso, o volume e o tempo (p. ex., acima de 40 mL/kg ao longo de 6 horas) de reposição de hemácias podem ser usados para identificar hemorragias com risco de vida, pois são medidas facilmente mensuráveis e acionáveis.

- Globalmente, a incidência de anemia em crianças é elevada, sendo maior em países de média e baixa renda. Comumente, ela é subdiagnosticada, mesmo estando relacionada à elevada morbimortalidade perioperatória. É recomendável a solicitação de hemograma de 3 a 6 semanas antes de cirurgias eletivas de grande porte em Pediatria. A solicitação rotineira de coleta de exames pré-operatórios em outros cenários não é recomendada. O tratamento inclui suplementação (oral ou parenteral) de ferro e vermífugo.[7,14,16]

- A transfusão pré-operatória rotineira de concentrado de hemácias em crianças anêmicas para cirurgias eletivas não é recomendada uma vez que o risco transfusional é 3,5 vezes maior que em adultos.

- Uso de *cell salvage* é recomendado em situações em que a perda sanguínea antecipada seja maior que 8 mL/Kg em crianças acima de 10 Kg. Contudo, dados sobre segurança e eficácia ainda são limitados na população pediátrica.

- Hemodiluição normovolêmica em Pediatria é bem descrita nos casos de cirurgia cardíaca, escoliose e craniossinostose. Contudo, o planejamento é essencial, uma vez que o hematócrito pré-operatório é um fator limitante para o volume sanguíneo a ser retirado.

- Sempre que possível, deve-se realizar a quantificação objetiva (p. ex., pesagem de compressas) das perdas sanguíneas, uma vez que estimativas subjetivas (p. ex., impressão visual de compressas) são imprecisas. Em crianças, hipotensão pode ser um sinal tardio, podendo ocorrer somente após perda de 30% da volemia.

- Em casos eletivos, com expectativa de grandes perdas sanguíneas, deve-se sempre estimar a perda sanguínea máxima tolerável para aquele paciente. Para tanto, é necessário estimar a volemia baseada na idade, saber o hematócrito inicial e determinar um hematócrito mínimo tolerável.

- Recomendações recentes sobre gatilhos transfusionais têm caminhado para limites mais conservadores. Nos casos de pacientes sem instabilidade hemodinâmica intraoperatória, transfusão de concentrados de hemácia não é recomendado caso a Hb esteja acima de 7 g/dL. Além disso, deve-se evitar transfusões com o objetivo de alcançar Hb maior que 9 g/dL. A meta deve ser a melhora da indicação que ocasionou a transfusão, e não atingir os alvos ditos normais para a idade.

- Com base em dados recentes, há tendência em se considerar transfusão maciça em Pediatria o volume transfusional acima de 40 mL/kg/6 horas (antes era em 24 horas).

- Uso profilático de TXA deve ser considerado em cirurgias pediátricas com expectativa de grandes perdas sanguíneas. As evidências e experiências mais sólidas são do uso em cirurgias cardíacas, de craniossinostose e escoliose. As recomendações sugerem dose de ataque em 15 minutos entre 10 e 30 mg/Kg, seguida de manutenção em infusão contínua entre 5 e 10 mg/kg/h.

- Testes-padrão de coagulação devem ser evitados no manejo de sangramento agudo pediátrico, uma vez que seus resultados podem demorar e não representar o real cenário da coagulação naquele momento. Dessa forma, é recomendável o uso de testes viscoelásticos *poin-of-care*, como a tromboelastografia.

CONCLUSÕES

- O conceito de PBM na Pediatria vem crescendo substancialmente nos últimos anos graças aos avanços nas tecnologias e pesquisas.
- Anemia pré-operatória não identificada e não tratada corretamente continua sendo causa de elevada morbimortalidade perioperatória e de transfusão sanguínea evitável no intraoperatório. Mesmo que o hospital não tenha um programa consolidado de PBM, protocolos e treinamentos para o manejo de sangramento e coagulopatia na criança devem existir e o treinamento da equipe multidisciplinar é fundamental.
- O uso de técnicas de preservação de sangue, tais como a hemodiluição normovolêmica, ou o uso de antifibrinolíticos, apresenta boas indicações em cenários específicos na Pediatria. Testes viscoelásticos *point-of-care* devem ser usados, quando disponíveis, para auxiliar no manejo de sangramento e coagulopatia em crianças.

REFERÊNCIAS

1. Goobie SM, DiNardo JA, Faraoni D. Relationship between transfusion volume and outcomes in children undergoing noncardiac surgery. Transfusion (Paris). 2016;56, 2487-2494.
2. Shander A, et al. A Global definition of patient blood management. Anesth Analg. 2022;135, 476-88.
3. Tan GM, Murto K, Downey LA, Wilder MS, Goobie SM. Error traps in pediatric patient blood management in the perioperative period. Paediatr Anaesth. 2023;33:609-19.
4. Nacoti M, et al. The impact of perioperative transfusion of blood products on survival after pediatric liver transplantation. Pediatr Transplant. 2012;16:357-66.
5. Howard-Quijano K, et al. Increased red blood cell transfusions are associated with worsening outcomes in pediatric heart transplant patients. Anesth Analg. 2013;116:1295-308.
6. Guzzetta NA, et al. Excessive postoperative bleeding and outcomes in neonates undergoing cardiopulmonary bypass. Anesth Analg. 2015;120:405-10.
7. Safiri S, et al. Burden of anemia and its underlying causes in 204 countries and territories, 1990-2019: results from the Global Burden of Disease Study 2019. J Hematol Oncol. 2021;14:185.
8. World Health Organization Policy Brief. World Health Organization. The urgent need to implement patient blood management. 2022. [2024 Fev. 21]. Disponível em: https://apps.who.int/iris/bitst ream/handl e/10665/ 34665 5/97892 40035 744-eng.pdf.

9. East P, et al. Associations among infant iron deficiency, childhood emotion and attention regulation, and adolescent problem behaviors. Child Dev. 2018;89:593-608.
10. Faraoni D, DiNardo JA, Goobie SM. Relationship between preoperative anemia and in-hospital mortality in children undergoing noncardiac surgery. Anesth Analg. 2016;123:1582-7.
11. Goobie SM, Faraoni D, Zurakowski D, DiNardo JA. Association of preoperative anemia with postoperative mortality in neonates. JAMA Pediatr. 2016;170:855-62.
12. East P, et al. Associations among infant iron deficiency, childhood emotion and attention regulation, and adolescent problem behaviors. Child Dev. 2018;89:593-608.
13. Society for the Advancement of Patient Blood Management: pediatric and neonatal medicine. Five Things Physicians and Patients Should Question. [2024 Fev. 21]. Disponível em: https://www.choosingwisely.org/societies/society-for-the-advancement-of-patient-blood-management-pediatric-and-neonatal-medicine/.
14. Goobie SM, Gallagher T, Gross I, Shander A. Society for the advancement of blood management administrative and clinical standards for patient blood management programs. 4. ed. (pediatric version). Paediatr Anaesth. 2019;29:231-236.
15. Frank SM, et al. Clinical utility of autologous salvaged blood: a review. J Gastrointest Surg. 2020;24:464-72.
16. Klein AA, et al. Association of Anaesthetists guidelines: cell salvage for peri-operative blood conservation 2018. Anaesthesia. 2018;73:1141-50.
17. Tibi P, et al. STS/SCA/AmSECT/SABM update to the clinical practice guidelines on patient blood management. Ann Thorac Surg. 2021;112:981-1004.
18. Meneghini L, et al. Erythropoietin therapy and acute preoperative normovolaemic haemodilution in infants undergoing craniosynostosis surgery. Paediatr Anaesth. 2003;13:392-6.
19. Sebastian R, et al. Revisiting acute normovolemic hemodilution and blood transfusion during pediatric cardiac surgery: a prospective observational study. Paediatr Anaesth. 2017;27:85-90.
20. Shander A, et al. Standards and best practice for acute normovolemic hemodilution: evidence-based consensus recommendations. J Cardiothorac Vasc Anesth. 2020;34:1755-60.
21. King MR, et al. Safety of antifibrinolytics in 6583 pediatric patients having craniosynostosis surgery: a decade of data reported from the multicenter pediatric craniofacial collaborative group. Paediatr Anaesth. 2022;32:1339-46.
22. Patel PA, et al. Update on applications and limitations of perioperative tranexamic acid. Anesth Analg. 2022;135:460-73.
23. Goobie SM, Faraoni D. Tranexamic acid and perioperative bleeding in children: what do we still need to know? Curr Opin Anaesthesiol. 2019;32:343-52.
24. Bhananker SM, et al. Anesthesia-related cardiac arrest in children: update from the pediatric perioperative cardiac arrest registry. Anesth Analg. 2007;105:344-50.
25. Hinojosa-Laborde C, Hudson IL, Ross E, Xiang L, Ryan KL. Pathophysiology of hemorrhage as it relates to the warfighter. Physiology (Bethesda). 2022;37:141-53.
26. Convertino VA, Koons NJ, Suresh MR. Physiology of human hemorrhage and compensation. Compr Physiol. 2021;11:1531-74.
27. Leonard JC, et al. Life-threatening bleeding in children: a prospective observational study. Crit Care Med. 2021;49:1943-54.

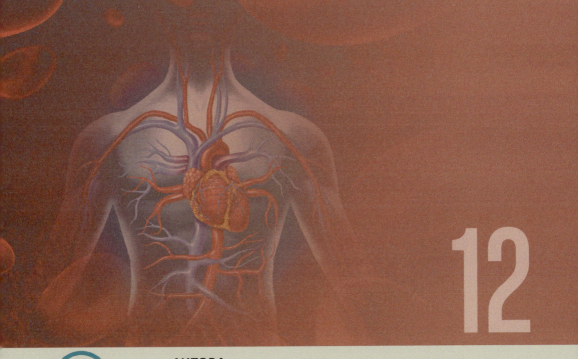

12

AUTORA

▶ Fernanda Cristina Paes

Patient Blood Management no Paciente Geriátrico

INTRODUÇÃO

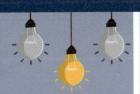

A longevidade vem aumentando e, por consequência, um maior número de pacientes acima de 65 anos necessita de tratamento médico clínico ou cirúrgico. O paciente geriátrico apresenta características fisiológicas próprias do envelhecimento, como doenças crônicas, uso de múltiplas medicações (polifarmácia) e diminuição dos desempenhos físico e cognitivo. Todos esses fatores têm grande impacto no seu manejo, aumentando a morbidade e a mortalidade, quando comparados com pacientes mais jovens. Ao longo do seu tratamento, muitos estarão sujeitos à necessidade de transfusão de hemocomponentes.

IMPORTÂNCIA DO TEMA

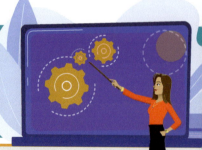

Embora seja uma terapia que salva vidas, as evidências das desvantagens clínicas e econômicas da transfusão sanguínea são claras e, portanto, há um foco cada vez maior na avaliação do risco e benefício individual durante a tomada de decisão sobre as transfusões. O conceito do *patient blood management* (PBM) envolve o uso de estratégias multidisciplinares, multimodais e individualizadas para minimizar a transfusão sanguínea com o objetivo final de melhorar a saúde do paciente. Os três pilares do PBM são:

1. Detecção e tratamento de anemia pré-operatória.
2. Redução na perda perioperatória de hemácias.
3. Aproveitar e otimizar a reserva fisiológica do paciente frente a um quadro de anemia.[1]

A população geriátrica, por apresentar alterações fisiológicas específicas da faixa etária, se beneficia muito desse cuidado de forma individualizada; entretanto, ainda existem poucos dados na literatura para orientar a prática clínica desses pacientes, principalmente no idoso extremo. Ainda são escassos os resultados de qualidade de vida ou do potencial de reabilitação a longo prazo, para pacientes frágeis ou idosos, em relação aos níveis de hemoglobina (Hb) no pós-operatório ou na alta hospitalar.[1]

DADOS DA LITERATURA

A anemia é comumente observada em pacientes geriátricos. Estima-se que entre 10% e 24% dos pacientes acima dos 65 anos sejam anêmicos e que essa taxa aumenta gradativamente com o aumento da idade, chegando até 32% nos pacientes acima de 85 anos. Idosos internados no hospital são mais frequentemente afetados pela anemia (40%), e a prevalência de idosos institucionalizados (residentes em asilo) é ainda maior (47%).[2,3]

A Organização Mundial da Saúde (OMS) define a anemia como nível de hemoglobina (Hb) < 13 g/dL em homens e < 12 g/dL em mulheres (Tabela 12.1). No entanto, essa definição não leva em consideração a diversificação dos grupos étnicos, considera adultos homens e mulheres maiores de 15 anos e não diferencia mais as idades em subgrupos, apesar de alterações fisiológicas que ocorrem com o avançar da idade.[4]

Tabela 12.1
Definição de anemia segundo a Organização Mundial da Saúde

Definição anemia segundo OMS (adultos > 15 anos)	Homem	Mulher
Valor de hemoglobina (g/dL)	< 13	< 12

Fonte: Adaptada de World Health Organization. https://www.who.int/publications/i/item/WHO-NMH-NHD-MNM-11.1.

Uma abordagem mais relevante seria basear a definição de anemia em valores de Hb que tragam correlações com melhores desfechos clínicos e cirúrgicos. A anemia de qualquer grau é um fator de risco independente para o declínio físico, levando a um efeito significativo na qualidade de vida e a aumento da morbidade e mortalidade. Apesar de sua importância clínica, a anemia em idosos ainda é subdiagnosticada.[5]

As causas de anemia no paciente geriátrico incluem doenças como neoplasias, infecções, condições inflamatórias, doença renal crônica (DRC), desnutrição, deficiência de ferro, folato ou vitamina B12 e uma ampla variedade de sangramentos agudos e crônicos (Figura 12.1). A presença de anemia está relacionada com maior fator de risco para doenças cardiovasculares, comprometimento neurológico, restrição na qualidade de vida (pior desempenho físico), maior risco de quedas e fraturas. Além disso, está significativamente associada a internações mais frequentes e a maior tempo de internação.[6]

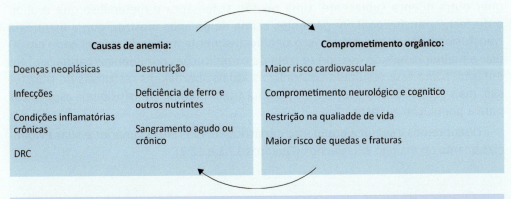

Figura 12.1 ■ Causas de anemias na população geriátrica estão correlacionadas a maior fator de risco de comprometimento orgânico sistêmico.

DRC: doença renal crônica.
Fonte: Adaptada de Mandal S, Smith D, Peter P, et al. 2023.

No contexto perioperatório, o impacto clínico da anemia é ainda mais relevante em decorrência da perda sanguínea durante a cirurgia, da necessidade de múltiplas coletas de sangue para exames, da hemodiluição e da coagulopatia que podem ocorrer durante o manejo do paciente.

A anemia é um fator de risco modificável, que afeta o desempenho do paciente idoso e, por isso, deve ser identificada e sua causa, tratada, para se obterem melhores desfechos.

Manejo da anemia perioperatória

O uso de sangue heterólogo é a forma mais rápida de se corrigir um quadro de anemia; no entanto, suas complicações podem envolver diversos incidentes como casos de lesão pulmonar aguda relacionada à transfusão (TRALI), sobrecarga circulatória associada à transfusão (TACO), reações hemolíticas transfusionais, reações alérgicas, aloimunização, imunomodulação, além de risco infeccioso, principalmente quando o potencial de propagação por transfusão de uma doença emergente ainda é desconhecido.[1]

Em casos de cirurgia de urgência, a transfusão sanguínea pode ser a opção mais viável e, muitas vezes, é o recurso utilizado pela falta de tempo hábil para a correção de forma mais conservadora da anemia. No entanto, nos casos de cirurgias eletivas, devemos investigar previamente e fazer o diagnóstico da anemia, buscar a causa específica e priorizar o tratamento apropriado antes do procedimento cirúrgico.

Estudos vêm sendo feitos para se buscar estabelecer os limites transfusionais seguros no paciente idoso. Questiona-se se a estratégia liberal seria mais segura que a restritiva nessa população devido ao aumento teórico do risco de isquemia ou infarto agudo do miocárdio, acidente cerebrovascular e potencial exacerbação de qualquer outra doença subjacente. Uma revisão sistemática e metanálise que avaliou o desfecho transfusional em pacientes acima de 65 anos mostrou que a estratégia transfusional liberal apresenta risco significativamente menor de mortalidade em 30 dias e melhor resultado quando se trata de complicações por doenças cardíacas.[7] No entanto, como esse resultado contradiz as atuais abordagens restritivas de transfusão, mais pesquisas são necessárias para formular práticas transfusionais específicas para a população geriátrica.[8]

Discutiremos a seguir a população geriátrica em diferentes cenários e suas evidências quanto ao manejo e desfechos (Quadros 12.1 e 12.2).

Quadro 12.1		
Causas de anemia na população geriátrica em diferentes cenários		
População	**Causas da anemia**	**Considerar**
Cirurgia cardíaca	■ Anemia ferropriva ■ Estado crônico de caquexia por evolução da doença de base ■ Sangramento crônico ou agudo ■ Hemodiluição durante a CEC (circulação extracorpórea)	■ Diagnóstico e tratamento da anemia idealmente 4 a 6 semanas antes da cirurgia ■ Considerar reabilitação cardiopulmonar pré-operatória quando possível ■ Reduzir perdas intraoperatórias ■ Ajustes/suspensão de medicações anticoagulantes e/ou antiagregantes antes da cirurgia quando possível
Trauma	■ Perda aguda ■ Anemia prévia pode coexistir	■ Utilizar estratégias de redução de sangramento intraoperatória quando possível: *cell salvage*; hipotensão permissiva; uso de antifibrinolíticos; uso de testes viscoelásticos e algoritmos transfusionais estruturados
Cirurgia ortopédica	■ Anemia carencial ■ Perdas crônicas ou agudas ■ Estado crônico de caquexia por evolução da doença de base	■ Diagnóstico e tratamento da anemia idealmente 4 a 6 semanas antes da cirurgia ■ Reduzir perdas intraoperatórias ■ Ajustes/suspensão de medicações anticoagulantes e/ou antiagregantes antes da cirurgia quando possível
Terapia intensiva	■ Anemia carencial ■ Perdas crônicas ou agudas ■ Estado crônico de caquexia por evolução da doença de base ■ Flebotomias repetidas para coletas de exames	■ Priorizar o restabelecimento das funções orgânicas ■ Evitar coletas de exames seriadas e repetitivas ■ Uso de testes viscoelásticos e algoritmos transfusionais estruturados ■ Diagnosticar anemia ferropriva e projetar um plano terapêutico de correção para ser iniciado em momento oportuno
Sangramento gastrointestinal	■ Úlcera gástrica, duodenal ■ Varizes esofágicas ■ Neoplasias colorretais ■ Doença diverticular ■ Doença inflamatória intestinal ■ Hemorroidas	■ Tratar a doença de base (endoscopia; cirugia, etc.) ■ Diagnóstico e tratamento da anemia

Fonte: Desenvolvida pela autoria.

Quadro 12.2	
Fisiopatologia da anemia perioperatória[5] por diferentes causas	
Hemorragia aguda e perda crônica de sangue	▪ Resultante de traumas ou qualquer cirurgia que esteja associada a grandes perdas sanguíneas ▪ Perda crônica de sangue por distúrbios gastrointestinais (úlceras, pólipos, tumores colorretal), tumor renal, sangramento uterino disfuncional
Inflamação crônica	▪ Ativação de mediadores imunológicos impede a eritropoiese ao inibir a síntese de eritropoietina pelos rins e diminui seu efeito estimulador em células progenitoras eritroides ▪ Ocorre em doenças inflamatórias sistêmicas, incluindo doença renal crônica, doença oncológica, doenças autoimunes, insuficiência cardíaca congestiva, entre outras
Quimioterapia e radioterapia	▪ Quimioterápicos mielossupressores causam anemia mediante o comprometimento direto da hematopoiese na medula óssea ▪ Medicamentos citotóxicos com efeitos colaterais nefrotóxicos podem causar anemia por diminuição da síntese de eritropoietina pelos rins ▪ Radiação danifica a medula óssea, reduzindo a produção de eritrócitos
Deficiência absoluta de ferro	▪ Ingestão inadequada de ferro ▪ Déficit de absorção ▪ Perda crônica de sangue, levando à depleção das reservas
Deficiência funcional de ferro	▪ Resultado de inflamação crônica e liberação de citocinas ▪ Desvio do ferro da medula para outros depósitos reticuloendoteliais, em que não está disponível para a eritropoiese apesar de níveis de ferro e ferritina normais ou elevados
Deficiência de vitamina B12 e de ácido fólico	▪ Decorrente de dieta inadequada (veganos) ▪ Absorção prejudicada pela falta do fator intrínseco necessário para a absorção intestinal (gastrite atrófica autoimune, *bypass* gástrico, diminuição da secreção gástrica) ▪ Consumo de álcool ou medicamentos (fenitoína, carbamazepina, metformina, gabapentina)

Fonte: Adaptado de Stauder R, Valent P, Theurl I, 2018.

Cirurgia cardíaca

Pacientes submetidos à cirurgia cardíaca têm alta probabilidade de receberem transfusão sanguínea. Pacientes com insuficiência cardíaca, doenças valvares e doença coronariana, geralmente apresentam outras comorbidades associadas, sendo a anemia uma delas. Diante da possibilidade, deve-se postergar a cirurgia de um paciente com anemia para o devido tratamento e consequente redução da morbidade.

Esses pacientes podem se beneficiar de intervenções para reduzir as taxas de transfusão, incluindo administração de ferro, ácido fólico e eritropoietina, além da interrupção dos inibidores plaquetários e anticoagulantes quando viável.[1,6]

Trauma

Em virtude da redução da sua funcionalidade, o paciente geriátrico é muito suscetível a quedas. O trauma ortopédico é o mais comum.

No cenário de traumas graves, complicações secundárias ao mecanismo de trauma ou extensas intervenções cirúrgicas fazem com que a transfusão de produtos sanguíneos seja um dos pilares da ressuscitação. Quando a perda sanguínea aguda está associada à presença de anemia prévia, seus efeitos adversos são potencializados. O trauma ainda está associado a um estado pró-inflamatório que leva à inibição da atividade do metabolismo da medula óssea e do ferro, afetando a eritropoiese.

Alguns estudos consideram a transfusão restritiva uma prática que parece ser segura em pacientes idosos sem comorbidades vítimas de trauma. A idade avançada isoladamente não deve ser indicação de transfusão quando se desenvolve anemia assintomática no paciente idoso traumatizado. Práticas de transfusão restritiva em pacientes idosos com trauma podem estar associadas a menor número de complicações e ao tempo de internação diminuído.[9,10]

Cirurgia ortopédica

A cirurgia ortopédica é um dos procedimentos mais comuns realizados na população geriátrica, seja de caráter eletivo, seja como resultado de quedas com fraturas resultantes. Muitos pacientes geriátricos têm comorbidades que necessitam de anticoagulação e fazem uso regular dessas medicações. Estas podem implicar aumento do sangramento, criar a necessidade de reversão no momento da cirurgia e elevar o número de hemocomponentes transfundidos.

O estudo *Functional Outcomes in Cardiovascular Patients Undergoing Surgical Hip Fracture Repair* (FOCUS), que incluiu pacientes com mais de 65 anos de idade com risco de doença cardiovascular, sugere que uma estratégia transfusional liberal, em comparação a uma estratégia restritiva, não reduziu as taxas de morte ou de incapacidade de andar de forma independente durante o acompanhamento por 60 dias. Também não encontrou redução de morbidade hospitalar em pacientes idosos com alto risco cardiovascular.[11]

Terapia intensiva

As transfusões na unidade de terapia intensiva (UTI) têm múltiplos gatilhos como motivo de admissão, comorbidades associadas e gravidade da doença. A heterogeneidade do perfil do paciente faz a tomada de decisões, no momento transfusional do paciente crítico, ser um grande desafio.

O estudo *Transfusion Requirements in Critical Care* (TRICC) trouxe o conceito e a importância da estratégia transfusional restritiva. Mostrou que a restrição em pacientes estáveis (Hb 7 g/dL) está associada a uma diminuição expressiva de mortalidade hospitalar, quando comparada com estratégias transfusionais liberais (Hb < 10 g/dL). No entanto, a mortalidade em 30 dias foi semelhante nos dois grupos e diminuiu significativamente naqueles menos graves entre os menores de 55 anos de idade que receberam uma estratégia restritiva. Esse estudo tem como critério de inclusão pacientes acima de 16 anos e, exceto pela análise de subgrupo em pacientes menos graves e menores de 55 anos, não há nenhuma outra subdivisão de idade ou menção aos pacientes idosos extremos.[12]

Um estudo recente que avaliou pacientes com infarto do miocárdio e nível de Hb inferior a 10 g/dL, utilizando uma estratégia de transfusão restritiva (Hb 7 ou 8 g/dL) ou uma estratégia transfusional liberal (Hb <10 g/dL), observou que a estratégia transfusional liberal não reduziu significativamente o risco de infarto do miocárdio recorrente ou morte em 30 dias e que os danos potenciais de uma estratégia transfusional restritiva não podem ser excluídos.[13]

O *guideline* europeu da Sociedade de Terapia Intensiva não recomenda uma estratégia de transfusão restritiva (Hb 7 g/dL) *versus* uma transfusão liberal (Hb 9 g/dL) em pacientes idosos gravemente enfermos até que mais estudos sejam feitos.[14] A transfusão é vista como apropriada desde que sejam levadas em consideração as condições clínicas e a perfusão tecidual do paciente.

Sangramento gastrointestinal

O sangramento gastrointestinal é comum entre pacientes geriátricos. A hemorragia digestiva alta geralmente decorre de úlcera gástrica, duodenal, ou varizes esofágicas, enquanto as causas de sangramento gastrointestinal inferior são as neoplasias colorretais, a doença diverticular, a doença inflamatória intestinal e as hemorroidas.

A maioria dos estudos inclui adultos, porém informações específicas sobre idosos são escassas. Em pacientes com sangramento gastrointestinal agudo, práticas transfusionais restritivas parecem ter taxas de sobrevivência mais altas quando comparadas a uma estratégia liberal.[15]

Manejo do paciente geriátrico no período perioperatório

1. Triagem, avaliação e uso de agentes farmacológicos.

2. História clínica detalhada (nutricional, comorbidades, sangramento prévio).

3. Investigação laboratorial pertinentes para a avaliação da anemia: hemoglobina e/ou hematócrito, ferritina, saturação de transferrina, vitamina B12 e função renal.

4. Tratamento específico de acordo com a causa da anemia e o tempo até o procedimento cirúrgico. As deficiências nutricionais devem ser tratadas com suplementos. Anemia por deficiência de ferro pode ser tratada com ferro via oral se houver tempo para obter bons resultados antes da cirurgia, ou ferro intravenoso nos casos de efeitos colaterais gastrointestinais ou distúrbios da mucosa gástrica ou intestinal que interferem na absorção de ferro ou nos procedimentos que serão realizados em 4 a 6 semanas. Reposição de vitamina B12, ácido fólico e eritropoietina também podem ser indicadas de acordo com a causa da anemia.

5. Considerar encaminhamento para especialista (hematologista, oncologista, reumatologista) para diagnóstico, tratamento e seguimento de outras causas de anemias.

6. Suspensão ou manejo de drogas antiagregante plaquetária ou anticoagulantes. Avaliação do risco *versus* benefício da suspensão ou rotação para drogas de meia vida menor antes da cirurgia.

Manejo intraoperatório

1. Técnicas que minimizem a perda sanguínea (endoscópica, robótica, uso de torniquetes).

2. Utilização de *cell salvage* para procedimentos elegíveis.

3. Uso de agentes hemostáticos.

4. Técnicas como hemodiluição normovolêmica aguda, doação de sangue autólogo pré-operatório ou anestesia com hipotensão permissiva são controversas nessa população devido a comorbidades e fragilidade prévias. Os casos devem ser avaliados individualmente e os riscos *versus* benefícios, ponderados.[16]

5. O manejo do sangramento inclui reposição volêmica e de hemácias guiada por metas. Otimização da reserva de Hb dos pacientes.

6. Manejo dos quadros de coagulopatia com terapia guiada, fornecendo hemocomponentes/hemoderivados estritamente necessários para sua reversão. Atentar para o fato de que pacientes frágeis são acamados e podem apresentar quadros tromboembólicos no decorrer da sua evolução e as terapias empíricas podem corroborar com essa intercorrência.[17]

Implementação PBM específico para a população geriátrica

Estudos e pesquisas que abordem a implementação do PBM específico para a população geriátrica não são comuns. Se considerarmos os idosos extremos, a ausência de dados é ainda maior.

Os relatos de implementação de PBM nessa população abordam principalmente o período pré-operatório quando a anemia é investigada e tratada como principal ação de implementação do programa mostrando bons resultados e melhores desfechos clínicos.[18] Observou-se também melhor adequação nas indicações de prescrições de hemocomponentes, reduzindo o número de transfusões, tempo de internação hospitalar e reinternação em 30 dias.[19]

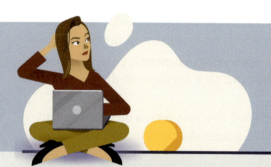

HOT TOPICS

O que não podemos deixar de saber

A anemia na população geriátrica é frequente e, por ser um fator de risco modificável, deve ser periodicamente investigada e tratada

Diante de um quadro de sangramento (clínico ou cirúrgico), as decisões transfusionais devem ser tomadas levando em consideração as comorbidades, sintomas clínicos e níveis de hemoglobina. Se o paciente estiver assintomático e estável, considerar outras formas de tratamento como controle adequado da doença de base e otimização clínica

Transfusão liberal *versus* transfusão restritiva ainda é tema de discussão nessa população, principalmente em idosos extremos devido ao risco de eventos cardiovasculares

Cirurgia minimamente invasiva e uso de *cell salvage* são recomendados como técnicas poupadoras de transfusão

CONCLUSÕES

- Diante do aumento da longevidade, mais pacientes geriátricos vêm necessitando de assistência clínica ou cirúrgica. A anemia nesse grupo é prevalente e multifatorial, devendo ser investigada e a sua causa, tratada especificamente.
- As decisões transfusionais nessa população precisam ser mais estudadas, visto que múltiplas comorbidades (em particular, as cardiovasculares) podem não favorecer uma conduta restritiva com segurança.
- A implementação de um programa de PBM específico para essa população com tantas particularidades traz um olhar global para o paciente, individualizando suas necessidades e otimizando sua terapêutica.

REFERÊNCIAS

1. Mueller MM, van Remoortel H, Meybohm P, Aranko K, Aubron C, Burger R, et al. Patient blood management: recommendations from the 2018 Frankfurt consensus conference. JAMA. 2019;321(10):983-97.
2. Guralnik JM, Eisenstaedt RS, Ferrucci L, Klein HG, Woodman RC. Prevalence of anemia in persons 65 years and older in the United States: evidence for a high rate of unexplained anemia. Blood. 2013;104(8)226-8.
3. Bach V, Schruckmayer G, Sam I, Kemmler G, Stauder R. Prevalence and possible causes of anemia in the elderly: a cross-sectional analysis of a large European university hospital cohort. Clin Interv Aging. 2014;9:1187-96.
4. World Health Organization. Haemoglobin concentrations for the diagnosis of anaemia and assessment of severity. [2023 Nov. 10]. Disponível em: https://www.who.int/publications/i/item/WHO-NMH-NHD-MNM-11.1.
5. Stauder R, Valent P, Theurl I. Anemia at older age: etiologies, clinical implications, and management. Blood. 2018;131(5):505-14. doi: 10.1182/blood-2017-07-746446.
6. Mandal S, Smith D, Peter P, Louw V, Sil S, Ibrahim I, et al. Perioperative anaemia management. Annals Of Blood. 2023(8).
7. Simon GI, Craswell A, Thom O, Fung YL. Outcomes of restrictive versus liberal transfusion strategies in older adults from nine randomised controlled trials: a systematic review and meta--analysis. Lancet Haematol. 2017;4(10):e465-74.
8. Murphy MF, Estcourt L, Goodnough LT. Blood transfusion strategies in elderly patients. Lancet Haematol. 2017;4(10):e453-54.
9. Kojima M, Endo A, Shiraishi A, Shoko T, Otomo Y, Coimbra R. Association between the plasma-to-red blood cell ratio and survival in geriatric and non-geriatric trauma patients undergoing massive transfusion: a retrospective cohort study. J Intensive Care. 2022;10(1):2.
10. Deleon AN, Uecker JM, Stafford SV, Ali S, Clark A, Brown CVR. Restrictive transfusion in geriatric trauma patients. Am Surg. 2016;82(1):85-8.

11. Carson JL, Terrin ML, Magaziner J, Chaitman BR, Apple FS, Heck DA, et al. Transfusion trigger trial for functional outcomes in cardiovascular patients undergoing surgical hip fracture repair (FOCUS). Transfusion. 2006;46(12):2192-206.
12. Hébert PC, Wells G, Blajchman MA, et al. A multicenter, randomized, controlled clinical trial of transfusion requirements in critical care. Transfusion requirements in critical care investigators, Canadian critical care trials group. N Engl J Med. 1999;340(6):409-17.
13. Carson JL, Brooks MM, Hébert PC, et al. Restrictive or liberal transfusion strategy in myocardial infarction and anemia. N Engl J Med. 2023;389:2446-56. doi: 10.1056/NEJMoa2307983.
14. Vlaar AP, Oczkowski S, de Bruin S, et al. Transfusion strategies in non-bleeding critically ill adults: a clinical practice guideline from the European Society of Intensive Care medicine. Intensive Care Med. 2020;46(4):673-96.
15. Odutayo A, Desborough MJ, Trivella M, et al. Restrictive versus liberal blood transfusion for gastrointestinal bleeding: a systematic review and meta-analysis of randomised controlled trials. Lancet gastroenterol hepatol. 2017;2(5):354-60.
16. Wang H, Gao X, Lv N, et al. Acute normovolemic hemodilution combined with controlled hypotension does not increase incidence of postoperative cognitive dysfunction in elderly spinal surgery patients. Int J Clin Exp Med. 2017;10:9526-35.
17. Crochemore T, Görlinger K, Lance MD. Early goal-directed hemostatic therapy for severe acute bleeding management in the intensive care unit: A narrative review. Anesth analg. 2024;138(3):499-513.
18. Vanalli M. The implementation of a geriatric patients blood management program to monitor hemoglobin level in nursing homes. Journal of Gerontology and Geriatrics. 2017;65(4):238-47.
19. Kim JH, Shin HJ, You HS, Park Y, Ahn KH, Jung JS, et al. Effect of a patient blood management program on the appropriateness of red blood cell transfusion and clinical outcomes in elderly patients undergoing hip fracture surgery. J Korean Med Sci. 2023;38(8):e64.

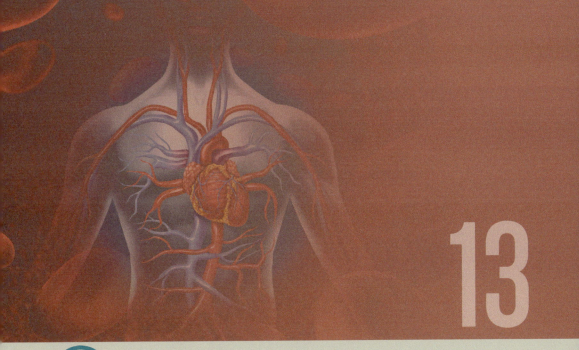

13

AUTORES

- Jorge Luiz Saraiva Ximenes
- Ricardo Andrade Alexandrino

Patient Blood Mangement nos Pacientes que Declinam Transfusão

INTRODUÇÃO

Ao longo do tempo, as técnicas para hemotransfusão e as discussões éticas a seu respeito evoluíram muito, a ponto de reduzir bastante os medos e as preocupações dos pacientes,[1] mas não completamente. Quando falamos desse tema, é necessário entendermos mais profundamente sobre conceitos médicos plotados em dados científicos, mas também compreendermos, nesse universo, a autonomia do paciente.

O respeito à autonomia do paciente está ganhando cada vez mais espaço na Medicina, com o compartilhamento de decisões sendo mais encorajado e, muitas vezes, os médico têm de aprender a lidar com a recusa do paciente a tratamentos preconizados. A recusa terapêutica é bem consolidada como direito do paciente no Brasil e em muitos outros países.[2]

No perioperatório, a recusa a transfusões se tornou comum e, muitas vezes, um desafio para o anestesista, seja por crescentes motivos religiosos, seja por preocupações com potenciais complicações da hemoterapia, como infecções e reações adversas graves.[3] Na sua trajetória profissional, é esperado que muitos anestesistas tenham de manejar esses pacientes em um contexto cirúrgico ou de cuidados perioperatórios. É dentro desse ecossistema de discussões centradas no paciente e melhores práticas transfusionais que surge o programa de *patient blood management* (PBM) como programa a ser implementado nos hospitais.

IMPORTÂNCIA DO TEMA

Na prática anestésica, a hemorragia tem enorme influência no prognóstico dos pacientes. Em se tratando de pacientes em que se deve evitar a hemotransfusão, a importância do adequado manejo se amplifica.

O crescente número de pacientes que declinam transfusão sanguínea permitiu a realização de muitos estudos sobre a evolução e o manejo dos pacientes com anemias severas e em diversas cirurgias. Com o apoio de organizações religiosas, alguns estudos propuseram, inclusive, protocolos de manejo perioperatório sem uso de hemotransfusão e os pacientes, muitas vezes, chegam ao consultório munidos dessas informações, sendo importante o anestesista estar preparado para lidar com esses casos.

DADOS DA LITERATURA

Os níveis de hemoglobina (Hb) em pacientes com sangramento clínico ou cirúrgico têm grande impacto na mortalidade e em desfechos clínicos, como infarto

CAPÍTULO 13   *PATIENT BLOOD MANGEMENT* NOS PACIENTES QUE DECLINAM TRANSFUSÃO   **141**

agudo do miocárdio (IAM).[4] Em pacientes que declinam hemotransfusão, níveis mais baixos no perioperatório estão associados a maior mortalidade e à aceleração dos desfechos negativos.[5] O anestesista deve manter o foco em evitar que o paciente atinja níveis críticos de Hb.

Para garantir uma boa evolução do paciente com risco de sangramento sem uso de hemotransfusão, três principais estratégias devem ser priorizadas no manejo e podem ser aplicadas em todas as fases do perioperatório (pré, intra e pós-operatório).[6] Essas estratégias abrangem os três pilares do PBM:

1. Otimização da eritropoiese/Hb.
2. Minimização do sangramento.
3. Cuidados quanto à tolerância do paciente à anemia.[6]

É imprescindível ter em mente as possíveis técnicas a serem utilizadas e a enorme importância de se discutir com o paciente quais situações podem ser aceitas ou recusadas por ele. Por exemplo, nos casos de testemunhas de Jeová, há grande discussão inclusive entre organizações da própria religião quanto às diversas modalidades de transfusões de sangue ou frações e de recuperação de hemácias.[7] Conhecer o entendimento do paciente facilitará a escolha das estratégias mais favoráveis individualizando as condutas caso a caso.[8]

Primeiro pilar: no pré-operatório, é fundamental a otimização do nível de Hb antes da cirurgia. Isso envolve a interrupção de perdas sanguíneas vigentes, a investigação e o tratamento de causas de anemia, podendo incluir a consulta com médicos especialistas ou equipes multidisciplinares.[8-10] A reposição de ferro, de vitaminas do complexo B e, até mesmo, de eritropoietina e agentes estimulantes da trombocitopoiese pode ajudar nessa fase.[6,10] A forma de reposição pode ser mais agressiva em caso de cirurgias que não possam ser adiadas por muito tempo ou que tenham níveis mais baixos de Hb.[6] Recomenda-se consultar especialista e o uso de tabelas-guia, encontradas na literatura.[6,8-10]

Outro importante ponto é planejar a cirurgia para o melhor momento do paciente. Operar quando o nível de Hb estiver otimizado e carências nutricionais, corrigidas, permitindo maior margem de perda sanguínea e favorecendo a recuperação. Respeitar o tempo correto de interrupção de fármacos anticoagulantes e antiplaquetários também são ações de planejamento que ajudarão a minimizar a hemorragia cirúrgica.[9,10]

Segundo pilar: no intraoperatório, o foco passa a ser a minimização da perda sanguínea e a otimização da entrega de oxigênio (O_2) aos tecidos, melhorando a tolerância à anemia.[6,9] Nesse momento, é crucial manter a homeostase do paciente, permitindo bom funcionamento do sistema de coagulação, um sistema enzimático que depende de normotermia e pH sanguíneo ótimo. Além disso, sabemos que os íons cálcio atuam como cofator de várias reações enzimáticas envolvidas na hemostasia e seus níveis devem ser monitorados e corrigidos a qualquer momento no perioperatório.

Os cirurgiões possuem papel fundamental nesse momento, visto que uma boa técnica cirúrgica é o que mais influencia na minimização do sangramento perioperatório. Técnicas cirúrgicas minimamente invasivas e cuidados na hemostasia cirúrgica e mesmo procedimentos pré-operatórios, como embolizações, podem ter grande impacto em desfechos clínicos favoráveis.[10,11] Além disso, o uso de hemostáticos de forma tópica pode reduzir o sangramento cirúrgico.[12]

A recuperação de hemácias intraoperatória mediante o uso de sistemas como o Cell Saver® (HAEMONETICS, Massachussets, Estados Unidos) tem grande impacto na redução de hemotransfusões e suas possíveis complicações.[9] Muitos pacientes que recusam a transfusão alogênica podem aceitar o uso do Cell Saver®, que, de forma geral, está indicado em todos os casos em que se espera sangramento cirúrgico maior que 500 mL ou 20% da volemia.[8,13]

A autotransfusão (AT) e a hemodiluição normovolêmica aguda (HNA) podem ser usadas para reduzir a perda de hemácias.[8] A AT consiste na pré-coleta de sangue total do paciente (entre 6 e 28 dias antes da cirurgia) e transfusão do sangue autólogo, quando indicado ou ao fim do procedimento. A HNA consiste na drenagem intraoperatória de sangue total do paciente reservando-o em uma bolsa coletora com agente anticoagulante, ao mesmo tempo que se repõem soluções cristaloides ou coloides garantindo o equilíbrio hemodinâmico e metabólico. Esse sangue total coletado deverá ser administrado no próprio paciente, da mesma forma que a AT: por indicação clínica ou ao fim da cirurgia. A técnica *per se* carrega benefícios adicionais, pois a hemodiluição (p. ex., hematócrito 30%) reduz a viscosidade e favorece a reologia na microcirculação, otimizando o transporte de oxigênio tecidual,[14] além de evitar as alterações metabólicas do armazenamento do sangue por algumas semanas.

A criteriosa seleção de pacientes, a monitorização constante da hematimetria e os cálculos adequados do volume a ser retirado são pontos fundamentais na realização da técnica. A despeito dos potenciais benefícios e aplicações tanto em cirurgias cardíacas como em não cardíacas, as evidências ainda são baixas acerca da sua utilização na população em geral (Classe IIb e nível de evidência B).[15] No entanto, em se tratando de pacientes contrários à transfusão halogênica, a HNA se mostra como uma alternativa bastante interessante, podendo ser discutida e previamente combinada com o paciente para o manejo perioperatório.

Em todos os casos, a função hemostática deve ser monitorada de perto, preferencialmente com testes viscoelásticos à beira-leito, facilitando a rápida e mais precisa correção dos possíveis distúrbios que venham a contribuir com o sangramento. O anestesista deve se valer de hemoderivados aceitos pelo paciente para corrigir prontamente alterações da hemostasia, sendo frequentemente aceitos concentrados de fibrinogênio, concentrado de complexo protrombínico e fatores sintéticos da coagulação. Os antifibrinolíticos também são encorajados, inclusive o ácido tranexâmico de forma profilática, tendo perfil de segurança e risco-benefício que justifica seu uso na maioria dos pacientes cirúrgicos que recusam transfusão.[6,8,10]

Terceiro pilar: aumentar a tolerância a anemia por meio da otimização da entrega de O_2 aos tecidos e ainda promover a redução do consumo de O_2 são objetivos consagrados na população contrária à hemotransfusão. Vale-se de drogas vasoativas (DVA), guiadas por metas de monitorização hemodinâmica de fluxo, sendo preferível o uso de monitores de débito cardíaco minimamente invasivo. Também deve-se utilizar de parâmetros da microcirculação, com gasometrias frequentes avaliando curvas de lactato, *base excess* (BE), pH e a diferença da pressão parcial de gás carbônico (CO_2) venoso central e arterial (ΔCO_2). É interessante, sempre que possível, medir os parâmetros hemodinâmicos basais do paciente antes da cirurgia para se obterem metas individualizadas. A redução do consumo de O_2 é alcançada evitando-se hipertermia e aumento do metabolismo basal, podendo-se utilizar betabloqueadores de curta ação como o esmolol em algumas situações, sedação mais profunda ou mesmo hipotermia em casos selecionados.[6]

Os parâmetros macro-hemodinâmicos e micro-hemodinâmicos devem ser utilizados, em conjunto com avaliação dos níveis de Hb do paciente, para a decisão do momento--chave a partir do qual não se poderia postergar a hemotransfusão. A refratariedade de melhora desses parâmetros com a otimização de todas as medidas já citadas ou mesmo a identificação de uma hemorragia maciça ameaçadora à vida podem indicar transfusão mesmo contrariamente à vontade expressa do paciente. Isso porque, vigem na legislação brasileira, atualmente, jurisprudências que imputam essa responsabilidade de decisão ao médico responsável, ou seja, às equipes cirúrgica e anestésica. A legislação brasileira coloca a preservação da vida acima da autonomia do paciente. É importante atentar sempre à documentação formal em prontuário do quadro clínico que justifica a medida extrema em favor da vida e contra a autonomia do paciente.

No pós-operatório, o foco continua na manutenção da tolerância à anemia e na minimização de hemorragias, mas retorna à otimização da recuperação hematopoiética. Deve-se manter monitorização hemodinâmica e uso de DVA para otimizar a entrega de O_2 tecidual, manter vigilância e correção de distúrbios da coagulação e atentar para exteriorizações hemorrágicas por drenos ou hemorragias intracavitárias, podendo-se utilizar exames de imagem. A recuperação nutricional deve ser intensa e o uso de agentes hematopoiéticos podem ser indicados.[6,10]

Com planejamento e atenção a essas estratégias, consegue-se um bom desfecho, evitando-se hemotransfusões mesmo em cirurgias de grande porte. Diversos serviços já relataram experiências por intermédio de séries de casos bem-sucedidos em cirurgias cardíacas,[16] hepáticas,[17] pancreáticas[18] entre outras.

Elencaremos, a seguir, as principais recomendações das estratégias em cada momento do perioperatório.

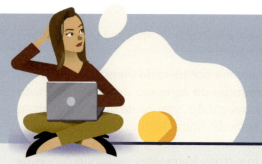

HOT TOPICS

Pré-operatório:
- Identificar e tratar anemia: compreender a causa exata permite o tratamento adequado e mais eficaz na recuperação das hemácias pela reposição de ferro, ácido fólico, complexo B; tratamento de doenças crônicas e inflamatórias; ou ajuste de medicações imunossupressoras.
- Otimizar níveis de Hb: além do tratamento específico, o uso de eritropoietina para melhorar níveis pré-operatório de Hb pode ser indicado, visto que um dos principais fatores associados com mais necessidade de hemotransfusões intraoperatórias é o nível de Hb pré-operatório.
- Definir com o paciente as estratégias que podem ser usadas: comunicar o hospital e a equipe os equipamentos que podem ser utilizados.
- Preparo do paciente: adequar o aporte nutricional, identificar *status* funcional e melhorar tolerância ao exercício (e consequentemente à anemia), evitar perdas sanguíneas até o procedimento (p. ex., supressão de menstruação).
- Agendar cirurgias eletivas para o melhor momento: permite iniciar o procedimento com o paciente em melhores condições basais de saúde.

Intraoperatório:
- Minimizar perdas sanguíneas: manter bom funcionamento da hemostasia, com normotermia, evitando acidose e mantendo adequado nível de cálcio iônico sérico, cuidados cirúrgicos com técnica meticulosamente hemostáticas, se possível, incluindo possibilidade de uso de agentes hemostáticos tópicos.
- Inibição da fibrinólise: pesando-se risco de eventos trombóticos *versus* benefício de hemostasia. Na maioria dos pacientes contrários à transfusão, os agentes antifibrinolíticos serão bem-indicados.
- Uso de Cell-Saver®: perdas sanguíneas esperadas de mais de 500 mL já indicam a recuperação de hemácias, se o paciente permitir.
- Hemodiluição normovolêmica aguda: por meio de seleção adequada dos pacientes, emprego correto de técnica e criteriosa monitorização hematimétrica.

- Monitorar hemostasia: testes viscoelásticos são aconselhados pela rapidez e maior precisão em corrigir distúrbios da coagulação, possivelmente resultando em menor índice de transfusão.
- Uso de hemoderivados: além dos hemocomponentes, concentrados de fibrinogênio, concentrado de complexos protrombínicos e fatores sintéticos podem ser aceitos pelos pacientes.
- Monitorar a hemodinâmica e aumentar a tolerância à anemia: monitorização minimamente invasiva é aconselhada em todos os casos com risco de sangramento importante e recusa à transfusão. A otimização hemodinâmica guiada por metas permite melhor oferta de O_2 aos tecidos e maior tolerância à anemia.
- Saber definir o momento preciso de realizar a hemotransfusão: acompanhamento dos níveis de Hb, com monitorização hemodinâmica e de parâmetros gasométricos da microcirculação (curvas de lactatemia arterial, BE, Δ CO_2 e pH), deve ser feito em conjunto para definir quando o risco de vida é iminente.

Pós-operatório:

- Minimizar perdas sanguíneas: manter vigilância da coagulação e hemostasia, acompanhamento de débitos de drenos ou hemorragias ocultas para rápidas intervenções.
- Manter tolerância à anemia: continuação da monitorização e otimização hemodinâmica com DVA no pós-operatório imediato.
- Acelerar recuperação de eritrócitos: recuperação nutricional precoce, reposição de ferro e vitaminas e considerando a possibilidade de uso de eritropoietina.
- O que está por vir: carreadores sintéticos de O_2 podem ajudar futuramente a manter boa oferta de O_2 aos tecidos sem necessidade de hemotransfusões,[10] porém ainda não estão disponíveis comercialmente no brasil. Para a monitorização hemodinâmica, estão evoluindo monitores da perfusão tecidual direta em diversos tecidos. Juntos, eles podem contribuir muito para o manejo da oferta de O_2 aos tecidos e da tolerância à anemia.

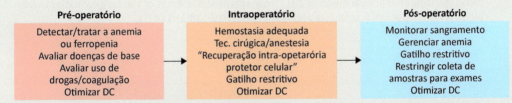

Figura 13.1 ▪ Pilares do PBM – ações possíveis no período perioperatório.

DC: Débito cardíaco.
Fonte: Adaptada de Silvana Biagini, 2021.[19]

CONCLUSÕES

O manejo do sangramento no paciente que recusa a transfusão é um desafio. As orientações gerais propostas por algoritmos de tratamento multidisciplinar, como o PBM,[9,20,21] devem ser mantidas. Excluir do arsenal terapêutico a hemotransfusão

REFERÊNCIAS

1. Isbister JP, Pearse BL, Delaforce AS, Farmer SL. Patients' choice, consent, and ethics in patient blood management. Anesth Analg. 2022;135(3):489-500.
2. Iijima Y. The ethics of blood transfusion refusal in clinical practice among legal and medical professions in Japan. Nagoya J. Med Sci. 2020;82(2):193-204.
3. Jacobs JW, Bibb LA, Savani BN, Booth GS. Refusing blood transfusions from COVID-19-vaccinated donors: are we repeating history? Br J Haematol. 2022;196(3):585-8.
4. Guinn NR, Cooter ML, Villalpando C, Weiskopf RB. Severe anemia associated with increased risk of death and myocardial ischemia in patients declining blood transfusion. Transfusion. 2018;58(10):2290-6.
5. Guinn NR, Cooter ML, Weiskopf RB. Lower hemoglobin concentration decreases time to death in severely anemic patients for whom blood transfusion is not an option. Journal of Trauma and Acute Care Surgery. 2020;88(6):803-8.
6. Shander A, Goodnough LT. Management of anemia in patients who decline blood transfusion. American Journal of Hematology. 2018;93(9):1183-91.
7. Elder L. Why some Jehovah's Witnesses accept blood and conscientiously reject official Watchtower Society blood policy. Journal of Medical Ethics. 2000;26(5):375-80.
8. Klein AA, Bailey CR, Charlton A, Lawson C, Nimmo AF, Payne S, et al. Association of anaesthetists: anaesthesia and peri-operative care for Jehovah's witnesses and patients who refuse blood. Anaesthesia. 2019;74(1):74-82.
9. Kietaibl S, Ahmed A, Afshari A, Albaladejo P, Aldecoa C, Barauskas G, et al. Management of severe peri-operative bleeding: guidelines from the European Society of Anaesthesiology and Intensive Care Second update 2022. European Journal of Anaesthesiology. 2023;40(4):226-304.
10. Tan GM, Guinn NR, Frank SM, Shander A. Proceedings from the society for advancement of blood management annual meeting 2017: management dilemmas of the surgical patient-when blood is not an option. Anesthesia and Analgesia. 2019;128(1):144-51.

implica uma necessidade maior de intensificação de medidas preventivas no tratamento da anemia, monitoramento da hemostasia e adoção de ações alternativas à transfusão para manter a boa entrega de O_2.

11. Han ES, Arora C, Kim JH, Hur HC, Advincula AP. Optimizing surgical management of patients who decline blood transfusion. Current opinion in obstetrics & gynecology. 2019;31(4):251-8.
12. Ito TE, Martin AL, Henderson EF, Gaskins JT, Vaughn VM, Biscette SM, et al. Systematic review of topical hemostatic agent use in minimally invasive gynecologic surgery. Jsls-Journal of the Society of Laparoendoscopic Surgeons. 2018;22(4).
13. Klein AA, Bailey CR, Charlton AJ, Evans E, Guckian-Fisher M, McCrossan R, et al. Association of anaesthetists guidelines: cell salvage for peri-operative blood conservation 2018. Anaesthesia. 2018;73(9):1141-50.
14. Murray D. Acute normovolemic hemodilution. European Spine Journal. 2004;13:S72-S5.
15. Barile L, Fominskiy E, Di Tomasso N, Castro LEA, Landoni G, De Luca M, et al. Acute normovolemic hemodilution reduces allogeneic red blood cell transfusion in cardiac surgery: a systematic review and meta-analysis of randomized trials. Anesthesia and Analgesia. 2017;124(3):743-52.
16. Duce L, Cooter ML, McCartney SL, Lombard FW, Guinn NR. Outcomes in patients undergoing cardiac surgery who decline transfusion and received erythropoietin compared to patients who did not: a matched cohort study. anesthesia and analgesia. 2018;127(2):490-5.
17. Lim C, Salloum C, Esposito F, Giakoustidis A, Moussallem T, Osseis M, et al. Safety and feasibility of elective liver resection in adult Jehovah's Witnesses: the Henri mondor hospital experience. Hpb. 2018;20(9):823-8.
18. De Bellis M, Girelli D, Ruzzenente A, Bagante F, Ziello R, Campagnaro T, et al. Pancreatic resections in patients who refuse blood transfusions. The application of a perioperative protocol for a true bloodless surgery. Pancreatology. 2020;20(7):1550-7.
19. Goodnough LT, Shander A. Patient blood management. Anesthesiology. 2012;116(6):1367-76.
20. Shander A, Hardy JF, Ozawa S, Farmer SL, Hofmann A, Frank SM, et al. A global definition of patient blood management. Anesthesia and Analgesia. 2022;135(3):476-88.

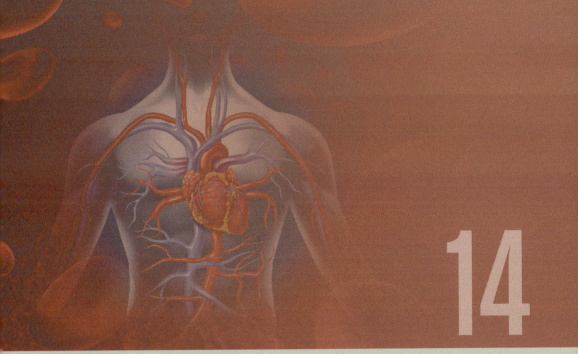

14

AUTORA
- Lívia Pereira Miranda Prado
- Paula Tavares da Silveira

Investigação Diagnóstico e Tratamento de Anemia Ferropriva

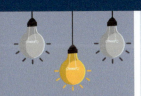

INTRODUÇÃO

A Organização Mundial de Saúde (OMS) define a anemia como uma massa insuficiente de células vermelhas circulantes e um valor de hemoglobina (Hb) menor que 13 g/dL em homens e 12 g/dL em mulheres.[1] Mais que 30% da população mundial é anêmica, mas a incidência varia com a idade e a presença de comorbidades.

Cerca de 41,7% das crianças (menores de 5 anos), 40,1% das mulheres grávidas e 32,5% das mulheres não grávidas estavam anémicas em todo o mundo.[1]

Estimativas de prevalência de anemia em pacientes cirúrgicos variam de acordo com a doença de base e o motivo da cirurgia, indo de 5% em mulheres com fratura de quadril a 75% em pacientes com câncer colorretal avançado. A anemia pós-operatória é ainda mais comum que a pré-operatória e pode estar presente em mais de 90% dos pacientes submetidos a cirurgias de grande porte.[2]

IMPORTÂNCIA DO TEMA

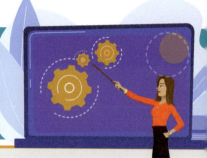

É importante ressaltar que a anemia é um fator de risco independente para morbidade e mortalidade perioperatória e não é só um valor isolado, mas uma doença em si. A anemia leva a uma capacidade funcional diminuída, menor performance e à redução da qualidade de vida, independentemente da causa subjacente da anemia.[3]

Quando se fala de anemia por deficiência de ferro, é preciso lembrar que o ferro é necessário para diversas funções celulares, incluindo, mas não se limitando a processos enzimáticos, síntese de DNA, transporte de oxigênio e geração de energia mitocondrial. Assim, os sintomas de sua deficiência podem variar amplamente. Falta de ar, fadiga, palpitações, taquicardia e angina podem resultar da redução dos níveis de oxigênio no sangue. Essa "disóxia" resultante pode, subsequentemente, causar uma diminuição compensatória no fluxo sanguíneo intestinal, levando a distúrbios de motilidade, má absorção, náuseas, perda de peso e dor abdominal. A disóxia central pode causar dores de cabeça, vertigens e letargia, bem como comprometimento cognitivo, com vários estudos mostrando uma melhora nas funções cognitivas uma vez normalizada a anemia.

Diante disso, fica clara a importância do reconhecimento e do tratamento dessa condição. Ademais, a OMS recomenda que toda medida razoável para aumentar a massa eritrocitária do paciente deva ser tomada como um dos pilares do manejo perioperatório do paciente, uma estratégia também conhecida como *patient blood management* (PBM).[4]

DADOS DA LITERATURA

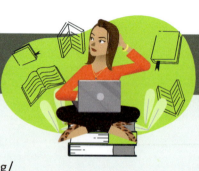

A detecção e o tratamento da anemia perioperatória como parte do manejo perioperatório do sangramento são cruciais e devem ser implementados em todo paciente com valores de Hb < 13 g/dL em homens, Hb < 12 g/dL em mulheres e perda estimada de sangue de 500 mL ou mais.[5]

CAPÍTULO 14   INVESTIGAÇÃO DIAGNÓSTICO E TRATAMENTO DE ANEMIA FERROPRIVA"

Os anestesiologistas estão envolvidos no *screening* de coagulopatias e de anemia no perioperatório, bem como na classificação do estado clínico do paciente, de forma que sua atuação pode se estender ao manejo da anemia em todo esse período.[6,15]

Fisiopatologia da anemia por deficiência de ferro

O ferro corporal total é de aproximadamente 3.500 mg (50 mg/kg), dos quais, 65% estão nas células vermelhas ligados à hemoglobina (2.300 mg). A absorção do ferro dietético (1 a 2 mg/dia) é estritamente regulada e balanceada contra a perda de ferro. Ademais, o balanço interno de ferro é essencial para manter uma concentração para adequada eritropoiese (20 a 30 mg/dia). Os macrófagos e o fígado são os principais sítios de estocagem de ferro na forma de ferritina, mas o ferro ligado à transferrina (3 a 4 mg) é o mais importante reservatório funcional.[10]

O ferro ligado à transferrina é a fonte primária para a eritropoiese, o qual adentra no eritroblasto por um processo de endocitose mediado pelo receptor da transferrina. O ferro pode ser obtido pela absorção dietética e/ou mobilização dos reservatórios no fígado ou macrófagos. O ferro não heme proveniente da dieta encontra-se na forma oxidada (Fe^{3+}) que precisa ser reduzida para Fe^{2+} pela enzima ferroreductase antes de ser transportado pelo epitélio intestinal por uma proteína carreadora de metal divalente chamada *transporter 1*. O ferro heme da dieta adentra no enterócito através de uma proteína carreadora de heme e é metabolizado pela heme-oxigenase para liberar Fe^{2+}, o qual entra na via comum com o ferro não heme da dieta para ser exportado pela ferroportina-1 através da membrana basolateral do enterócito (ferro absorvido). A exportação do ferro dos macrófagos e hepatócitos é também realizada pela ferroportina-1. O ferro liberado na circulação é oxidado pela ceruloplasmina, liga-se à tranferrina e, então, é carreado aos sítios de uso.[9] A quantidade de ferro necessária para renovação diária das células vermelhas provém majoritariamente da reciclagem do ferro dos eritrócitos senescentes pelos macrófagos.[10]

Em condições fisiológicas, há um balanço entre absorção, transporte e estoque de ferro no corpo humano. A hepcidina, um aminoácido glicoproteico produzido pelos hepatócitos, tem papel-chave na homeostase férrica. Uma vez sintetizada, a hepcidina é secretada na corrente sanguínea e interage com a ferroportina-1 (a proteína exportadora de ferro) na membrana basolateral do enterócito, hepatócitos e macrófagos. A ligação da hepcidina à ferroportina-1 causa internalização e degradação lisossomal da proteína carredora.[11] De forma que a hepcidina regula a taxa de absorção de ferro pelas vilosidades entéricas e a taxa de recirculação férrica dos macrófagos e hepatócitos, resultando em hipoferremia.[10,14]

Deficiência de ferro e anemia por deficiência de ferro podem resultar de três fatores distintos: aumento dos requerimentos de ferro; suplemento ou absorção externos limitados; e perda sanguínea aumentada (Tabela 14.1).

Tabela 14.1	
Critérios diagnósticos para anemia por deficiência de ferro	
Hemoglobina	< 13 g/L homens
	< 12 g/L mulheres
	< 11 g/L gestação
Ferritina	< 30 ug/L se ausência de inflamação
	< 100 ug/L se inflamação
Transferrina	Aumentada
Capacidade total de ligação do ferro	Aumentada
Ferro	diminuído
Saturação da transferrina	< 20%
Volume corpuscular médio	Diminuído

Fonte: Adaptada de Kumar A, Sharma E, Marley A, et al., 2022.[22]

Manejo prático

O tratamento da anemia por deficiência de ferro, mediante formulações de ferro por via oral (VO) ou parenteral, deve ser oferecido aos pacientes, em especial as gestantes, adolescentes e crianças, como preconizado pelo Programa Nacional de Suplementação de Ferro, pela OMS e diversos estudos e diretrizes.

A identificação e a correção da causa que levou à anemia, associadas à reposição de ferro na dose correta e de modo adequado, resultam na correção da anemia e, consequentemente, confirmam o diagnóstico.[23]

No período perioperatório, pacientes escalados para cirurgia com perda sanguínea estimada igual ou maior a 500 mL precisam ter sua hemoglobina checada pré-operatoriamente e investigados se a anemia for encontrada.[12] Na população geral, a anemia é definida como hemoglobina < 13 g.dL[1] em homens e < 12 g.dL[1] em mulheres.[1] Tem sido proposto um valor de corte/*trigger* de 13 g.dL[1] para ambos os sexos no pré-operatório. Mulheres com valores de hemoglobina entre 12 e 12,9 g.dl[-1] não são consideradas anêmicas de acordo com a OMS, fato este que as coloca em desvantagem no manejo perioperatório do sangramento.[20] A mulheres com hemoglobina entre 12 g.dL[-1] e 12,9 g.dL[-1] não são submetidas a maiores investigações[13] e tratamento embora estejam submetidas ao mesmo volume de perda sanguínea e tenham um volume circulante efetivo menor.

A detecção da anemia deve ser executada o quanto antes, ao menos 14 dias antes da cirurgia eletiva, lembrando que os pacientes que devem ser investigados são aqueles com perda sanguínea estimada de 500 mL ou mais ou aqueles com chance de

CAPÍTULO 14 INVESTIGAÇÃO DIAGNÓSTICO E TRATAMENTO DE ANEMIA FERROPRIVA" **153**

receber transfusão de 10%.[21] A investigação laboratorial da anemia deve ser realizada logo após a decisão de se realizar a cirurgia.

A resolução do Conselho Federal de Medicina (CFM) n. 274/2017 recomenda a realização da avaliação pré-anestésica em caráter ambulatorial. Isso coloca o anestesista como peça-chave no manejo perioperatório da anemia. Mas se faz importante ressaltar a necessidade de uma boa comunicação com a equipe cirúrgica para possibilitar tempo e eficiência no tratamento.

O adiamento de cirurgias de grande porte e não urgentes deve ser considerado para o diagnóstico e tratamento da anemia perioperatória.[17]

Testes *point-of-care* são uma maneira rápida de rastreio para a avaliação do valor da hemoglobina. Se a anemia for detectada, outros testes laboratoriais devem ser feitos: hemograma completo; ferritina sérica; saturação da transferrina; vitamina B12 e folato; um marcador de inflamação (proteína C reativa); e um marcador da função renal (creatinina).[21,22]

O tratamento da deficiência de ferro deve ser realizado com a suplementação de ferro.

Quando o intervalo entre a investigação e a cirurgia é suficiente (> 6 semanas), a suplementação oral de ferro pode ser considerada.[21] A suplementação oral é mais barata e tanto o ferro oral como o endovenoso aumentam as concentrações de hemoglobina, diminuindo a necessidade de transfusão sanguínea. O ferro oral deve ser na forma de 40 a 60 mg de ferro elementar (uma cápsula ou sachê) diariamente ou 80 a 100 mg a cada 2 dias.[21] Um longo período de tratamento é requerido e mais efeitos colaterais podem ocorrer. Os efeitos gastrointestinais podem diminuir a adesão ao tratamento oral. Na prática, a monitorização da eficácia é monitorizada a cada 4 semanas. Há diversas apresentações de ferro oral, sendo a mais conhecida ao de sulfato ferroso, seguida das de ferro glicinato, ferro gluconato, ferro fumarato e a ferripolimaltose.[24]

Finalmente, há o ferro sucrosomial, uma formulação na qual o pirofosfato férrico está dentro de uma bicamada fosfolipídica formando o "sucrossoma", que cria um complexo gastrorresistente, o qual pode ser transportado para a mucosa intestinal, onde é absorvido sem a interação do ferro livre com a parede intestinal. Essa estrutura única protege o ferro do ambiente ácido do estômago, aumenta a absorção epitelial intestinal e garante alta biodisponibilidade, ao mesmo tempo que reduz o risco de potenciais efeitos gastrointestinais adversos.[24]

Ferro endovenoso é indicado se há intolerância, ineficácia (hemoglobina insuficiente após 4 semanas de tratamento), ausência de tempo até a cirurgia no contexto perioperatório (< 6 semanas) ou em caso de deficiência funcional de ferro.[21,22]

A reposição de ferro endovenoso é um tratamento relativamente seguro. A anafilaxia é uma complicação rara, entretanto, durante a administração endovenosa de ferro, os pacientes devem estar monitorizados com saturação de oxigênio, frequência cardíaca e pressão arterial não invasiva.

As apresentações de ferro endovenoso são: ferro dextran; ferro gluconato; ferro sacarato; e, mais recentemente, a carboximaltose férrica e a derisoaltose férrica.

O sacarato de hidróxido férrico é uma opção para tratamento com ferro por via parentera comercializada em ampolas contendo 5 mL e 100 mg de ferro elementar (Noripurum®). Na prática, orienta-se a aplicação de uma ampola, uma a duas vezes/semana, até que se complete a dose total desejada ou calculada pela seguinte equação: [Hb (g/dL) desejada – Hb (g/dL) encontrada] × peso corporal (kg) × 2,4 + 500. Estima-se que a administração de 4 ampolas do ferro sacarato seja capaz de aumentar em pelo menos 1 g/dL a concentração de Hb, o que corresponde ao incremento esperado da Hb quando se administra 1 unidade de concentrado de hemácias.[23]

Apresentações com alta concentração são a carboximaltose férrica e a derisomaltose férrica, que podem ser administradas em dose de até 1.000 a 2.000 mg de ferro e infundidas em apenas 15 a 20 minutos, com risco diminuído de reação adversa. Essa posologia facilita o tratamento, evita perda de tempo e diminuiu a necessidade de o paciente ter de retornar ao serviço várias vezes durante a terapia. São apresentadas em ampolas de 10 mL, 50 mg.mL^{-1} (Ferinject®, Monofer®). A dose usual é de 1.000 mg por aplicação (Tabela 14.2).

Tabela 14.2			
Doses preconizadas de carboximaltose férrica e derisomaltose férrica			
Parâmetro	Ferro sacarato	Carboximaltose férrica	Derisomaltose férrica
Dose máxima por aplicação	100 a 200 mg	20 mg/kg Até 1.000 mg por infusão	20 mg/kg Até 2.000 mg por infusão
Tempo de infusão	100 mg em 15 minutos	6 a 15 minutos	15 a 30 minutos

Fonte: Adaptada de Cançado RD, Lobo C, Friedrich JR, 2010.[16]

Um estudo em cirurgias cardíacas do Reino Unido demonstrou que 23% a 45% dos pacientes tinham anemia pré-operatória. Esse fator foi associado com piores prognósticos e baixa concentração de hemoglobina e foi um fator independente para aumento do risco de transfusão e mortalidade.[19]

CAPÍTULO 14 — INVESTIGAÇÃO DIAGNÓSTICO E TRATAMENTO DE ANEMIA FERROPRIVA

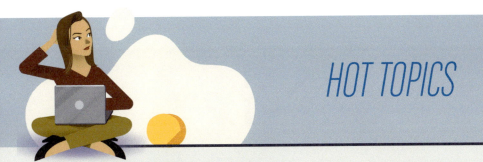

HOT TOPICS

Linha do tempo do metabolismo do ferro

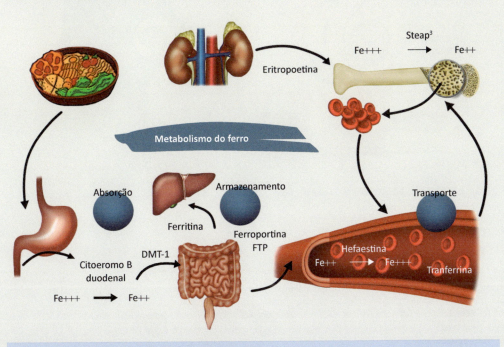

Figura 14.1 ▪ Formas de ferro recebidos por via oral.

Fonte: Adaptada de ANDRADE ADC. https://hotmart.com/pt-br/marketplace/produtos/metabolismo-do-ferro-mapa-mental/S63783101M.[7]

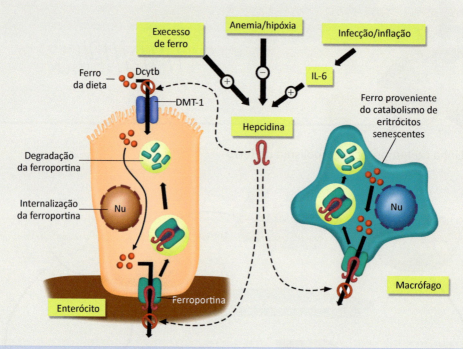

Figura 14.2 ■ Ferro absorvido pela via enteral.
Fonte: Adaptada de Grotto HZW, 2008.[8]

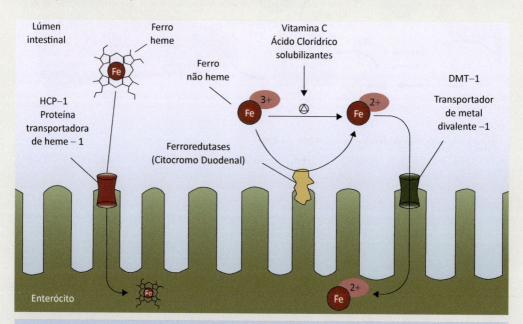

Figura 14.3 – Absorção do ferro na intimidade do enterócito.
Fonte: Adaptada de Lucas Nicolau de Oliveira. (Extraída de Publicado em 29/05/2015).

CAPÍTULO 14 — INVESTIGAÇÃO DIAGNÓSTICO E TRATAMENTO DE ANEMIA FERROPRIVA"

CONCLUSÕES

- Anemia pode diminuir a sobrevida em pacientes com câncer e piorar o controle local do tumor.[2] Metanálises em diversos tipos de câncer mostram que transfusões sanguíneas aumentam o risco de recorrência tumoral e diminuem as taxas de sobrevivência.[18]
- A anemia também causa hipóxia tumoral nos pacientes com câncer e diminui o efeito da quimioterapia e da radioterapia uma vez que o oxigênio é essencial para o efeito citotóxico desses tratamentos.[24]
- Em cirurgias ortopédicas, muitos estudos comprovam aumento na hemoglobina e diminuição da necessidade de transfusão com o tratamento pré-operatório da anemia e implantação do manejo perioperatório do sangramento ou programas como o PBM. Portanto, pacientes escalados para cirurgias ortopédicas maiores devem ter sua hemoglobina otimizada no pré-operatório.
- Diante da prevalência, das consequências clínicas e impacto nos desfechos perioperatórios robustamente documentados na literatura, fica evidente a necessidade de investigação e de tratamento da anemia por deficiência de ferro.

REFERÊNCIAS

1. Who, Chan M. Haemoglobin concentrations for the diagnosis of anaemia and assessment of severity. Switz World Heal Organ. 2011.
2. Shander A, Knight K, Thurer R, Adamson J, Spence R. Prevalence and outcomes of anemia in surgery: a systematic review of the literature. Am J Med. 2004;116(7):58S-69S. [2024 Fev. 22]. Disponível em: https://linkinghub.elsevier.com/retrieve/pii/S0002934303007745.
3. Desai N, Schofield N, Richards T. Perioperative patient blood management to improve outcomes. Anesth Analg. 2018;127(5):1211-20. [2024 Fev. 22]. Disponível em: http://journals.lww.com/00000539-201811000-00019.
4. World TS, Assembly H. Availability , safety and quality of blood products. WHA6312 Sixty – Third World Heal Assem. 2010. [2024 Fev. 22]. Disponível em: https://apps.who.int/iris/handle/10665/3086.
5. Munting KE, Klein AA. Optimisation of pre-operative anaemia in patients before elective major surgery – why, who, when and how? Anaesthesia. 2019;74(1):49-57. doi: 10.1111/anae.14466.
6. Steinbicker AU. Role of anesthesiologists in managing perioperative anemia. Curr opin anaesthesiol. 2019;32(1):64-71. [2024 Fev. 22] Disponível em: http://journals.lww.com/00001503-201902000-00012.
7. Adaptada de ANDRADE ADC. Metabolismo do ferro – Mapa Mental. Disponível em: https://hotmart.com/pt-br/marketplace/produtos/metabolismo-do-ferro-mapa-mental/S63783101M.
8. Grotto HZW. Metabolismo do ferro: uma revisão sobre os principais mecanismos envolvidos em sua homeostase. Rev. Bras. Hematol. Hemoter. 2008;30(5). doi: 10.1590/S1516-84842008000500012.

9. Munoz M, Garcia-Erce JA, Remacha AF. Disorders of iron metabolism. Part 1: molecular basis of iron homoeostasis. J Clin pathol. 2011;64(4):281-6. [2024 Fev. 22]. Disponível em: http://jcp.bmj.com/cgi/doi/10.1136/jcp.2010.079046.

10. Muñoz M. Perioperative anemia management in colorectal cancer patients: A pragmatic approach. World J Gastroenterol. 2014;20(8):1972. [2024 Fev. 22]. Disponível em: http://www.wjgnet.com/1007-9327/full/v20/i8/1972.htm.

11. Girelli D, Nemeth E, Swinkels DW. Hepcidin in the diagnosis of iron disorders. Blood. 2016;127(23):2809-13. [2024 Fev. 22]. Disponível em: https://ashpublications.org/blood/article/127/23/2809/35283/Hepcidin-in-the-diagnosis-of-iron-disorders.

12. Kansagra AJ, Stefan MS. Preoperative anemia. Anesthesiol Clin. 2016;34(1):127-41. [2024 Fev. 22]. Disponível em: https://linkinghub.elsevier.com/retrieve/pii/S1932227515001159.

13. Butcher A, Richards T, Stanworth SJ, Klein AA. Diagnostic criteria for pre-operative anaemia--time to end sex discrimination. Anaesthesia. 2017;72(7):811-4. doi: 10.1111/anae.13877.

14. Muñoz M, Acheson AG, Auerbach M, Besser M, Habler O, Kehlet H, et al. International consensus statement on the peri-operative management of anaemia and iron deficiency. Anaesthesia. 2017;72(2):233-47. [2024 Fev 22]. Disponível em: http://www.ncbi.nlm.nih.gov/pubmed/27996086.

15. National Institute for Health and Care Excellence (NICE) Blood transfusion Guideline. Guideline. 2015.

16. Cançado RD, Lobo C, Friedrich JR. Tratamento da anemia ferropriva com ferro por via parenteral. Rev Bras Hematol Hemoter. 2010;32:121-8. [2024 Fev. 22]. Disponível em: http://www.scielo.br/scielo.php?script=sci_arttext&pid=S1516-84842010000800022&lng=pt&nrm=iso&tlng=pt.

17. Cata JP, Lasala J, Pratt G, Feng L, Shah JB. Association between perioperative blood transfusions and clinical outcomes in patients undergoing bladder cancer surgery: A systematic review and meta-analysis study. j blood transfus. 2016;2016:1-8. [2024 Fev. 22]. Disponível em: https://www.hindawi.com/archive/2016/9876394/.

18. Harrison L, Blackwell K. Hypoxia and anemia: Factors in decreased sensitivity to radiation therapy and chemotherapy? Oncologist. 2004;9(S5):31-40. [2024 Fev. 22]. Disponível em: https://onlinelibrary.wiley.com/doi/abs/10.1634/theoncologist.9-90005-31.

19. Klein AA, Collier TJ, Brar MS, Evans C, Hallward G, Fletcher SN, et al. The incidence and importance of anaemia in patients undergoing cardiac surgery in the UK – the first Association of Cardiothoracic Anaesthetists National audit. Anaesthesia. 2016;71(6):627-35. [2024 Fev. 22]. Disponível em: http://www.ncbi.nlm.nih.gov/pubmed/26993159.

20. Avni T, Bieber A, Grossman A, Green H, Leibovici L, Gafter-Gvili A. The safety of intravenous iron preparations. Mayo Clin Proc. 2015;90(1):12-23. [2024 Fev. 22] Disponível em: https://linkinghub.elsevier.com/retrieve/pii/S0025619614008830.

21. Pasricha SR, Tye-Din J, Muckenthaler MU, Swinkels DW. Iron deficiency. Lancet. 2021;397(10270):233-48. doi: 10.1016/S0140-6736(20)32594-0.

22. Kumar A, Sharma E, Marley A, Samaan MA, Brookes MJ. Iron deficiency anaemia: pathophysiology, assessment, practical management. BMJ Open Gastroenterol. 2022;9(1):e759. doi: 10.1136/bmjgast-2021-000759.

23. Ministerio da Saúde. Protocolo clínico e diretrizes terapêuticas para anemia por deficiência de ferro. Brasília – DF. 2023.

24. Bastida G, Herrera-de GC, Algaba A, et al. Sucrosomial iron supplementation for the treatment of iron deficiency anemia in inflammatory bowel disease patients refractory to oral iron treatment. Nutrients. 2021;13(6):1770. doi: 10.3390/nu13061770.

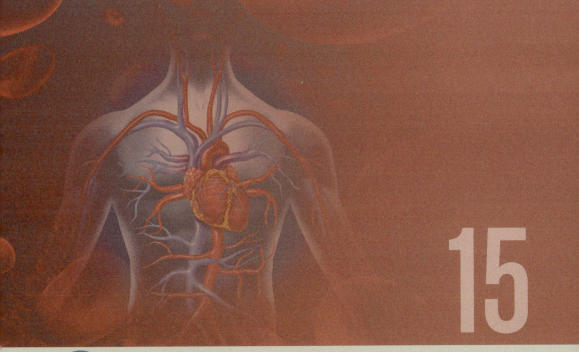

15

AUTORES

- Diego Luz Felipe da Silva
- Natanael Pietroski dos Santos

Investigação e Tratamento de Outras Causas de Anemia

INTRODUÇÃO

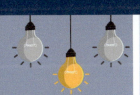

Anemia é uma condição prevalente que requer investigação e tratamento no período pré-operatório. Além de diminuir a necessidade de concentrados de hemácias, a investigação e o tratamento adequado da anemia reduzem a morbimortalidade intra e pós-operatória e podem ser um sinal para o diagnóstico de outras comorbidades.[1,2]

IMPORTÂNCIA DO TEMA

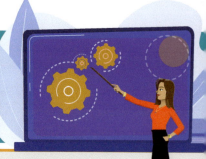

É importante que os anestesiologistas entendam que transfusão não é o tratamento ideal para anemias.[3] Transfundir adiciona riscos e piora o desfecho dos pacientes.[4] Assim, para evitar transfusões desnecessárias, é recomendado que causas etiológicas sejam determinadas para o adequado manejo de cada tipo de anemia. Embora a anemia ferropriva seja a principal etiologia, é essencial diagnosticar outras causas comuns de anemia para a adequada liberação cirúrgica; e, se necessário, buscar o apoio de outros especialistas.[5] Para ajudar na identificação etiológica inicial, sugerimos a avaliação sequencial disposta na Figura 15.1.

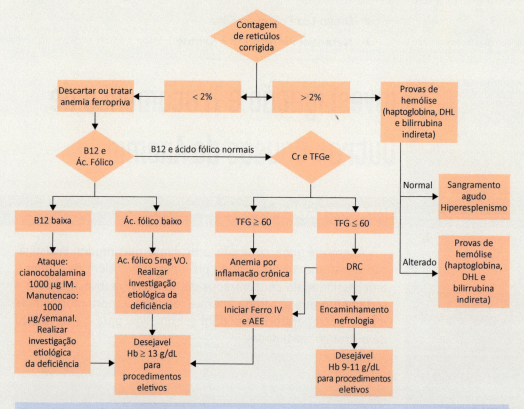

Figura 15.1 ▪ Avaliação inicial da anemia.

AEE: Agente Estimulador de Eritropoetina; Cr: creatinina; DHL: desidrogenase lática; DRC: doença renal crônica; TFGe: taxa de filtração glomerular estimada (mL/min/1,73 m^2).

Fonte: Desenvolvida pela autoria.

DADOS DA LITERATURA

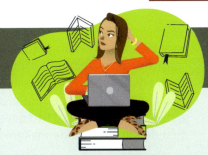

O objetivo deste capítulo é aprimorar a segurança no manejo pré-operatório de causas menos comuns de anemia.

Abordagem etiológica

Anemia por inflamação crônica

A anemia por inflamação crônica (AIC), ou anemia de doença crônica, é caracterizada pela supressão da eritropoiese. Nesse quadro, quedas de hemoglobina não resultam em aumento da eritropoietina. Podemos observar aumento dos marcadores inflamatórios, como ferritina, independentemente de os estoques de ferro estarem depletados (Tabela 15.1). Apesar de esse padrão laboratorial associado à história clínica ser sugestivo de AIC, quando a avaliação da hepcidina está disponível, o diagnóstico torna-se mais preciso. Na AIC, a hepcidina aumenta em resposta às citocinas inflamatórias, sendo que níveis aumentados de hepcidina degradam a ferroportina, o que inibe a absorção de ferro pelo intestino e a liberação de ferro pelos macrófagos e hepatócitos. Consequentemente, existe diminuição da disponibilidade de ferro para a eritropoiese.[3]

Tabela 15.1
Relação dos marcadores inflamatórios e a presença de anemia de doença inflamatória crônica

	Anemia por inflamação crônica (AIC)	AIC associada à anemia ferropriva
Hemoglobina	↓	↓
Ferritina	↑	=
Ferro sérico	↓	↓
Índice de saturação de ferro	= ou ↓	↓
Reticulócitos	↓	↓

Fonte: Desenvolvida pela autoria.

Considerando-se a fisiopatologia da AIC, agentes estimuladores da eritropoiese (AEE) podem ser efetivos no tratamento e, quando administrados, devem ser associados ao uso de ferro intravenoso, independentemente dos níveis de ferro sérico, para compensar o aumento da eritropoiese.[3] Contudo, o uso de AEE tem resultados controversos nos estudos clínicos e seu uso rotineiro não é encorajado para todo tipo de procedimento. A recomendação atual é para grandes cirurgias ortopédicas, nas quais um AEE deve ser administrado no pré-operatório para pacientes com Hb ≤13 g/dL.[6] Ainda assim, seu uso deve ser avaliado frente ao risco de eventos trombóticos quando em vigência de malignidade e de hipertensão descompensada.[7]

Quando indicado, a eritropoetina alfa deve ser iniciada em doses baixas idealmente 3 semanas antes de um procedimento eletivo, 40 mil unidades (300 a 600 unidades/kg) via subcutânea 1 vez por semana, juntamente com ferro endovenoso, sendo que as opções mais comuns no mercado nacional são Noripurum® (sacarato de hidróxido férrico), Ferinject® (carboximaltose férrica) e Monofer® (derisomaltose férrica). Cada dose deve ser precedida de avaliação laboratorial. O início do tratamento deve ser priorizado em razão do potencial benefício de redução de transfusões de hemocomponentes, mas a avaliação conjunta com um hematologista não deve ser preterida.

Anemia na doença renal crônica

A incidência de anemia na doença renal crônica (DRC) aumenta progressivamente conforme ocorre piora da disfunção renal[8] e está relacionada a maior morbimortalidade nesses pacientes.[9] A anemia da DRC é multifatorial e pode ser causada pela diminuição da produção de eritropoietina pelas células intersticiais peritubulares do rim, níveis circulantes mais elevados de inibidores da eritropoetina induzidos pela uremia, menor expectativa de vida dos glóbulos vermelhos e deficiência relativa de ferro.[10]

Assim como na AIC, na DRC, os níveis de ferritina estão aumentados e, por isso, não devem ser considerados indicativos de reservas de ferro adequadas. Contudo, mesmo em vigência de DRC, ferritina < 30 ng/mL (< 30 mg/L) é um forte preditor de deficiência de ferro na medula óssea.[11]

A complexidade do paciente com DRC exigirá o tratamento da anemia por nefrologistas e ou hematologistas. De todo modo, ao receber esses pacientes para procedimentos cirúrgicos, espera-se que eles estejam em uso de ferro via oral (VO) ou intravenosa. Portanto, o ferro permanece como tratamento inicial, associado ou não a AEE. O uso de ferro e AEE está associado à redução da necessidade transfusional.[12]

Valores de hemoglobina entre 9 e 11 g/dL estão adequados para pacientes com anemia de DCR em vigência de tratamento, sendo que a hemoglobina acima de 11 g/dL pode estar associada a piores desfechos.[13]

Anemia megaloblástica

Suspeitamos de anemia megaloblástica quando temos um paciente com uma história de instalação de anemia mais insidiosa, por vezes com alteração neurológica.

Laboratorialmente, encontramos anemia isolada ou pancitopenia, macrocitose (volume corpusclar médio – VCM > 100 fl), contagem corrigida de reticulócitos < 2%, desidrogenase lática aumentada e homocisteína aumentada. As principais causas são deficiência de vitamina B12 e ácido fólico.

A deficiência de cobalamina (vitamina B12) é mais frequente e, além da anemia, pode estar associada a sintomas neurológicos, como parestesias, alteração de marcha e alterações psiquiátricas. Confirmamos o diagnóstico laboratorialmente com a dosagem da vitamina B12, que estará abaixo da referência, e do ácido metilmalônico, que estará elevado. Após a confirmação, deve-se iniciar a reposição de 1.000 µg intramuscular de cianocobalamina, seguida de uma manutenção de 1.000 µg/semanal.[14] A investigação etiológica pode ser feita em um segundo momento, sendo as causas mais comuns são anemia perniciosa, cirurgias bariátricas com *bypass*, ressecção ou inflamação do íleo (p. ex., doença de Crohn, doença celíaca e sobrecrescimento bacteriano) e dieta vegana por tempo prolongado.[15]

O ácido fólico está presente nos vegetais e a sua deficiência é bem menos comum que a da vitamina B12. O quadro hematológico é indistinguível da deficiência de vitamina B12, a principal diferença é que a deficiência de folato não ocasiona sintomas neuropsiquiátricos. Para o diagnóstico, a dosagem do ácido fólico sérico deve estar < 4 ng/mL (porém níveis < 2 ng/mL são mais específicos) e, diferentemente da deficiência de B12, os níveis de ácido metilmalônico estarão normais. As etiologias mais comuns são a deficiência alimentar de frutas e vegetais, alcoolismo, dificuldade de absorção (novamente doença de Crohn e doença celíaca) ou associado com o uso de medicações (metotrexato, fenitoína e carbamazepina são as principais). Para o tratamento, deve-se prescrever ácido fólico 5 mg por VO 1 vez por dia.[16]

Nos dois casos, a liberação cirúrgica dependerÁ da urgência, visto que após o início da reposição, a normalização do hemograma poderá demorar de 4 a 8 semanas (a depender do grau de anemia inicial).

Anemia associada ao hipotireoidismo

Várias doenças endocrinológicas estão associadas com anemia, mas o hipotireoidismo demanda atenção por sua prevalência e necessidade de ser rastreado ativamente. A anemia no hipotireoidismo se instala porque os hormônios tireoidianos estimulam os precursores eritroides e têm ação também indireta no nível de eritropoetina. Esses pacientes costumam manter hemoglobina > 8 g/dL, de característica normocrômica e normocítica, porém não é raro que se apresentem com macrocitose (VCM > 100 fl), sendo importante descartar a associação com anemia megaloblástica.[17] É possível também a associação com anemia ferropriva em mulheres, já que o hipotireoidismo pode resultar em hipermenorreia. O tratamento consiste em reposição adequada com levotiroxina, além de rastreio e reposição de outras deficiências associadas (ferro, ácido fólico e vitamina B12).[18]

Anemias hiperproliferativas

As anemias hiperproliferativas são aquelas em que há adequada produção medular das hemácias, mas, por perda ou destruição, a hemoglobina está baixa. São caracterizadas classicamente por reticulócitos corrigidos > 2%, mas o número absoluto de reticulócitos, se estiver > 100.000/mm³, sugere hiperproliferação.

A partir desse ponto, é necessário saber: o paciente teve um sangramento recente? Se sim, essa será a provável explicação da anemia hiperproliferativa. Nesse caso, os marcadores de hemólise (desidrogenase lática, haptoglobina e bilirrubina indireta) estarão normais. Caso contrário, deve-se proceder à investigação e ao manejo das anemias hemolíticas. Inicialmente, deve-se saber se o paciente já tem histórico de anemia hemolítica crônica, como anemia falciforme e talassemias, casos nos quais ele já será acompanhado por um hematologista, que deve traçar o respectivo planejamento pré-operatório.

Em pacientes com anemia falciforme, alguns cuidados podem ser tomados para se reduzir o risco de complicações no intra e pós-operatório. Em cirurgias de alto risco (cirurgia cardíaca ou neurocirurgia), o objetivo é manter a HbS < 30% para reduzir complicações (isso pode ser alcançado com transfusão de troca ou eritrocitaférese); nas demais cirurgias, manter Hb entre 9 e 10 g/dL é o suficiente.[19] É importante também a fisioterapia respiratória no pré e pós-operatório, que diminui o risco de síndrome torácica aguda.

Em pacientes com talassemia, o objetivo é manter a hemoglobina entre 10 e 11 g/dL.[20] Atenção também deve ser dada às medicações para tratamento, como a hidroxiureia, ácido fólico e os quelantes de ferro, que devem ser mantidos no peri e pós-operatório.

Quando não há diagnóstico crônico firmado, deve-se iniciar a investigação de outras causas de anemia hemolítica e, para isso, é necessário contar com o apoio de um hematologista ou um especialista em clínica médica para a liberação pré-operatória, já que, em alguns casos ,até mesmo a transfusão de concentrado de hemácias pode ser um risco ao paciente.[21]

CAPÍTULO 15 — INVESTIGAÇÃO E TRATAMENTO DE OUTRAS CAUSAS DE ANEMIA

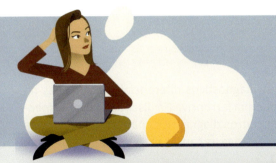

HOT TOPICS

Quadro 15.1

Diagnóstico diferencial das anemias

Diagnóstico diferencial

Exame	Anemia ferropriva	Anemia de doenças crônicas	Talassemias	Anemia sideroblástica
Ferro sérico	Diminuído	Diminuído	Normal	Aumentado
TIBC	Aumentada	Diminuído	Normal	Normal
Ferritina	Diminuída	Normal ou aumentada	Normal ou aumentada	Aumentada
RDW	Aumentado	Normal	Normal	Aumentado
Ferro medular	Ausente	Presente	Presente	Presente

RDW: *red cell distribution width*; TIBC: capacidade total de ligação do ferro (do inglês *total iron-binding capacity*).
Fonte: Desenvolvida pela autoria.

CONCLUSÕES

- O capítulo apresentou os principais diagnósticos diferenciais de anemias no contexto pré-operatório, exceto a anemia ferropriva (já discutida anteriormente). É possível, por vezes, encontrar outros diagnósticos não abordados neste capítulo e, nesse caso, já serão descartadas as causas mais comuns, conforme a avaliação proposta na Figura 15.1.

- A ênfase na individualização do tratamento, considerando fatores como o uso de AEE, ferro intravenoso e terapias específicas para cada condição, ressalta a complexidade do manejo pré-operatório. Destaca-se a necessidade de colaboração entre especialidades, envolvendo anestesiologistas, nefrologistas, hematologistas, cirurgiões e fisioterapeutas, para otimizar a segurança dos pacientes.

- Por fim, o manejo pré-operatório de anemias deve ser personalizado, promovendo melhores resultados, além de evitar a transfusão de hemocomponentes, que, para procedimentos eletivos, não é a solução ideal, considerando-se que o tratamento específico oferece menos riscos e melhores resultados a longo prazo.

REFERÊNCIAS

1. Luo X, Li F, Hu H, Liu B, Zheng S, Yang L, et al. Anemia and perioperative mortality in non-cardiac surgery patients: a secondary analysis based on a single-center retrospective study. BMC Anesthesiol. 2020;20(1):112.
2. Miceli A, Romeo F, Glauber M, De Siena PM, Caputo M, Angelini GD. Preoperative anemia increases mortality and postoperative morbidity after cardiac surgery. J Cardiothorac Surg. 2014;9(1):9050.
3. Warner MA, Shore-Lesserson L, Shander A, Patel SY, Perelman SI, Guinn NR. Perioperative anemia: prevention, diagnosis, and management throughout the spectrum of perioperative care. Anesth Analg. 2020;130(5):1364-80.
4. Shander A, Corwin HL, Meier J, Auerbach M, Bisbe E, Blitz J, et al. Recommendations from the international consensus conference on anemia management in surgical patients (ICCAMS). Ann Surg. 2023;277(4):581-90.
5. Shah A, Acheson A, Sinclair RCF. Perioperative iron deficiency anaemia. BJA Educ. 2023;23(10):372-81.
6. Mueller MM, Van Remoortel H, Meybohm P, Aranko K, Aubron C, Burger R, et al. Patient blood management: Recommendations from the 2018 frankfurt consensus conference. JAMA. 2019;321(10):983.
7. Kei T, Mistry N, Curley G, Pavenski K, Shehata N, Tanzini RM, et al. Efficacy and safety of erythropoietin and iron therapy to reduce red blood cell transfusion in surgical patients: a systematic review and meta-analysis. Can J Anesth Can Anesth. 2019;66(6):716-31.
8. Stauffer ME, Fan T. Prevalence of anemia in chronic kidney disease in the United States. Moura IC (Ed.). PLoS ONE. 2014;9(1):e84943.
9. Collins AJ, Ma JZ, Ebben J. Impact of hematocrit on morbidity and mortality. Semin Nephrol. 2000;20(4):345-9.
10. Babitt JL, Lin HY. Mechanisms of anemia in CKD. J Am Soc Nephrol. 2012;23(10):1631-4.
11. Chapter 1: Diagnosis and evaluation of anemia in CKD. Kidney Int Suppl. 2012;2(4):288-91.
12. Chung EY, Palmer SC, Saglimbene VM, Craig JC, Tonelli M, Strippoli GF. Erythropoiesis-stimulating agents for anaemia in adults with chronic kidney disease: a network meta-analysis. Cochrane Kidney and Transplant Group, editor. Cochrane Database Syst Rev. 2023;2(2):CD010590. doi: 10.1002/14651858.CD010590.pub3.
13. Hayashi T, Maruyama S, Nangaku M, Narita I, Hirakata H, Tanabe K, et al. Darbepoetin alfa in patients with advanced ckd without diabetes: randomized, controlled trial. Clin J Am Soc Nephrol CJASN. 2020;15(5):608-15.
14. Carmel R. How I treat cobalamin (vitamin B12) deficiency. Blood. 2008;112(6):2214-21.
15. Torrez M, Chabot-Richards D, Babu D, Lockhart E, Foucar K. How I investigate acquired megaloblastic anemia. Int J Lab Hematol. 2022;44(2):236-47.
16. Devalia V, Hamilton MS, Molloy AM, et al. Guidelines for the diagnosis and treatment of cobalamin and folate disorders. Br J Haematol. 2014;166(4):496-513.
17. Wopereis DM, Du Puy RS, Van Heemst D, Walsh JP, Bremner A, Bakker SJL, et al. The relation between thyroid function and anemia: a pooled analysis of individual participant data. J Clin endocrinol metab. 2018;103(10):3658-67.
18. Ahmed SS, Mohammed AA. Effects of thyroid dysfunction on hematological parameters: Case controlled study. Ann Med Surg. 2020;57:52-5.
19. Howard J. Sickle cell disease: when and how to transfuse. Hematology. 2016(1):625-31.
20. Staikou C, Stavroulakis E, Karmaniolou I. A narrative review of peri-operative management of patients with thalassaemia. Anaesthesia. 2014;69(5):494-510.
21. Ness PM. How do I encourage clinicians to transfuse mismatched blood to patients with autoimmune hemolytic anemia in urgent situations? Transfusion (Paris). 2006;46(11):1859-62.

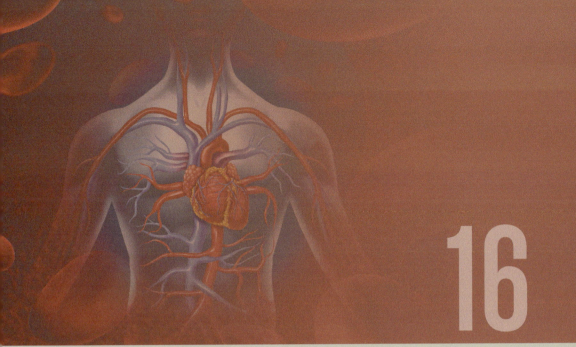

16

AUTORES
- César de Araújo Miranda
- Fábio Vieira de Toledo

Eritropoetina – Indicações e Uso no Paciente Cirúrgico

INTRODUÇÃO

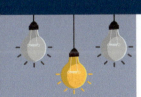

De acordo com estimativas da Organização Mundial de Saúde (OMS), cerca de um terço da população mundial é portadora de algum tipo de anemia e a deficiência de ferro continua sendo a principal causa.[1] Essa estatística é, por si só, impressionante, e torna-se ainda mais preocupante quando se considera que a prevalência de anemia no cenário pré-operatório é ainda maior, podendo chegar a 48%.[1] Além disso, é importante destacar que, uma vez que a principal causa de anemia é nutricional, países em desenvolvimento estão, naturalmente, sujeitos a maior risco de sofrer com essa enfermidade e, portanto, merecem maiores esforços tanto na investigação como no tratamento.

A associação entre anemia pré-operatória e desfechos desfavoráveis, como tempo de internação prolongado, complicações pós-operatórias e até mesmo óbito, foi descrita pela primeira vez em 1970 por Lunn e Elwood.[2] Esse estudo pioneiro lançou luz sobre a importância da avaliação da saúde hematológica dos pacientes antes de procedimentos cirúrgicos. No entanto, embora essa relação entre anemia pré-operatória e desfechos desfavoráveis esteja bem-estabelecida há muito tempo, a instituição de práticas clínicas visando a identificação precoce e a correção da anemia antes da cirurgia ocorreu, paradoxalmente, é recente. Nesse contexto, surgem os agentes estimuladores da eritropoiese (AEE), que são substâncias para impulsionar a formação das células vermelhas sanguíneas. Dessa forma, quando corretamente indicados, podem ser uma estratégia que faz parte de um dos pilares do *patient blood mangement* (PBM) para corrigir a anemia pré-operatória e, portanto, evitar ou diminuir a necessidade de transfusões alogênicas.

IMPORTÂNCIA DO TEMA

Ao se analisar a equação que determina o conteúdo arterial de oxigênio ($CaO_2 = [Hb \times SatO_2 \times 1,34] + [pO_2 \times 0,003]$), fica claro que a fisiologia do transporte de oxigênio é absolutamente dependente das concentrações de hemoglobina (Hb). Em última instância, portanto, é possível concluir que a preservação da oxigenação tecidual depende muito de concentrações normais de hemoglobina. Por essas razões, a anemia perioperatória deve ser tratada como prioridade no preparo dos pacientes cirúrgicos e, nesse sentido, a estimulação da eritropoiese torna-se importante estratégia desse manejo.

A secreção de eritropoietina (EPO) é controlada por um sistema de *feedback* por meio de sensores renais que detectam mudanças na entrega de oxigênio. Assim, quando há diminuição da oferta de oxigênio (anemia ou hipoxemia), os fatores induzidos por hipóxia (HiF-1-α e HiF-1-β) têm sua degradação (hidroxilação) reduzida, melhorando, então, a expressão da eritropoietina (em até cem vezes) e favorecendo a expansão/proliferação eritrocitária (Figura 16.1).

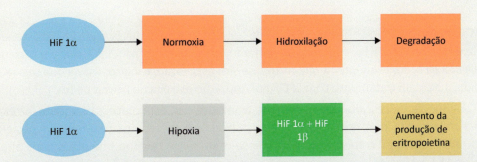

Figura 16.1 ▪ Mecanismo de ação dos fatores induzidos pela hipóxia. Sob condições normais, o HIF-1-α é continuamente expresso, mas hidroxilado e posteriormente degradado. Durante a hipóxia, sua degradação é inibida, o que permite que o HIF-1-α forme um complexo com o HIF-1-β, aumentando, assim, a expressão do gene de transcrição da eritropoietina.[3]

Fonte: Desenvolvida pela autoria.

Desse modo, fica fácil entender que esse mecanismo de *feedback* pode ser prejudicado em diversos pontos, como em doenças renais, deficiências de ferro ou vitaminas e injúrias medulares. Além disso, processos inflamatórios não só reduzem a disponibilidade de ferro em razão do aumento da hepcidina, mas também diminuem a secreção de eritropoietina em função da influência das citocinas inflamatórias.

Em 1983, foi descoberto como produzir sinteticamente em massa a eritropoietina. Dessa forma, começaram a surgir ensaios clínicos em pacientes com insuficiência renal crônica e foi demonstrada a grande eficácia em se evitarem transfusões nesses pacientes, resultando na indicação mais comum da eritropoietina recombinante.

Atualmente, a terapia com eritropoietina vem ganhando popularidade como uma das opções para otimização da anemia pré-operatória. Nos pacientes que serão submetidos à cirurgia eletiva com potencial de grande perda sanguínea, as principais indicações são:

- Anemia decorrentes de doença crônica/inflamação.
- Anemia por deficiência de ferro que não responde ao tratamento convencional.

DADOS DA LITERATURA

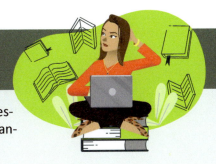

No contexto perioperatório, a EPO vem sendo descrita como uma técnica promissora para "poupar sangue" e foi regulamentada para esse fim em 1996.

A ação da EPO é ágil, elevando os níveis de hematócrito em 2 a 3 dias. Em 7 dias, ocorre um aumento equiparável a uma unidade de concentrado de hemácia e, em 28 dias, o equivalente a cinco unidades é alcançado. Portanto, na terapêutica com EPO, existe o risco de poliglobulia e, consequentemente, trombose. Por essa razão, é indispensável que seja realizada, durante o tratamento com EPO, monitorização estreita dos níveis de Hb.

É importante ressaltar que o risco de trombose não está, necessariamente, atrelado à poliglobulia importante, conforme mostrou uma metanálise realizada em pacientes renais crônicos tratados com EPO; essa metanálise revelou que alvos mais altos de Hb (12 a 15 g/dL), em comparação com alvos menores (9 a 12 g/dL), estavam associados a maior risco de acidente vascular encefálico, hipertensão e trombose.[4] Por essa razão, ao agência norte-americana Food and Drug Administration (FDA) emitiu, em 2007, uma advertência alertando a respeito do uso da EPO e do aumento do risco de eventos tromboembólicos nos pacientes portadores de insuficiência renal crônica e destacando que a segurança da terapêutica com EPO foi validada para os pacientes sob tromboprofilaxia farmacológica. Embora a advertência da FDA tenha se baseado numa população absolutamente distinta da população cirúrgica, o alerta foi suficiente para desencorajar por muito tempo o uso da EPO no manejo da anemia perioperatória.

Existe ainda considerável controvérsia na literatura a respeito do tema. Para se ter uma ideia, nessa mesma advertência da FDA, consta que a EPO não é indicada para os pacientes que serão submetidos a cirurgias cardíacas e vasculares. Porém, hoje existem diversas publicações mostrando os benefícios da EPO nos mais variados tipos de procedimentos cirúrgicos, inclusive nas cirurgias cardíacas. Em uma dessas publicações, foi demonstrado que uma única dose de EPO antes de cirurgias cardíacas valvares era eficaz em reduzir o risco de transfusão.[5] Do mesmo modo, uma revisão sistemática de 2019, mostrou que houve diminuição da necessidade de transfusão alogênica em cirurgias cardíacas e ortopédicas com a utilização pré-operatória de EPO em comparação ao placebo, sugerindo reconsiderar as restrições ao uso nas cirurgias cardíacas por considerar que uma ferramenta para otimização eritrocitária deveria ser utilizada rotineiramente num cenário com enorme risco de sangramento e transfusão.[6]

Embora o risco de trombose cause muita preocupação, o tratamento no cenário pré-operatório tem, quando bem indicado e conduzido, poucos riscos, pois é realizado por um curto período e em pacientes sem contraindicações (Quadro 16.1). Soma-se a isso, o fato de os programas de aceleração da recuperação pós-operatória ocorrida na última década terem reduzido sobremaneira os riscos de desenvolvimento de trombose.[6]

É inegável que o uso de EPO reduz o risco de transfusão, conforme mostraram diversas revisões sistemáticas recentes, como a realizada por Kaufner et al., que revelaram que a administração de eritropoietina associada ao ferro, no pré-operatório de cirurgias não cardíacas, reduziu a necessidade de transfusão de hemácias e aumentou a concentração de Hb antes da cirurgia, em comparação com placebo ou tratamento-padrão (incluindo a administração de ferro); com nível moderado de evidência.[8]

Quadro 16.1
Contraindicações ao uso da EPO.[7]
História prévia de evento vascular trombótico (nos últimos 6 meses)
História anterior de convulsão
Hipertensão não controlada (PAS > 160 mmHg, PAD > 90 mmHg)
Fatores de risco que predispõem à TVP pré-operatória (p. ex., imobilidade)
Estados de doença hipercoagulável (p. ex., anticoagulante lúpico positivo)
Diagnóstico/tratamento do câncer (nos últimos 3 anos). Não é absoluto, deve-se considerar cada paciente individualmente, monitorando-se os níveis de Hb

EPO: secreção de eritropoietina; PAS: pressão arterial sistólica; PAD: pressão arterial diastólica; TVP: trombose venosa profunda; Hb: hemoglobina.

Fonte: Adaptado de Ralley FE, 2014.

Porém, é fundamental destacar que não há evidência que suporte o uso da EPO em todos os pacientes anêmicos que serão submetidos a cirurgias eletivas. Assim, é prudente, antes de cogitar a administração de EPO, realizar avaliação clínica e testes laboratoriais (contagem de reticulócitos, ferro sérico, ferritina e saturação da transferrina, níveis de B12 e ácido fólico) para identificar outras causas de anemia. Essa prudência deve ser ainda maior para os pacientes portadores de insuficiência renal crônica ou malignidade. Dessa forma, considerando-se os riscos de trombose e as controvérsias, convém destacar que o Patient Blood Management Recomendations From the 2018 Frankfurt Consensus Conference orientou que a suplementação de ferro, associada à utilização de EPO por curto período, deveria ser feita somente para os pacientes a serem submetidos a cirurgias ortopédicas de grande porte e com Hb < 13 g/dL, pois considerou que o benefício da redução de transfusão é muito pequeno frente ao risco de eventos tromboembólicos ameaçadores à vida.[9] Essa orientação é bastante conservadora e, embora existam recomendações discordantes dessa visão, é conveniente destacá-la não com o intuito de limitar o uso da EPO, mas para evitar seu uso indiscriminado.

Portanto, a persistência das controvérsias faz com que a indicação da terapêutica com EPO seja bastante criteriosa, principalmente se considerarmos que a maioria das anemias é tratável, se houver tempo hábil, com uma terapêutica bem mais simples, que é a suplementação de ferro.

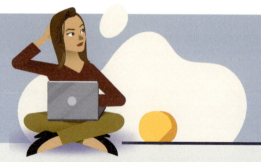

HOT TOPICS

A variedade de esquemas terapêuticos perioperatórios com EPO é tão grande que alguns autores classificam a terapêutica na qual os pacientes recebem menos de 80 mil UI, como terapêutica de baixa dosagem; e como terapêutica de alta dosagem quando os pacientes recebem mais de 80 mil UI. São descritos a seguir alguns esquemas utilizados, sendo o item 1 a recomendação da bula da EPO e os demais, esquemas diversos relatados em revisões sistemáticas:[10,11]

1. 100 a 150 UI/kg, 3 vezes por semana, por 3 semanas.
2. Uma dose subcutânea semanal de 600 UI/kg por 3 semanas (dose máxima total de 126 mil UI/ paciente de 70 kg).
3. 300 UI/kg subcutaneamente durante 10 dias.
4. Duas doses de 40 mil UI (uma por semana) pré-operatoriamente.

CONCLUSÕES

- Não usar de forma rotineira a EPO para pacientes anêmicos no pré-operatório de cirurgias eletivas.
- Indicada para os pacientes anêmicos com deficiência de ferro que não respondem ao tratamento habitual, ou para os pacientes portadores de anemia da doença crônica, que serão submetidos à cirurgia eletiva com alto potencial de sangramento (> 500 mL).
- A administração da EPO deve incluir reposição de ferro e suplementação de complexo B para otimizar e garantir substratos para a eritropoiese que será acelerada.

REFERÊNCIAS

1. Muñoz M, Gómez-Ramírez S, Campos A, Ruiz J, Liumbruno GM. Pre-operative anaemia: Prevalence, consequences and approaches to management. Blood Transfus. 2015;13(3):370-9.
2. Lunn JN, Elwood PC. Anaemia and surgery. Br Med J. 1970;3(5714):71-3.
3. Sonia SN, George S, Shahi SR, Ali Z, Abaza A, Jamil A, et al. An overview of safety and efficacy between hypoxia-inducible factor-prolyl-hydroxylase inhibitors and erythropoietin-stimulating agents in treating anemia in chronic kidney disease patients. Cureus. 2023;15(7):e42045.
4. 4 Palmer SC, Navaneethan SD, Craig JC, Johnson DW, Tonelli M, Garg AX, et al. Meta-analysis: Erythropoiesis-stimulating agents in patients with chronic kidney disease. Ann Intern Med. 2010;153(1):23-33.
5. Young-Chul Y, Jae-Kwang S, Jong-Chan K, Youn-Yi J, Jong-Hoon L, Young-Lan K. Effect of single recombinant human erythropoietin injection on transfusion requirements in preoperatively anemic patients undergoing valvular heart surgery. Anesthesiology. 2011;115:929-37.
6. Cho BC, Serini J, Zorrilla-Vaca A, Scott MJ, Gehrie EA, Frank SM, et al. Impact of preoperative erythropoietin on allogeneic blood transfusions in surgical patients: results from a systematic review and meta-analysis. Anesth Analg. 2019;128(5):981-92.
7. Ralley FE: Erythropoietin and intravenous iron in PBM. Transfus Apher Sci. 2014;50(1):16-9.
8. Kaufner L, Von Heymann C, Henkelmann A, Pace NL, Weibel S, Kranke P, et al. Erythropoietin plus iron versus control treatment including placebo or iron for preoperative anaemic adults undergoing non-cardiac surgery. Cochrane Database Syst Rev. 2020;13;8(8):CD012451.
9. Mueller MM, Van Remoortel H, Meybohm P, Aranko K, Aubron C, Burger R, et al. Patient blood management: recommendations from the 2018 frankfurt consensus conference. JAMA. 2019;321(10):983-97.
10. Anvisa. Eritropoietina/consulta bula de remédio. China: Shenyang Sunshine Pharmaceutical. [2024 Fev. 22]. Disponível em: http://consultas.anvisa.gov.br/#/bulario/q/?nomeProduto=ERITROPOIETINA.
11. Kei T, Mistry N, Curley G, Pavenski K, Shehata N, Tanzini RM, et al. Efficacy and safety of erythropoietin and iron therapy to reduce red blood cell transfusion in surgical patients: a systematic review and meta-analysis. Can J Anaesth. 2019;66(6):716-31.

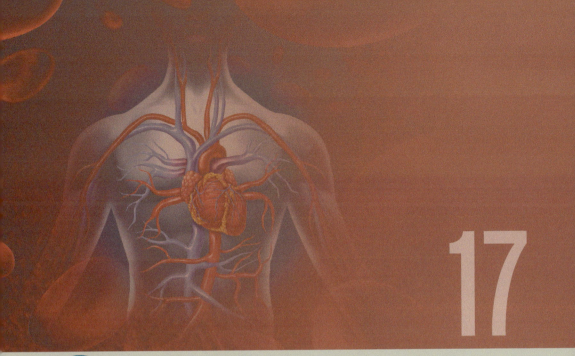

17

AUTORES

- Liana Maria Tôrres de Araújo Azi
- Luis Vicente Garcia

Patient Blood Management Reposição de Ferro – Indicações e Uso

INTRODUÇÃO

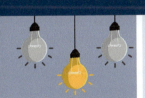

Segundo dados da Organização Mundial de Saúde (OMS), a anemia é uma epidemia mundial que afeta entre 1,95 e 2,36 bilhões de pessoas, o que corresponde a algo entre 25% e 30% da população mundial. Desse número, estima-se que de 1,24 a 1,46 bilhão tenham deficiência de ferro (50% a 60%), tornando a anemia por deficiência de ferro (ADFe) a maior causa isolada de anemia. Além disso, entre 0,98 e 1,18 bilhão de pessoas apresentam deficiência isolada de micronutrientes, principalmente de ferro, sem ainda manifestar a anemia (deficiência de ferro sem anemia).[1]

A ADFe representa a fase avançada da deficiência de ferro e manifesta-se pela presença de anemia com características hipocrômicas e microcíticas. Isso decorre da escassez de ferro necessário para sustentar a eritropoiese, ou seja, para a produção diária de aproximadamente 200 bilhões de eritrócitos e a síntese adequada de hemoglobina (Hb).[2,3]

Neste capítulo, serão abordados os aspectos clínicos relacionados à carência de ferro no organismo e como o médico, seja clínico, hematologista, anestesiologista ou cirurgião, pode intervir, no perioperatório, para otimização do paciente cirúrgico.

IMPORTÂNCIA DO TEMA

Principais causas da deficiência de ferro

A quantidade total de ferro no organismo varia entre 4 e 5 g, com cerca de 65% do ferro do corpo estando na hemoglobina. Entre 15% e 30% encontram-se armazenados para uso futuro, principalmente no sistema reticuloendotelial e nas células parenquimatosas do fígado, sobretudo na forma de ferritina.[4] Quando a ingestão de ferro é insuficiente para atender às necessidades do corpo ou para compensar as perdas fisiológicas ou patológicas, as reservas de ferro no organismo se esgotam.[5]

A deficiência de ferro pode ser absoluta ou funcional. Deficiência absoluta ocorre quando as reservas de ferro são insuficientes para suprir as necessidades, como, por exemplo, em crianças ou gestantes. A deficiência funcional acontece quando as reservas de ferro no corpo estão adequadas, mas o ferro não pode ser utilizado para a eritropoiese por estar retido nas células.[6] A deficiência de ferro, especialmente nos pacientes cirúrgicos, é multifatorial e pode corresponder ao perfil do paciente por aumento da necessidade desse micronutriente, aumento da respectiva perda ou do consumo, à diminuição da sua oferta ou a problemas relativos à sua absorção (Quadro 17.1).

Quadro 17.1			
Principais causas da deficiência de ferro em pacientes cirúrgicos.			
Aumento da necessidade de ferro	Aumento da perda ou do consumo de ferro	Diminuição da oferta de ferro	Diminuição absorção de ferro
Crianças Gestantes	Hemorragia Hemólise IV Medicamentos Doação de sangue Iatrogência	Dieta: ■ Carência alimentar ■ Dietas vegana/ vegetariana	Gastroplastia/ gastrectomia Ressecção intestinal Infecção por *H. pylori* Gastrite atrófica Medicamentos

Fonte: Desenvolvido pela autoria.

Uma das causas mais comuns para a deficiência funcional de ferro é a chamada "anemia da doença crônica", presente nos processos inflamatórios crônicos,[7] como na doença inflamatória intestinal, na doença renal crônica (dialítica ou não)[8] e na insuficiência cardíaca crônica.[4] O motivo para a anemia nos processos inflamatórios crônicos é o aumento da concentração plasmática da hepcidina (hormônio hepático) estimulado pelas citocinas pró-inflamatórias. A hepcidina é o principal regulador do ferro corporal, pois controla as principais vias de transporte e a disponibilidade de ferro no corpo e os seus níveis plasmáticos são ajustados conforme a concentração de ferro no plasma e a quantidade de ferro nos reservatórios. Ela se liga à ferroportina, que está presente na membrana basolateral do enterócito e nos macrófagos e é a única proteína transportadora do ferro celular para a corrente sanguínea. A atuação da ferroportina é regulada pela concentração de outra proteína, chamada hepcidina. A hepcidina causa invaginação da ferroportina para o intracelular e sua subsequente destruição. Isso inibe a liberação de ferro... para a corrente sanguínea. Dessa forma, o ferro fica retido nos enterócitos e é, também, sequestrado nos macrófagos responsáveis por destruir os glóbulos vermelhos senescentes e reciclar seu ferro. Assim, o processo inflamatório e o resultante aumento da concentração de hepcidina provocam retenção de ferro no intracelular e, consequentemente, níveis reduzidos de ferro circulante. Com a diminuição do ferro circulante, há redução na saturação da transferrina, a proteína transportadora de ferro responsável pelo fornecimento para todos os órgãos (Figura 17.1).[4,7]

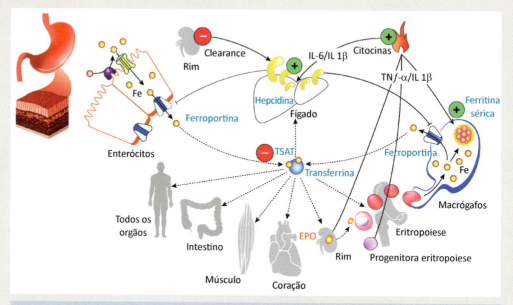

Figura 17.1 ▪ Fisiopatologia da deficiência de ferro em inflamações crônicas. Os sinais (+) e (-) representam aumento ou diminuição, respectivamente.

EPO: eritropoetina; IL: interleucina; TNF: fator de necrose tumoral; TSAT: saturação de transferrina.
Fonte: Adaptada de Cappellini MD, et al., 2017.

Reposição de ferro – formulações orais

Pacientes com ADFe podem se beneficiar da terapia oral com ferro desde que haja um período razoável (de, no mínimo, 4 a 6 semanas) antes da cirurgia para adequada reposição, haja tolerância à sua administração, ausência de contraindicações a esta e não haja sangramento ativo ou condição inflamatória presente.[9]

A dose e a frequência de administração dos suplementos de ferro variam de acordo com a gravidade da deficiência de ferro e as necessidades individuais de cada paciente. Cada uma dessas formas de ferro tem sua própria biodisponibilidade e seu perfil de absorção, o que pode influenciar na escolha do suplemento de ferro adequado para um paciente específico. Doses baixas e únicas diárias ou em dias intercalados parecem apresentar melhores resultados que doses altas tanto na efetividade (menor ação inibitória da hepcidina) como na aceitabilidade por parte do paciente, quando comparados aos resultados de recomendações anteriores de fracionamento das doses em várias vezes ao dia. Atualmente, recomendam-se doses de 40 a 50 mg por dia ou de 80 a 100 mg de ferro elementar em dias alternados.[10] É importante notar que essa é a dose de ferro elementar e que deve ser convertida para a apresentação escolhida. Eles se apresentam como sais ferrosos (p. ex., o sulfato ou o fumarato ferroso), compostos nos quais o ferro está na forma ferrosa (Fe^{2+}), ou como sais férricos (p. ex., glicinato ou o bisglicinato férrico), que contêm ferro na forma férrica (Fe^{3+}). Os sais ferrosos devem ser administrados pelo menos 30 minutos antes de uma refeição ou entre as refeições, já os sais férricos podem ser administrados durante ou após as refeições. Pela flexibilização e possibilidade de incremento da dose de maneira gradativa, a apresentação em gotas pode ser mais útil. A dose diária de ferro elementar não deve ultrapassar 200 mg.[10,11]

A administração de ferro por via oral (VO) ainda é a terapia mais utilizada no tratamento da ADFe e o composto de ferro mais frequentemente utilizado em suplementos orais é o sulfato ferroso ($FeSO_4$), que é a forma do ferro mais facilmente absorvida pelo trato gastrointestinal. No entanto, em casos específicos, nos quais a terapia oral não é suficiente para restaurar os níveis normais de hemoglobina ou repor os depósitos de ferro (inefetividade), quando o ferro oral é mal aceito devido à intolerância gástrica provocada, ou em casos cirúrgicos, em que há um tempo limitado até o procedimento, a administração de ferro por via intravenosa (IV) é uma alternativa eficaz, segura e aconselhável, que deve ser ponderada.[12-16] As principais indicações para o uso parenteral da terapia com ferro estão listadas no Quadro 17.2.

Quadro 17.2
Principais indicações para o uso parenteral da terapia com ferro.
Intolerância ao ferro por via oral, determinada pela ocorrência de eventos adversos que levaram ao abandono do tratamento
Resposta terapêutica mais rápida, sobretudo em pacientes em programação de cirurgia eletiva de médio a grande porte, cujo intervalo entre o tratamento e o procedimento cirúrgico seja de pelo menos 3 semanas
Situações especiais, como programas de autotransfusão de pré-depósito, questões religiosas (pacientes Testemunhas de Jeová)
Resposta insatisfatória com o ferro por via oral, geralmente por mal-absorção, como na gastroplastia redutora ou gastrectomia, doença gastrintestinal inflamatória crônica, doença celíaca e gastrite atrófica autoimune ou anemia da doença crônica
Situações de hemorragia recorrente (gastrointestinal, ginecológica), nas quais a quantidade de ferro absorvida por via oral não é suficiente para atender a demanda proveniente da perda excessiva de ferro secundária ao sangramento
Anemia ferropriva grave (Hb < 8 $g.dL^{-1}$) em paciente hemodinamicamente estável, com o objetivo de se obter resposta terapêutica mais rápida e diminuir o risco da necessidade de transfusão de hemácias
Anemia moderada a grave em gestantes (a partir do 2º trimestre), pós-parto ou puerpério, principalmente quando há necessidade de rápida recuperação, minimizando eventual necessidade de transfusão de hemácias

(Continuação)

Quadro 17.2
Principais indicações para o uso parenteral da terapia com ferro. (*Continuação*)

Normalização mais rápida dos estoques de ferro, evitando o uso prolongado da terapia por via oral e seus efeitos adversos

Pacientes com doença renal crônica não dialítica com ferritina sérica < 100 ng.mL^{-1} ou em diálise com ferritina sérica < 200 ng.mL^{-1} a fim de assegurar e otimizar a resposta à administração de agente estimulador da eritropoiese

Fonte: Reproduzido com autorização de Cançado *et al.*, 2010.

Reposição de ferro – formulações parenterais

A suplementação endovenosa de ferro apresenta excelente biodisponibilidade e é usualmente bem tolerada. As apresentações comerciais disponíveis no Brasil para administração endovenosa são descritas a seguir.

Ferro sacarato

O sacarato de hidróxido férrico é a opção para tratamento com ferro por via parenteral mais antiga comercializada no Brasil e é bastante conhecido pelo nome comercial Noripurum®. Também está aprovado nos Estados Unidos e em vários países da Europa e América Latina. Ele é composto por ferro trivalente (Fe3$^+$) e sacarose, em um complexo coloidal macromolecular. O ligante desse complexo é, portanto, a sacarose (um dissacarídeo), e não o dextran (polissacarídeo), o que resulta em um potencial reduzido de reações de hipersensibilidade (menos de 1/100.000 infusões). Por conter um composto de carboidratos no local da apoferritina, ele evita as propriedades antigênicas que a ferritina possui, quando é administrada por via parenteral.[17]

O ferro trivalente do complexo de sacarato de hidróxido férrico liga-se à transferrina, sem alteração de valência. Parte dele é armazenada como ferro de depósito (ferritina), enquanto outra parte é usada na produção de hemoglobina, mioglobina e enzimas que contêm ferro. A administração intravenosa permite utilização imediata do ferro, o que é particularmente relevante nos casos de anemias graves. Um estudo clínico realizado com pacientes anêmicos e não anêmicos, usando complexo de sacarato de hidróxido férrico marcado com 59Fe, mostrou que após 5 e 10 dias, respectivamente, 50% e 80% da dose administrada foi incorporada aos eritrócitos.[17]

O volume de distribuição do compartimento central após a injeção intravenosa de 100 mg de ferro (1 ampola) está bem correlacionado ao volume sérico, que é de cerca de 3 L. O volume de distribuição no estado de equilíbrio é de aproximadamente 8 L, indicando uma baixa distribuição do ferro nos fluidos corporais. A eliminação renal do ferro nas primeiras 4 horas após a injeção é inferior a 5% da depuração total. Após 24 horas, os níveis de ferro retornam aos valores pré-infusão, e cerca de 75% da dose de sacarose é excretada.[17]

Devido às suas características, já amplamente estudadas, e ao seu baixo custo quando comparado às demais opções disponíveis no Brasil, o ferro sacarose tornou-se o tratamento mais frequentemente utilizado para anemia ferropriva nos pacientes com doença renal crônica e em várias especialidades médicas, incluindo Ginecologia e Obstetrícia, Cirurgia, Gastroenterologia e Hematologia. Não se sabe ao certo se o complexo de sacarato de hidróxido férrico atravessa a barreira placentária. Encontra-se na categoria B de risco na gravidez. O ferro que normalmente atravessa a barreira placentária está ligado à transferrina, enquanto o que passa para o leite materno está ligado à lactoferrina.[17]

O ferro sacarato está disponível em ampolas contendo 2 mL e 100 mg de ferro elementar para uso intramuscular (IM) e em ampolas contendo 5 mL e 100 mg de ferro elementar para uso endovenoso, que devem ser diluídas exclusivamente em solução salina a 0,9% em razão da possibilidade de precipitação e/ou interação com outras soluções e medicamentos. A dose para adultos e idosos é de 5 a 10 mL (100 a 200 mg de ferro), de uma a três vezes/semana, dependendo do nível da hemoglobina. Nas crianças, a dose é de 3 mg.kg^{-1}. Em casos excepcionais, segundo o fabricante,[17] é possível administrar até 500 mg, diluídos em 500 mL de solução salina 0,9%, administrados em no mínimo 210 minutos, com dose única tolerada de 7 mg.kg^{-1}. A velocidade de infusão recomendada para a dose de 200 mg (10 mL) é de 30 minutos.[17]

A reação adversa mais comum é a disgeusia, que pode ocorrer em até 4,5 eventos para cada 100 administrações.[17]

Carboximaltose férrica

A solução de carboximaltose férrica contém ferro estável na forma de um complexo não dextrano com núcleo de hidróxido férrico polinuclear. A estrutura desse núcleo é semelhante à da ferritina (proteína fisiológica de armazenamento de ferro).[18]

A apresentação dessa medicação é em frasco-ampolas de 50 mg.mL^{-1}, contendo 10 mL (500 mg), sob o nome comercial Ferinject®. A posologia varia de acordo com os níveis de hemoglobina, sendo que a dose recomendada para um paciente de 70 Kg com níveis de hemoglobina > 10g.dL^{-1} é de 1.000 mg. Essa dose pode ser administrada, segundo o fabricante, em bólus de, no mínimo 15 minutos, podendo também ser diluída em solução salina 0,9%.[18]

O volume de distribuição do compartimento central é o plasmático. É metabolizado pelo sistema reticuloendotelial do baço, medula óssea e fígado e tem meia-vida de eliminação de 7 a 12 horas. Os dados sobre sua utilização nas gestantes são limitados, não sendo recomendada a administração, especialmente no 1º trimestre, pois, em estudos experimentais, o ferro da carboximatose pode atravessar a barreira placentária e prejudicar o desenvolvimento esquelético do feto, caso administrado em doses altas. Se necessário, e após avaliação do risco-benefício (categoria B), a administração da carboximaltose férrica venosa deve ser restrita aos 2º e 3º trimestres.[18]

O tratamento com carboximaltose resulta na maturação de células precursoras de eritrócitos, à medida que o ferro se torna disponível, o que é evidenciado pelo aumento da contagem de reticulócitos. Nos pacientes adultos com ADFe, quando comparada a dose única de até 1.000 mg de carboximaltose venosa versus 6 a 12 semanas de $FeSO_4$ oral em doses de aproximadamente 200 mg.dia^{-1}, em diferentes cenários (doença inflamatória intestinal,[19] anemia pós-parto,[20] doença renal crônica),[21] a carboximaltose foi mais eficaz na correção da anemia, apresentando nível máximo da capacidade de reticulócitos após a 2ª semana.

Quando investigada a eficácia do tratamento no dia anterior à cirurgia em 505 pacientes com anemia ou deficiência isolada de ferro, submetidos à cirurgia cardíaca eletiva e randomizados para receber placebo ou tratamento combinado de 20 mg/kg de carboximaltose férrica, 40 mil U de eritropoietina alfa subcutânea, 1 mg de vitamina B12 subcutânea e 5 mg de ácido fólico oral, concluiu-se que o tratamento combinado ultracurto foi efetivo em aumentar a concentração de hemoglobina, a contagem de reticulócitos e o teor de hemoglobina reticulocitária nos primeiros 7 dias e reduziu transfusões de hemocomponentes durante os primeiros 7 dias e até o dia 90 pós-operatório.[22]

Derisomaltose Férrica

A apresentação dessa medicação é em solução para infusão de 100 mg/mL em embalagem contendo 1 frasco-ampola de 5 mL ou 10 mL, sob o nome comercial Monofer®.[23]

A administração intravenosa de uma ou duas doses de derisomaltose férrica demonstrou ser mais eficaz do que a sacarose de ferro em induzir uma resposta bioquímica mais rápida e significativa, resultando em aumento notável na concentração de hemoglobina. Outra vantagem sobre a sacarose de ferro é a necessidade de menor quantidade de administrações e um período de tratamento mais curto.[24]

Essa solução injetável consiste em partículas de ferro-carboidratos esferoidais fortemente ligadas, proporcionando uma liberação controlada e lenta de ferro biodisponível. Sua formulação é composta por derisomaltose férrica e apresenta uma estrutura de matriz com camadas alternadas de hidróxido férrico e carboidrato derisomaltose. Diferente de outros complexos de ferro endovenoso, como ferro dextrano e carboximaltose férrica, a derisomaltose férrica tem uma estrutura semelhante à ferritina, sugerida para proteger contra a toxicidade do ferro inorgânico não ligado (Fe III). Essa forma de ferro não iônico solúvel em água, com pH entre 5 e 7, evidencia uma resposta terapêutica apropriada traduzida pelo aumento da contagem de reticulócitos nos dias subsequentes à sua administração. A lenta liberação do ferro biodisponível também se reflete na ferritina sérica, que atinge o pico em alguns dias e retorna gradualmente ao valor basal após algumas semanas.[23,24]

Os custos de aquisição das formulações mais recentes, como a derisomaltose férrica (isomaltosídeo férrico-1.000) e a carboximaltose férrica, são consideravelmente mais altos do que os do ferro sacarato. No entanto, essas novas formulações intravenosas de ferro permitem a administração rápida de grandes doses únicas (superiores a 1.000 mg), facilitando a reposição pré-operatória de ferro de forma rápida e precisa. Essas vantagens podem claramente superar os custos de aquisição mais altos, sugerindo que as novas formulações intravenosas de ferro são uma ferramenta valiosa para o tratamento eficiente e econômico da deficiência de ferro em várias áreas terapêuticas, incluindo a perioperatória.[9]

Outras formulações e apresentações

A administração de ferro por vias IM ou subcutânea (SC) não é atualmente recomendada.[2,25] Outros compostos, além dos já descritos, estão disponíveis no mundo.

O ferro dextran é uma solução de oxi-hidróxido férrico com dextran, utilizada por via intravenosa ou intramuscular. Na década de 1980, foi o principal medicamento intravenoso para o tratamento da deficiência de ferro, mas apresentava o risco de acarretar choque anafilático devido à reação com o anticorpo específico para dextran. Sua administração necessitava de um teste preliminar e de pré-medicação para evitar eventos desfavoráveis. As reações locais incluíam dor e hiperpigmentação da pele após administração IM. Por via intravenosa, o risco mais significativo era o de reação anafilática grave, que poderia ser até fatal. Reações tardias, como febre e mal-estar, também ocorriam. O ferro dextran passa em pequena quantidade para o leito materno, mas a amamentação não está proibida por esse motivo. Existe uma variante de ferro dextran que apresenta baixo peso molecular e que parece ser mais segura. Em virtude dos riscos associados ao ferro dextran, outros compostos de ferro intravenosos, como ferro gluconato, ferro sacarato e carboximaltose férrica, foram desenvolvidos desde a década de 1990.[15]

O ferro gluconato é um composto que compartilha o núcleo de hidróxido de ferro com o ferro dextran, mas utiliza o gluconato para estabilizar e solubilizar o composto. Por causa disso, as taxas de reações anafiláticas graves e reações tardias com esse complexo são muito baixas, cerca de 0,04% e 0,4%, respectivamente. Numerosos estudos têm demonstrado a eficácia e a segurança do ferro gluconato em diferentes cenários, incluindo o tratamento da anemia nos pacientes sob hemodiálise, nos pacientes com câncer e nos pacientes graves internados nas unidades de terapia intensiva (UTI).[25] Esse produto está aprovado para uso nos Estados Unidos e na Europa, mas não está disponível no Brasil.

Cálculo da dose de ferro para reposição

Existem várias fórmulas e diretrizes médicas desenvolvidas para calcular a dosagem apropriada de ferro para reposição, dependendo da situação clínica do paciente. A posologia deverá ser determinada de forma individual, de acordo com a necessidade total de ferro, levando-se em conta a intensidade da deficiência de ferro (déficit total de ferro em mg), a concentração inicial da hemoglobina, o peso do paciente (em quilos), a reserva necessária de ferro (calculada com base no volume corpuscular médio [VCM] e na capacidade total de ligação do ferro [CTLF]) e outros parâmetros clínicos.[17] A dosagem exata e a fórmula utilizada podem variar de acordo com as diretrizes e práticas clínicas em diferentes regiões e instituições de saúde.

Uma das maneiras mais conhecidas para o cálculo é a realizada por meio da utilização da fórmula de Ganzoni (mostrada a seguir), usada para calcular a dose de ferro terapêutico nos pacientes com anemia ferropriva.[26]

Fórmula para cálculo da necessidade de reposição de ferro venoso:

$$\text{Dose de ferro total (mg)} =$$
$$\text{Peso (kg)} \times [\text{Hb alvo} - \text{Hb atual (g.dL}^{-1})] \times 2,4 + 500 \text{ mg}$$

Fonte: Adaptada de Ganzoni AM, 1970.

DADOS DA LITERATURA

Caracterização da deficiência de ferro

A carência de ferro pode ser assintomática ou manifestar sintomas mesmo na ausência de anemia. Os sintomas são inespecíficos e incluem palidez, cansaço, falta de concentração, irritabilidade, apatia, letargia, tontura e até cefaleia.[5] O comportamento compulsivo de consumir materiais que podem ou não ser alimentos, como terra, pedras, cabelos, bem como amidos ou sorvete, pode ser um sintoma observado nos pacientes com deficiência de ferro. Os sinais também não são característicos, como glossite, alopecia, ressecamento de pele e unhas em forma de colher. A deficiência de ferro e a anemia também podem exacerbar os sintomas e piorar o prognóstico de condições médicas, incluindo insuficiência cardíaca e doença cardíaca isquêmica. A anemia ferropriva grave está diretamente relacionada à necessidade de transfusões sanguíneas e pode ser causa de instabilidade hemodinâmica.[2,5,6]

Estando a carência de ferro diretamente relacionada a piores desfechos (aumento de infecção, falência renal) e aumento de mortalidade, a intervenção pré-operatória, com reposição dos estoques de ferro e a correção dos níveis hematimétricos, caso haja anemia, é fundamental.[6]

Do ponto de vista laboratorial, a caracterização e o manejo dos diversos tipos de anemia, incluindo a ADFe no perioperatório, estão bem descritos no algoritmo para manejo da anemia perioperatória[27] e no consenso internacional para manejo da anemia nos pacientes cirúrgicos.[16] Uma adaptação dessas recomendações, no caso de pacientes que serão submetidos a cirurgias com perda sanguínea estimada > 500-1000 mL, está apresentada na Figura 17.2.

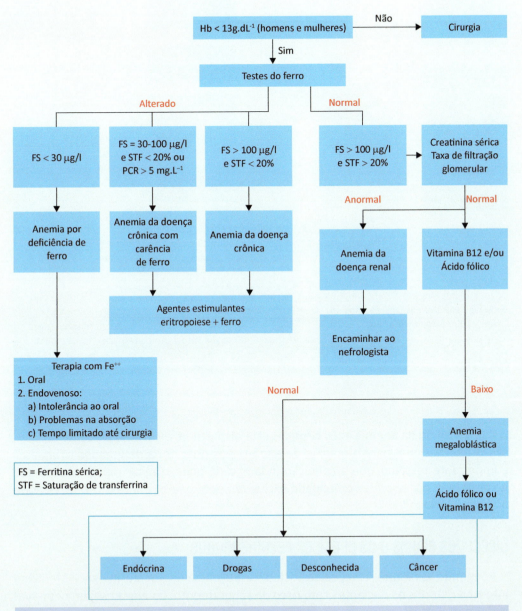

Figura 17.2 ■ Algoritmo para classificação da anemia perioperatória.
Fonte: Traduzida e adaptada de Muñoz, *et al.*, 2017.

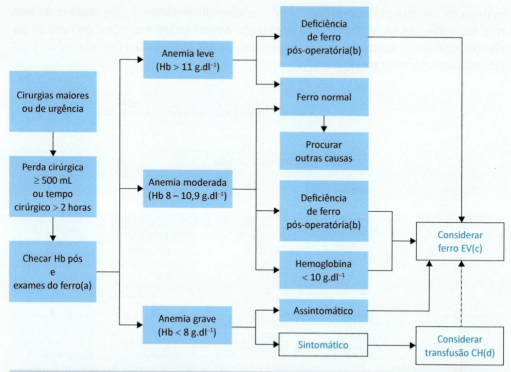

Figura 17.3 ■ Algoritmo para manejo da anemia pós-operatória de grandes cirurgias. (a) Sempre que possível, solicitar exames do ferro em até 24h no pós-operatório, caso não tenha sido realizado na avaliação pré-operatória. Avaliar Hb por 3-4 dias no pós-operatório. (b) Caracterizada por uma ferritina pós-operatória < 100 μg/l ou por uma ferritina < 300 μg/l e saturação de transferrina < 20% ou contagem de reticulócitos < 2. (c) De acordo com as doses já discutidas (fórmula de Ganzoni). (d) Transfundir uma unidade por vez e considerar suplementação com ferro endovenoso após transfusão.

EV: endovenoso; CH: concentrado de hemácias
Fonte: Adaptada de Muñoz, et al., 2019.

Já o manejo da anemia após cirurgias está disposto no algoritmo presente no Consenso Internacional para o manejo da anemia pós-operatória de grandes cirurgias.[28] É importante ressaltar que a condição inflamatória pós-cirúrgica impede a absorção do ferro oral, por isso é recomendado exclusivamente o ferro endovenoso no período pós-operatório.[16,28]

Diretrizes atuais e as práticas recomendadas

Segundo as recomendações da Sociedade Europeia de Anestesiologia e Medicina Intensiva,[29] todos os pacientes com risco de sangramento devem ser sejam bem-avaliados antes da cirurgia para permitir correção (1B) e, se a anemia estiver presente, é recomendada a identificação da causa (1C). Para pacientes não oncológicos com

CAPÍTULO 17 · *PATIENT BLOOD MANAGEMENT* REPOSIÇÃO DE FERRO – INDICAÇÕES E USO · **189**

anemia pré-operatória e que serão submetidos a cirurgias maiores (perda sanguínea prevista acima de 1.000 mL), recomenda-se adiar a cirurgia até que a anemia seja devidamente tratada (1A). Nessa Diretriz, a ADFe deve ser tratada com suplementação de ferro (1A), e o ferro endovenoso, no contexto da anemia perioperatória, deve ser preferencialmente indicado em relação ao ferro oral (1C). Sugere-se (recomendação 2C) que se aguardem de **1 a 2 semanas para a realização de cirurgias nos pacientes que receberam ferro endovenoso** para tratamento da anemia, e de **3 a 8 semanas nos pacientes tratados com ferro oral**. No entanto, a estratégia de se administrar ferro endovenoso, eritropoetina subcutânea, ácido fólico oral e vitamina B12 subcutânea na véspera da cirurgia nos pacientes anêmicos ou com deficiência de ferro sem anemia reduziu a taxa de transfusão de glóbulos vermelhos nos primeiros 7 dias após cirurgia cardíaca.[22]

Eventos adversos

A hipofosfatemia é um efeito colateral observado com a terapia venosa com ferro.[30,31] Metanálise comparando sua incidência após administração de carboximaltose férrica ou de isomaltose/derisomaltose férrica encontrou maior frequência com a carboximaltose. As taxas de hipofosfatemia variaram de 0% a 92,1% para carboximaltose férrica, de 0% a 40% para ferro sucrose, 0,4% para ferumoxytol e 0% para ferro dextran de baixo peso molecular.[31] Em outra metanálise, em estudos clínicos, 47% dos pacientes tratados com carboximaltose férrica desenvolveram hipofosfatemia em comparação com apenas 4% dos pacientes que receberam isomaltose/derisomaltose férrica. A hipofosfatemia foi transitória na maior parte dos pacientes, com tempo médio para recuperação entre 40 e 80 dias, mas em 45% dos pacientes tratados com carboximaltose, ela persistiu por até 3 meses após o tratamento. Fatores de risco incluíram baixos níveis iniciais de ferritina sérica e de saturação de transferrina e função renal normal uma vez que a função renal comprometida impacta diretamente na taxa de eliminação do fosfato.[30] Os estudos controlados descreveram a hipofosfatemia como "assintomática" ou não relataram outras sequelas associadas, sendo que ela foi mais frequente nos pacientes com anemia ferropriva causada por sangramento uterino anormal e menos frequente nas gestantes.[30,31]

Embora o mecanismo da gênese da hipofosfatemia após administração intravenosa de ferro ainda não seja completamente compreendido, a literatura sugere que certas preparações parenterais possam aumentar a excreção fracionada de fosfato na urina por meio da modulação do metabolismo intracelular do fator de crescimento de fibroblastos 23 (FGF23), que tem como função aumentar a excreção de fósforo pelos rins e inibir a forma ativa da vitamina D (calcitriol). Apesar das sugestões de estudos mais antigos de que a hipofosfatemia possa ocorrer devido à maior captação intracelular de fosfato coincidente com o aumento da eritropoiese, estudos recentes não demonstraram uma correlação significativa entre a eritropoiese (avaliada pelo aumento na hemoglobina) ou a dose total de ferro e as taxas de hipofosfatemia.[31]

O quadro clínico dos pacientes com hipofosfatemia aguda foi principalmente fadiga;[30,31] alguns destes, submetidos a doses repetidas, desenvolveram hipofosfatemia crônica associada, inclusive, com osteomalacia e deformidades ósseas. Embora a hipofosfatemia tenha sido revertida em todos os casos, os pacientes acometidos tiveram de interromper a terapia com ferro venoso e necessitaram de suplementação de fosfato e de calcitriol durante semanas.[31]

Contraindicações ao uso do ferro endovenoso

São consideradas contraindicações ao uso do ferro endovenoso as situações de sobrecarga de ferro, como a hemocromatose e a hemossiderose, além da hipersensibilidade conhecida/suspeita ao subtipo do ferro presente em qualquer uma de suas apresentações ou a qualquer um dos seus excipientes. Além disso, distúrbios na eritropoiese, hipoplasia de medula e anemias não ferropênicas, como a anemia megaloblástica, a hemolítica ou a falciforme pura não respondem positivamente à administração de ferro. Da mesma forma, distúrbios da utilização do ferro, como a talassemia, a anemia sideroblástica, as anemias provocadas por intoxicação por chumbo e a porfiria cutânea tardia também não se beneficiam com a terapia com ferro.[17,18,23]

A hipersensibilidade, embora rara, pode ser fatal.[32] Todos os tipos de ferro venoso apresentam algum risco de reação de hipersensibilidade, embora os benefícios se sobreponham aos riscos quando o ferro oral é insuficiente ou mal tolerado, segundo a Agência Médica Europeia.[33] Os principais fatores de risco estão relacionados a rápida infusão, múltiplas alergias medicamentosas ou atopia grave, doença inflamatória sistêmica ou reação prévia à infusão de ferro.[34] Ela está diretamente relacionada com a apresentação química do composto, sendo mais frequente com as apresentações ligadas ao dextran, pelas razões anteriormente relatadas.[15]

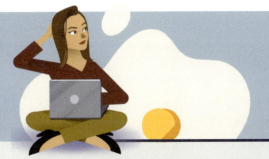

HOT TOPICS

- A anemia afeta entre 25% e 30% da população mundial, com a ADFe sendo a principal causa isolada de anemia, atingindo 50% a 60% das pessoas com deficiência de ferro. A ADFe se manifesta como anemia hipocrômica e microcítica em virtude da escassez de ferro necessário para a produção adequada de hemoglobina.

- A terapia oral com ferro, desde que bem tolerada pelo paciente e haja um período mínimo entre 4 e 6 semanas antes do procedimento, pode ser adequada para reposição. Preferir doses menores e apenas uma vez/dia (40 a 50 mg) ou doses maiores, em dias alternados (80 a 100 mg). Formulações em gotas podem ajudar na tolerabilidade gástrica por permitir incremento lento e contínuo. Doses administradas de forma fracionada, várias vezes durante um dia, não são recomendadas atualmente.

- Quando há baixa tolerabilidade ou contraindicações ao ferro oral, tempo reduzido até o procedimento cirúrgico, sangramento ativo ou condição inflamatória subjacente, a terapia endovenosa será preferível à oral, podendo ser realizada com ferro sacarato (máximo de 200 mg.dose^{-1}, 1 a 3 vezes/semana), carboximaltose férrica ou derisomaltose férrica (máximo de 1.000 mg.dose^{-1}, dose única ou no máximo 1 vez/semana).

- O uso dessas formulações mais recentes de ferro intravenoso (carboximaltose ou derisomaltose) para tratar a anemia pré-operatória é seguro, econômico e mais eficiente do que o tratamento oral. Além disso, elas são mais convenientes para o paciente por necessitarem de menos punções venosas e menos visitas ao hospital.

- A administração de ferro pela via endovenosa pode produzir hipofosfatemia (relativamente frequente) e reações de hipersensibilidade (muito raramente).

- São contraindicações ao uso do ferro os casos de sobrecarga (hemocromatose e hemossiderose), distúrbios na eritropoiese, hipoplasia de medula, anemias não ferropênicas (megaloblástica, hemolítica, falciforme pura) e condições como talassemia, anemia sideroblástica, intoxicação por chumbo e porfiria cutânea tardia por não responderem positivamente à administração de ferro. A hipersensibilidade é rara, mas pode ser fatal, sendo mais comum com apresentações químicas ligadas ao dextran.

CONCLUSÕES

- A anemia por carência de ferro é a forma de anemia mais comum no mundo, independentemente do sexo e da faixa etária, estando em torno de 25% a 30%.
- Atualmente, no Brasil, diversas formulações orais e endovenosas estão disponíveis, sendo as endovenosas preferencialmente recomendadas nos casos de intolerância ou resposta insatisfatória ao ferro VO por qualquer motivo ou, ainda, quando há necessidade de resposta terapêutica pré-operatória mais rápida.
- É essencial que o anestesiologista esteja atento para o adequado reconhecimento dos pacientes com ADFe no consultório pré-anestésico o mais cedo possível para que haja uma avaliação detalhada e que a melhor tomada de decisões, de forma compartilhada, seja realizada.

REFERÊNCIAS

1. WHO. The urgent need to implement patient blood management: policy brief. 2021.
2. Auerbach M, Adamson JW. How we diagnose and treat iron deficiency anemia. Am J Hematol. 2016;91(1):31-8.
3. Camaschella C, Nai A, Silvestri L. Iron metabolism and iron disorders revisited in the hepcidin era. Haematologica. 2020;105(2):260-72.
4. Cappellini MD, Comin-Colet J, de Francisco A, Dignass A, Doehner W, Lam CS, et al. Iron deficiency across chronic inflammatory conditions: international expert opinion on definition, diagnosis, and management. Am J Hematol. 2017;92(10):1068-78.
5. Camaschella C. Review Series iron metabolism and its disorders Iron deciency. 2019;143(7). [2024 Fev. 22]. Disponível em: www.bloodjournal.org.
6. Pasricha SR, Tye-Din J, Muckenthaler MU, Swinkels DW. Iron deficiency. Lancet. 2021;397(10270):233-48.
7. Elstrott B, Khan L, Olson S, Raghunathan V, DeLoughery T, Shatzel JJ. The role of iron repletion in adult iron deficiency anemia and other diseases. Eur J Haematol. 2020;104(3):153-61.
8. Gafter-Gvili A, Schechter A, Rozen-Zvi B. Iron deficiency anemia in chronic kidney disease. Acta Haematol. 2019;142(1):44-50.
9. Muñoz M, Gómez-Ramírez S, Kozek-Langeneker S, Shander A, Richards T, Pavía J, et al. "Fit to fly": overcoming barriers to preoperative haemoglobin optimization in surgical patients. British Journal of Anaesthesia. 2015;115(1):15-24.
10. Stoffel NU, Zeder C, Brittenham GM, Moretti D, Zimmermann MB. Iron absorption from supplements is greater with alternate day than with consecutive day dosing in iron-deficient anemic women. Haematologica. 2020;105(5):1232-9.

CAPÍTULO 17 *PATIENT BLOOD MANAGEMENT* REPOSIÇÃO DE FERRO – INDICAÇÕES E USO

11. Garrido-Martín P, Nassar-Mansur MI, De La Llana-Ducrós R, Virgos-Aller TM, Fortunez PMR, Ávalos-Pinto R, et al. The effect of intravenous and oral iron administration on perioperative anaemia and transfusion requirements in patients undergoing elective cardiac surgery: a randomized clinical trial. Interact Cardiovasc Thorac Surg. 2012;15(6):1013-8.

12. Abeysiri S, Chau M, Richards T. Perioperative anemia management. Semin Thromb Hemost. 2020;46(1):8-16.

13. Shander A, Kaufman M, Goodnough LT. How i treat series anemia how i treat anemia in the perisurgical setting. Blood. 2020;136(7):814-22.

14. Gómez-Ramírez S, Bisbe E, Shander A, Spahn DR, Muñoz M. Management of perioperative iron deficiency anemia. Acta Haematol. 2019;142(1):21-9.

15. Cançado RD, Lobo C, Friedrich JR. Tratamento da anemia ferropriva com ferro por via parenteral. Revista Brasileira de Hematologia e Hemoterapia. 2010;32(2):121-8.

16. Shander A, Corwin HL, Meier J, Auerbach M, Bisbe E, Blitz J, et al. Recommendations from the international consensus conference on anemia management in surgical patients (ICCAMS). Ann Surg. 2022;277(4):581-90.

17. Anvisa. NORIPURUM ® EV/consulta bula de remédio. Blanver farmoquimica. [2024 Fev. 22]. Disponível em: https://consultas.anvisa.gov.br/#/genericos/q/?nomeProduto=NORIPURUM%20%C2%AE%20EV.

18. Anvisa. FERINJECT®/consulta bula de remédio. Blanver farmoquimica. [2024 Fev. 22]. Disponível em: https://consultas.anvisa.gov.br/#/genericos/q/?nomeProduto=FERINJECT.

19. Kulnigg S, Stoinov S, Simanenkov V, Dudar LV, Karnafel W, Garcia LC, et al. A novel intravenous iron formulation for treatment of anemia in inflammatory bowel disease: the ferric carboxymaltose (FERINJECT) randomized controlled trial. Am J Gastroenterol. 2008;103(5):1182-92.

20. Seid MH, Derman RJ, Baker JB, Banach W, Goldberg C, Rogers R. Ferric carboxymaltose injection in the treatment of postpartum iron deficiency anemia: a randomized controlled clinical trial. Am J Obstet Gynecol. 2008;199(4):435.e1-e7.

21. Tagboto S, Cropper L, Turner J, Pugh-Clarke K. The efficacy of a single dose of intravenous ferric carboxymaltose (Ferinject) on anaemia in a pre-dialysis population of chronic kidney disease patients. J Ren Care. 2009;35(1):18-23.

22. Spahn DR, Schoenrath F, Spahn GH, Seifert B, Stein P, Theusinger OM, et al. Effect of ultra--short-term treatment of patients with iron deficiency or anaemia undergoing cardiac surgery: a prospective randomised trial. Lancet. 2019;393(10187):2201-12.

23. Anvisa. Monofer (derisomaltose férrica)/consulta bula de remédio. PFIZER Brasil. [2024 Fev. 22]. Disponível em: https://consultas.anvisa.gov.br/#/genericos/q/?nomeProduto=Monofer.

24. Auerbach M, Henry D, Derman RJ, Achebe MM, Thomsen LL, Glaspy J. A prospective, multi-center, randomized comparison of iron isomaltoside 1000 versus iron sucrose in patients with iron deficiency anemia; the FERWON-IDA trial. Am J Hematol. 2019;94(9):1007-14.

25. Ng O, Keeler BD, Mishra A, Simpson A, Neal K, Brookes MJ, et al. Iron therapy for pre-operative anaemia. Cochrane Database Syst Rev. 2015;12(12):CD011588.

26. Ganzoni AM. [Intravenous iron-dextran: therapeutic and experimental possibilities]. Schweiz Med Wochenschr. 1970;100(7):301-3.

27. Muñoz M, Acheson AG, Auerbach M, Besser M, Habler O, Kehlet H, et al. International consensus statement on the peri-operative management of anaemia and iron deficiency. Anaesthesia. 2017;72(2):233-47.

28. Muñoz M, Acheson AG, Bisbe E, Butcher A, Gómez-Ramírez S, Khalafallah AA, et al. An international consensus statement on the management of postoperative anaemia after major surgical procedures. Anaesthesia. 2018;73(11):1418-31.

29.

30. Kietaibl S, Ahmed A, Afshari A, Albaladejo P, Aldecoa C, Barauskas G, et al. Management of severe peri-operative bleeding: guidelines from the european society of anaesthesiology and intensive care. Eur J Anaesthesiol. 2023;40(4):226-304.

31. Schaefer B, Tobiasch M, Viveiros A, Tilg H, Kennedy NA, Wolf M, et al. Hypophosphataemia after treatment of iron deficiency with intravenous ferric carboxymaltose or iron isomaltoside-a systematic review and meta-analysis. Br J Clin Pharmacol. 2021;87(5):2256-73.

32. Glaspy JA, Lim-Watson MZ, Libre MA, Karkare SS, Hadker N, Bajic-Lucas A, et al. Hypophosphatemia associated with intravenous iron therapies for iron deficiency anemia: a systematic literature review. Ther Clin Risk Manag. 2020;16:245-59.

33. Rampton D, Folkersen J, Fishbane S, Hedenus M, Howaldt S, Locatelli F, et al. Hypersensitivity reactions to intravenous iron: guidance for risk minimization and management. Haematologica. 2014;99(11):1671-6.

34. European Medicines Agency. New recommendations to manage risk of allergic reactions with intravenous iron-containing medicines. 2013. [2024 Fev. 22]. Disponível em: www.ema.europa.eu.

35. Arastu AH, Elstrott BK, Martens KL, Cohen JL, Oakes MH, Rub ZT, et al. Analysis of adverse events and intravenous iron infusion formulations in adults with and without prior infusion reactions. JAMA Netw Open. 2022;5(3):e224488.

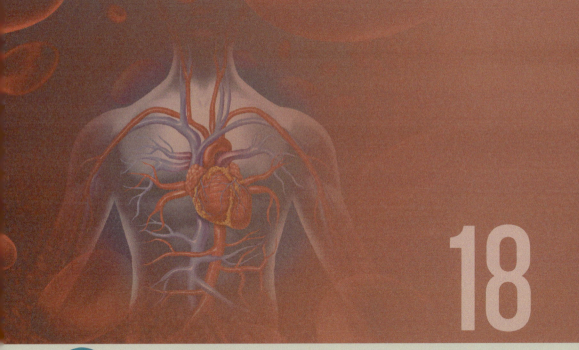

18

AUTORES

- Ana Amélia Ramalho Claudino e Batista
- André Fernandes Silva
- Demétrius Lucius Sales Costa
- Roseny dos Reis Rodrigues

Patient Blood Management – Uso de Antifibrinolíticos

INTRODUÇÃO

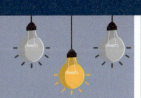

A perda sanguínea perioperatória exige atenção do anestesiologista, apesar das inovações na terapia transfusional. A literatura médica atualizada aponta o uso de antifibrinolíticos como terapêutica adjuvante no manejo do sangramento por reduzir transfusão alogênica sem aumento de eventos trombóticos associados e, por essa propriedade, exerce papel no conceito de *patient blood management* (PBM), especialmente no 2º pilar.

O uso desses fármacos, como o ácido tranexâmico (ATX) e o ácido aminocaproico (EACA), está bem difundido em diversos cenários cirúrgicos, tais como trauma, obstetrícia, ortopedia, tratamento cirúrgico de queimados e cirurgia cardíaca.

O ATX e o EACA são derivados sintéticos do aminoácido lisina que inibe a fibrinólise, ligando-se de forma reversível e com alta afinidade aos sítios de lisina no plasminogênio. Assim, qualquer uma dessas drogas ocupará os receptores da lisina antes da ocorrência da interação do plasminogênio e da plasmina com os monômeros de fibrina, impossibilitando a clivagem da fibrina mesmo na presença de plasmina. A plasmina e o plasminogênio também estimulam a resposta inflamatória ao ativar monócitos e a consequente produção de citocinas. Embora a relação do ácido tranexâmico em afetar esse processo não esteja esclarecida, a expressão de vários genes pró-inflamatórios é alterada no organismo após sua administração, diminuindo a intensidade da síndrome da resposta inflamatória sistêmica e subsequente necessidade de aminas.[1]

Sobre a sua farmacologia, o ATX tem concentrações plasmáticas terapêuticas entre 5 e 10 mg/L, sendo que somente 3% se encontram ligados a proteínas, predominantemente ao plasminogênio. Sua via de excreção predominante é renal, com meia-vida de eliminação de cerca de 80 minutos. Ele atravessa a barreira hematoencefálica e placentária. Seu uso não altera o coagulograma, e sua ação sobre a fibrinólise pode ser avaliada por meio de testes viscoelásticos.[2]

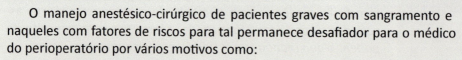

IMPORTÂNCIA DO TEMA

O manejo anestésico-cirúrgico de pacientes graves com sangramento e naqueles com fatores de riscos para tal permanece desafiador para o médico do perioperatório por vários motivos como:

1. A instabilidade pelo sangramento gera choque e disfunções orgânicas se este não for habilmente revertido em tempo hábil.
2. Agravamento de disfunções orgânicas preexistentes.
3. Aumento da necessidade reposição volêmica e suas consequências danosas.

4. Aumento da necessidade de transfusão.
5. Complicações relacionadas à transfusão.

Estratégias para redução da morbimortalidade e complicações relacionadas à perda sanguínea são frequentemente alvo de estudos. Nesse contexto, os antifibrinolíticos surgem como ferramentas para redução na necessidade de hemotransfusão.

DADOS DA LITERATURA

Eventos adversos associados ao uso de produtos hemocomponentes aumentam a morbimortalidade, a ocorrência de complicações infecciosas, além de gerar elevação do custo. Nesse cenário, o uso de antifibrinolíticos tem emergido como opção adjuvante hemostática, entre eles o ácido tranexâmico e o amainocaproico.

O maior número de evidências com antifibrinolíticos foi alcançado com o ATX e, por conta disso, será o foco deste capítulo.

O uso de ácido tranexâmico ganhou maior notoriedade, principalmente após a publicação de estudos de relevante significância: CRASH 2;[3] WOMAN;[4] MATTERs;[5] ATACAS;[6] ULTRA[7]; e, mais recentemente, o CRASH 3.[8]

O CRASH 2 avaliou os desfechos da administração precoce (até 3 horas do evento traumático) de ácido tranexâmico (ATX) em pacientes adultos vítimas de trauma grave com sangramento. As avaliações de desfechos foram quanto à necessidade de hemotransfusão, morte e ocorrência de eventos vasculares agudos. O achado evidenciado foi uma mortalidade por todas as causas significativamente reduzida (14,5% do grupo do ácido tranexâmico *versus* 16% do grupo do placebo; risco relativo 0,91, p = 0,0035). O risco de morte devido a sangramento foi menor (4,9% vs. 5,7%; risco relativo 0,85, IC 95%, p = 0,0077). Todavia, não houve diferença estatística significativa na necessidade de transfusão sanguínea (grupo que usou ATX 50,4%, placebo 51,3%, RR 0,98, IC 95%, p < 0,21) e complicações tromboembólicas (fatais e não fatais) entre os grupos (ATX 1,7%, placebo 2%, RR 0,85%, IC 95%, p < 0,084).[3]

No cenário da obstetrícia, o *The WOMAN Trial* evidenciou redução de mortes por sangramento em mulheres acima de 16 anos com hemorragia pós-parto (HPP)[4]. A HPP foi definida como perda sanguínea acima de 500 mL por via vaginal ou 1.000 mL, ou mais, via cesariana em até 24 horas do parto ou qualquer perda sanguínea capaz de gerar instabilidade hemodinâmica. Foram avaliadas 20.060 pacientes com hemorragia vigente, sendo 10.051 delas de forma randômica, administrando-se 1 g endovenoso de ácido tranexâmico, enquanto em outras 10.009 pacientes, fez-se placebo; ambas as condutas adicionadas ao tratamento usual já adotado.

Observou-se redução significativa no número de mortes por sangramento no primeiro grupo (1,5% vs. 1,9%, RR 0,81, 95% CI 0,65 -1,00; p = 0,045), principalmente quando administrado ácido tranexâmico até 3 horas pós-nascimento (89 [1,2%] no grupo do ATX vs. 127 [1,7%] no grupo placebo (RR 0,69, 95% CI 0,52-0,91; p = 0,008); observado-se também redução de laparotomia para controle de sangramento no primeiro grupo 82 [0,8% grupo ATX vs. 127 [1,3%] placebo; RR 0·64, 95% CI 0,49-0,85; p = 0,002). Entre aquelas que necessitaram de hemotransfusão, o número de unidades requeridas não diferiu entre os grupos. Em adição, a proporção de óbitos por tromboembolismo pulmonar, falência de órgãos, sepse, eclâmpsia e outras causas não diferiram significativamente ao se usar placebo ou ATX, assim como a ocorrência de eventos tromboembólicos.[4]

O *military application of tranexamic acid in trauma emergency resuscitation* (MATTERs), estudo de análise observacional retrospectiva em ambiente militar, comparou o uso de ATX isolado e associado à transfusão de hemácias.[5] Foram avaliados 896 indivíduos. Destes, 293 (32,7%) receberam 1 g de ATX intravenoso 1 hora pós-trauma, enquanto 603 não receberam o ácido tranexâmico. A administração de 10 ou mais bolsas de hemoconcentrado em 24 horas foi considerada transfusão maciça e os pacientes que as receberam foram realocados em uso associado (125) ou não de ácido tranexâmico (196). Atribuiu-se menor mortalidade àqueles em uso de ATX (17,4% vs. 23,9%, p = 0,03), mesmo com indivíduos mais intensamente traumatizados (*Injury Severity Score* 25,2 vs. 22,5, p < 0,001). O benefício foi maior naqueles que receberam transfusão maciça (14,4% vs. 28,1%, p = 0,004), em que ATX, independentemente, foi associado a maior sobrevivência (*odds ratio* = 7,228, 95% IC, 3.016-17.322) e menor coagulopatia (p < 0,003).

No cenário de traumas militares, a mortalidade intra-hospitalar foi de 20,2% quando se usou ATX, e 13,8% para quando não se usou (OR 1,44, 95% IC 0,85-2,43, p = 0,18). Já no cenário do trauma civil, a administração de ATX foi associada à mortalidade intra-hospitalar de 15%, e o controle de 17% (OR = 0,69, 95% IC 0,51-0,93, p = 0,02). Quando analisados os estudos controlados randomizados, a significância estatística na redução da mortalidade intra-hospitalar mediante o uso de ATX foi maior, 14,3% comparados a 15,7% (OR 0,89, 95% IC 0,83-0,96, p = 0,003).[6-8]

O CRASH[36], estudo randomizado e controlado por placebo com 12.737 adultos portadores de traumatismo cranioencefálico (TCE), pesquisou pacientes tratados dentro de 3 horas após a lesão e o risco de morte relacionada ao TCE foi de 18,5% no grupo do ácido tranexâmico *versus* 19,8% no grupo do placebo (855 vs. 892 eventos; razão de risco [RR] 0,94 [IC 95% 0,86-1,02]). Houve uma redução significativa no risco de mortalidade relacionada a TCE quando o ácido tranexâmico foi administrado dentro de

CAPÍTULO 18   *PATIENT BLOOD MANAGEMENT* – USO DE ANTIFIBRINOLÍTICOS   **199**

3 horas após a lesão em pacientes com TCE leve a moderado (RR 0,78 [IC 95% 0,64-0,95]), mas não em pacientes com TCE grave (0,99 [0,91-1,07]).Foram incluídos nessa avaliação adultos com injúria cerebral aguda até 3 horas do ocorrido e escore de coma de Glasgow de 12 ou menos, ou qualquer sangramento intracraniano na tomografia e ausência de sangramento extracraniano. O tratamento precoce foi mais efetivo que o tardio nesse mesmo grupo (p = 0,005), mas sem diferença significativa em trauma grave (*Glasgow Score* [GS] de 3 e pupilas não reativas bilateralmente).

O ATACAS,[9] estudo multicêntrico duplo-cego, randomizou pacientes aleatoriamente que estavam programados para serem submetidos à cirurgia coronariana e estavam em risco de complicações perioperatórias para receber aspirina ou placebo e ácido tranexâmico ou placebo. O desfecho primário foi um composto de morte e complicações trombóticas (infarto do miocárdio não fatal, acidente vascular cerebral, embolia pulmonar, insuficiência renal ou infarto intestinal) dentro de 30 dias após a cirurgia. Cerca de 4.662 pacientes que foram inscritos e deram consentimento, dos quais 4.631 foram submetidos à cirurgia e tinham dados de resultados disponíveis; 2.311 foram alocados para o grupo do ácido tranexâmico e 2.320 para o grupo do placebo. Eventos primários são conceituados como morte e eventos tromboembólicos. Tais eventos ocorreram em 386 pacientes (16,7%) no primeiro grupo e em 420 pacientes (18,1%) do grupo placebo (risco relativo de 0,92, intervalo de confiança 95%, 0,81 até 1,05, p = 0,22). O número de bolsas transfundidas de produtos sanguíneos durante a hospitalização foi de 4.331 unidades no grupo do ATX, e 7.994 unidades no grupo placebo (P < 0,001). Hemorragia significativa ou tamponamento cardíaco gerando reoperação ocorreram em 1,4% dos pacientes em uso do ácido tranexâmico e em 2,8% dos pacientes do grupo placebo (P < 0,001); convulsões ocorreram em 0,7% e 0,1% respectivamente. Mais uma vez, o ATX reduziu sangramento, em comparação ao placebo, sem aumentar o risco de morte ou de complicações tromboembólicas, apesar de ter demonstrado maior incidência de convulsões pós-operatórias com dose dependente (0,7 em comparação ao placebo 0,1, RR 2,13, intervalo de confiança 95%, 1,77 a 68,7, p = 0,002). Esses efeitos se devem, provavelmente, à antagonização dos receptores GABA pelo ácido e pela semelhança estrutural entre o ácido e o canal de cloro dos receptores de glicina, aumentando a excitabilidade neuronal. A ocorrência de convulsões também está associada a doses maiores ou iguais a 100 mg/kg ou 15 mg/kg/h, e velocidade de infusão maior a 50 mg/min.[10]

No estudo ULTRA,[10] estudo multicêntrico, prospectivo, randomizado, controlado e aberto, pacientes adultos com hemorragia subaracnóidea espontânea comprovada por tomografia de crânio (TC) em 8 centros de tratamento e 16 hospitais de referência na Holanda foram aleatoriamente designados para tratamento com ácido tranexâmico além de cuidados como de costume (grupo ácido tranexâmico) ou apenas cuidados habituais (grupo controle). O ácido tranexâmico foi iniciado imediatamente após o diagnóstico no hospital atual (bólus de 1 g, seguido de infusão contínua de 1 g a cada

8 horas, encerrada imediatamente antes do tratamento do aneurisma ou 24 horas após o início da medicação, o que ocorrer primeiro). O desfecho primário foi o desfecho clínico aos 6 meses, avaliado pela escala de Rankin modificada, dicotomizada em desfecho clínico bom (0 a 3) ou ruim (4 a 6). De 955 pacientes, um total de 480 pacientes foram randomizados para receber ácido tranexâmico e 475 pacientes para o grupo controle. Na análise de intenção de tratar, foi observado bom resultado clínico em 287 (60%) dos 475 pacientes no grupo do ácido tranexâmico e 300 (64%) dos 470 pacientes no grupo de controle (*odds ratio* ajustado pelo centro de tratamento 0,86, IC 95% 0,66-1,12). O ressangramento após a randomização e antes do tratamento do aneurisma ocorreu em 49 (10%) pacientes no tratamento com ácido tranexâmico e em 66 (14%) pacientes no grupo-controle (*odds ratio* 0,71, IC 95% 0,48-1,04). Os eventos adversos graves foram comparáveis entre os grupos. Os autores concluíram que pacientes com hemorragia subaracnóidea comprovada por TC, presumivelmente causada por ruptura de aneurisma, o tratamento ultraprecoce e de curto prazo com ácido tranexâmico não melhorou o resultado clínico aos 6 meses, conforme medido pela escala de Rankin modificada.

Evidências mostram que o uso de ATX reduziu a perda sanguínea pós operatória de correção de craniosinostose. O ATX reduziu a perda sanguínea pós-operatória em 18 mL kg-1 (intervalo de confiança de 95% 8,9) e a perda sanguínea total de uma média de 52 mL kg-1 (desvio-padrão [DP]; 20) mL kg-1 para 28 (14) mL kg-1 (p < 0,001). As transfusões intraoperatórias de glóbulos vermelhos (RBC) e plasma fresco congelado (FFP) foram reduzidas no grupo de tratamento de 14,0 (5,2) mL kg-1 de hemácias para 8,2 (5,1) mL kg-1 (p = 0,01) e de FFP 13,0 (6,3) mL kg-1 a 7,8 (5,9) mL kg-1 (P = 0,03). A mediana de transfusão de hemácias pós-operatória foi de 5 (intervalo interquartil [IQR] 0 a 6) mL kg-1 no grupo placebo e 0 (0-5,7) mL kg-1 no grupo ATX.[11] Os autores concluíram que o tratamento combinado intra e pós-operatório com ácido tranexâmico reduziu a perda sanguínea pós-operatória e, em geral, e as necessidades de transfusão.

A eficácia e a segurança do uso de ATX em pacientes idosos submetidos à correção cirúrgica de fratura intertrocantérica foi avaliada em metanálise. A conclusão foi de que a perda sanguínea foi menor do que no grupo-controle (diferença absoluta 172,83, 95% CI -241,43 a -104,23; p < 0,00001). A taxa de transfusão intra e pós-operatória com administração de ATX foi de 34,4% (91/264), enquanto para o controle foi de 49,27% (136/276), com risco relativo de 0,71 (95% CI 0,52 para 0,97; p < 0,03). A incidência geral de eventos trombóticos foi de 6,43% (17/264) no grupo que usou ATX, e de 7,63% (21/275) no grupo-controle, sem diferença significativa (RR 0,84, 95% IC 0,46-1,54; p = 0,57).[12]

No contexto ortopédico, uma metanálise identificou 73 *trials* controlados randomizados incluindo 4.174 pacientes que fizeram uso de ATX, e 2.779 controles submetidos a cirurgias ortopédicas de grande potencial hemorrágico. A incidência total de tromboembolismo foi de 2,1% para o primeiro grupo e 2,1% para o controle, sem significância estatística.[13]

CAPÍTULO 18 *PATIENT BLOOD MANAGEMENT* – USO DE ANTIFIBRINOLÍTICOS **201**

Hepatopatias graves envolvem alterações hemostáticas frequentes, devido à redução de proteínas pró e anticoagulantes, disfunção plaquetária derivada de anormalidades na síntese de tromboxano A_2 e na glicoproteína Ib, além de sequestro plaquetário. As alterações na função plaquetária são reduzidas por aumento da concentração de fator de von Willebrand, resultante da deficiência da síntese hepática de protease ADAMTS 13. Deficiência relativa de inibidor da ativação do plasminogênio (PAI-1 e 2) reduz o *clearence* do ativador do plasminogênio tecidual, aumentando o potencial fibrinolítico. A redução do inibidor de fibrinólise ativado pela trombina e alfa dois antiplasmina também contribui para isso. O uso de antifibrinolíticos pode ser útil, por exemplo, na fase de reperfusão do fígado doador no transplante hepático, em que a hiperfibrinólise pode ocorrer por liberação exacerbada de t-PA na circulação. Cenários que requerem maior atenção ao uso de ATX seriam os cirróticos, nos quais o balanço entre pró e anticoagulação é fino e sensível, podendo ser alterado, principalmente, na resposta inflamatória perioperatória.[14]

Revisão sistemática recente demonstrou redução da perda sanguínea estimada e na taxa de transfusão em pacientes submetidos a intervenções cirúrgicas prostáticas associadas à administração de ATX e sem diferença estatisticamente relevante na incidência de trombose venosa profunda, nem embolia pulmonar.[15] Já outra metanálise, apesar de evidenciar redução da perda sanguínea, não observou decréscimo na utilização de hemoderivados.[16] A dose recomendada da droga foi heterogênea, variando entre 10 e 15 mg/kg em bólus e posterior infusão contínua 1 mg/kg/hora por 5 a 24 horas.

Há recomendação pela Sociedade Europeia de Anestesiologia para uso profilático do ATX em revascularização miocárdica com circulação extracorpórea (1A). A indicação seria utilizar em dois regimes de dose: alta; ataque de 30 mg/kg com manutenção de 16 mg/kg/hora, além de 2 mg/kg no início da CEC e baixas doses; sendo o bólus inicial de 10 mg/kg, manutenção de 1 mg/kg, e também 1 mg/kg no prime da CEC. O primeiro esquema obteve maior redução no uso de hemocomponentes, sem elevação estatisticamente significativa, na ocorrência de convulsões. Ainda é sugerido (2C) que o ATX possa ser aplicado diretamente na cavidade torácica, com o intuito de redução da perda sanguínea pós-operatória.

No contexto específico da população de "grandes queimados", a abordagem cirúrgica precoce é o padrão-ouro no tratamento. Define-se "grande queimado" o paciente com queimaduras de 2º grau com área corporal atingida maior do que 15% em menores de 12 anos, ou aquelas de 2º grau com área corporal atingida maior do que 20% em maiores de 12 anos; as queimaduras de 3º grau com área corporal atingida maior do que 5% em menores de 12 anos, ou de 3º grau com área corporal atingida maior do que 10% em maiores de 12 anos; queimaduras de 2º ou 3º grau atingindo o períneo, em qualquer idade; ou de 3º grau atingindo mãos, ou pés, ou face ou pescoço, ou axila, em qualquer idade; ainda, as queimaduras geradas por corrente elétrica.[18] O uso de ácido tranexâmico tópico foi citado em relato de caso nessa população. O paciente apresentava 11% de superfície corporal queimada, consistindo em face e crânio. Conforme experiência prévia do local com 30 casos semelhantes, foi utilizada uma solução de ácido tranexâmico 500 mg/mL diluídos em 100 mL de soro fisiológico 0,9%, em gases embebidas por essa solução, por 5 a 10 minutos em áreas sangrantes pós-desbridamento. Fizeram, ainda, em outra porção semelhante de superfície corporal queimada (SCQ), solução com 1:500;00 epinefrina em 0,9% de salina, assim como embeberam gases nessa solução, deixando no paciente por 10 minutos. O controle do sangramento foi melhor ao usar o ácido tranexâmico.[19]

Um estudo coorte retrospectivo, com duas séries consecutivas de pacientes gravemente queimados, avaliou a ocorrência de transfusão de concentrado de hemácias (CH) perioperatória e 24 horas após. Um total de 107 pacientes foi incluído, sendo que 48,6% (52 pacientes) receberam ATX durante o procedimento. O uso de ácido tranexâmico diminuiu a necessidade de hemotransfusão durante a cirurgia em 24,2% (95% IC 7,1-41,4%). No total, os pacientes que receberam ácido tranexâmico requereram 1,6 unidades de CH no periodo peroperatório, contra 2,6 unidades naqueles que não receberam ATX (p = 0,017).[20]

Além do uso em queimados, em cirurgia plástica há destaque para o uso em correções craniofaciais, microcirurgias ortognáticas e estéticas, com doses de ataque variando de 10 a 50 mg/kg e manutenção de 1 a 10 mg/kg/h. Conforme citado por revisão sistemática, houve redução do sangramento e da necessidade de hemotransfusão quando o ATX foi usado, sem aumento de complicações trombótica.[21]

Os efeitos das drogas antifibrinolíticas na redução da perda sanguínea e na transfusão de hemoderivados foi comparado em revisão pela Cochrane, evidenciando discreta superioridade da aprotinina em relação ao ácido épsilon aminocaproico (EACA) e ácido tranexâmico, mas sem diferença estatística significativa entre os últimos. Entretanto, a aprotinina apresentou níveis superiores de risco de morte relativos às anteriores, assim como já demonstrado em estudos prévios.[22] Ao avaliar o ATX, seu uso não foi associado ao aumento do risco de morte (RR 0,60,95% IC 0,33-1,10), ao de infarto do miocárdio (RR 0,79, 95% IC 1,52), de acidente vascular cerebral (RR 1,23, 95% IC 0,49-3,07), de trombose venosa aguda (RR 0,71, 95% IC 0,35-1,43), de tromboembolismo pulmonar (RR 0,67, 94% IC 0,23-1,99) nem tampouco ao de disfunção/insuficiência renal.

Revisão sistemática e metanálise de 216 estudos e 125.550 pacientes avaliou a associação entre ATX intravenoso, eventos tromboembólicos totais (ET) e mortalidade em pacientes de todas as idades nas diversas especialidades. Foi evidenciado que a administração de ATX foi associada a uma redução significativa na mortalidade geral e na mortalidade hemorrágica, mas não na mortalidade não hemorrágica. Além disso, não foi encontrado um risco aumentado de acontecimentos oclusivos vasculares em estudos que incluíssem doentes com história de tromboembolismo.[23]

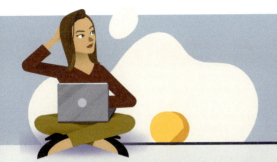

HOT TOPICS

Tabela 18.1
Esquemas Típicos de Dosagem para Administração Perioperatória de ATX

Contexto	Esquema típico de dosagem de ATX[a]	Comentários
Cirurgia cardíaca de adultos	Dose de ataque de 10 a 30 mg/kg IV; em seguida, infusão de 2 a 16 mg/kg/h; +1 a 2 mg/kg para manutenção em bomba de infusão	Concentrações plasmáticas-alvo 20 s 100 µg/mL (dependendo do grau desejado de inibição da fibrinólise)[b]
Obstétrica	1 g IV durante 10 min; pode repetir 1 g IV se o sangramento persistir após 30 min	Recomendado para dar nas primeiras 3 horas após o nascimento
Trauma agudo	1 g IV durante 10 min; então 1 g infundido durante 4 a 8 horas	Recomendado para administrar nas primeiras 3 horas após a lesão (idealmente dentro da 1ª hora)
Cirurgia ortopédica	10 a 20 mg/kg IV em doses únicas ou fracionadas (ou dose tópica de 1 g a 3 g)	Concentração plasmática alvo ≥ 10 µg/mL
Neurocirurgia	Dose de ataque IV de 10 mg/kg; então infusão de 0,5-2 mg/kg/h	
Cirurgia pediátrica	Dose de ataque IV de 10 a 30 mg/kg; em seguida, infusão de 5 a 10 mg/kg/h	Dose de ataque máxima 2 g; concentrações plasmáticas-alvo entre 20 e 70 µg/mL[b]
Cirurgia cardíaca pediátrica	Dose de ataque de 30mg/kg (idade <12 meses) ou 10 mg/kg (idade ≥12 meses); em seguida infusão de 10 mg/kg/h; ±adição a pump prime para concentração de 60 µg/mL	Dose de ataque máxima 2 g; concentração plasmática-alvo intermediária 60 µg/mL (concentração-alvo mais baixa de 20 µg/mL ou concentração-alvo mais alta de 150 µg/mL requer ajuste do esquema de dosagem)[b]

ECR: ensaio clínico randomizado; IV: intravenoso; ATX: ácido tranexâmico.

[a] Embora esses valores representem regimes habitualmente utilizados, existe uma variabilidade significativa nas estratégias de dosagem de ATX. Além disso, são necessários mais RCT para confirmar a segurança e a eficácia dessas doses recomendadas em diversas situações clínicas e em populações de alto risco.

[b] Regimes de dosagem de ATX extrapolados de estudos farmacocinéticos.

Fonte: Adaptada de Patel PA, Wyrobek JA, Butwick AJ, *et al.*, 2022.[25]

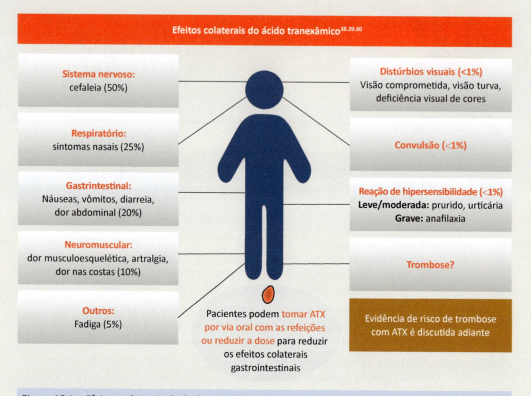

Figura 18.1 ■ Efeitos colaterais do ácido tranexâmico.
Fonte: Adaptada de Relke N, Chornenki NLJ, Sholzberg M, 2021.[24]

CONCLUSÕES

- As evidências atuais indicam que o uso de ácido tranexâmico venoso é eficaz e seguro, capaz de reduzir a perda sanguínea e, consequentemente, a mortalidade a ela relacionada em inúmeros contextos cirúrgicos.
- Há evidências da redução de hemotransfusões, mas esta, provavelmente, encontra-se subestimada no contexto de trauma agudo por ser comum o uso de protocolos de perda sanguínea e de choque hemorrágico que indica transfusão precoce.

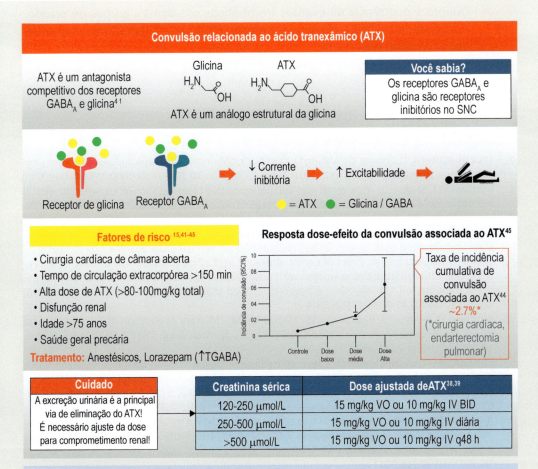

Figura 18.2 ■ Mecanismo bioquímico provável da associação do ATX com convulsões.
Fonte: Adaptada de Relke N, Chornenki NLJ, Sholzberg M, 2021.[24]

- Eventos neurológicos são raros e associados à dose e à rapidez de sua administração. Não requer injeção em veia central e não deve exceder a velocidade máxima de infusão de 50 mg/min.[2]
- Somente evidências nível C foram encontradas para uso de ácido tranexâmico em pacientes oncológicos. Poucos estudos relevantes envolvem queimados. Deve-se a isso o ambiente pró-trombótico relativo que envolve esse tipo de paciente, assim como pelo risco teórico da potencialização desses efeitos, devendo-se considerar, dessa forma, seu risco *versus* benefício.

- Quanto à ocorrência de eventos trombóticos nos demais grupos de estudo, sua incidência é baixa. No que se refere ao efeito anti-inflamatório, mais estudos *in vivo* são necessários.

REFERÊNCIAS

1. Levy JH, Koster A, Quinones QJ, Milling TJ, Key NS. Antifibrinolytic therapy and perioperative considerations. Anesthesiology March. 2018;128:657-70. doi: 10.1097/ALN.0000000000001997.
2. Goobiea SM, Faraoni D. Tranexamic acid and perioperative bleeding in children: what do we still need to know? Curr Opin Anesthesiol. 2019;32(3):343-52. doi: 10.1097/ACO.0000000000000728.
3. Shakur H, Roberts I, et al. Effects of tranexamic acid on death, vascular occlusive events, and blood transfusion in trauma patients with significant haemorrhage (CRASH-2): a randomised, placebo-controlled trial. Lancet. 2010;376(9734):23-32. doi: 10.1016/S0140-6736(10)60835-5.
4. Shakur H, Roberts I, et al. Effect of early tranexamic acid administration on mortality, hysterectomy, and other morbidities in women with post-partum haemorrhage (WOMAN): an international, randomised, double-blind, placebo-controlled trial. Lancet. 2017;389(10084):2105-16. doi: 10.1016/S0140-6736(17)30638-4.
5. Morrison JJ, Dubose JJ, Rasmussen TE, Midwinter MK. Military Application of Tranexamic Acid in Trauma Emergency Resuscitation (MATTERs) Study. Arch Surg. 2012;147(2):113-119. doi: 10.1001/archsurg.2011.287.
6. The CRASH-3 trial collaborators. Effects of tranexamic acid on death, disability, vascular occlusive events and other morbidities in patients with acute traumatic brain injury (CRASH-3): a randomised, placebo-controlled trial. Lancet. 2019;394(10210):1713-23. doi: 10.1016/S0140-6736(19)32233-0.
7. Al-Jeabory M, Szarpak L, Kecskes Attila K, et al. Efficacy and safety of tranexamic acid in emergency trauma: a systematic review and meta-analysis. J. Clin. Med. 2021;10(5)1030. doi: 10.3390/jcm10051030.
8. Kit Ng WC, Jerath A, Wasowicz M. Tranexamic acid: a clinical review. 2015;47(4):339-50. doi: 10.5603/AIT.a2015.0011.
9. Myles OS, Smith JA, Forbes A. et al. Tranexamic acid in patients undergoing coronary-artery surgery. N Engl J Med. 2017;376:136-48. doi: 10.1056/NEJMoa1606424.
10. Post R, Germans MR, Tjerkstra MA, et al. Ultra-early tranexamic acid after subarachnoid haemorrhage (ULTRA): a randomised controlled trial. Lancet. 2021;397(10269):112-18. doi: 10.1016/ S0140-6736(20)32518-6.
11. Fenger-Eriksen C, Lindholm ADA, Nørholt SE, et al. Reduced perioperative blood loss in children undergoing craniosynostosis surgery using prolonged tranexamic acid infusion: a randomised trial. Br J Anaesth. 2019;122(6):760-66. doi: 10.1016/j.bja.2019.02.017.
12. Franchini M, Mengoli C, Marietta M, et al. Safety of intravenous tranexamic acid in patients undergoing major orthopaedic surgery: a meta-analysis of randomised controlled trials. Blood Transfus. 2018;16(1)36-43 doi: 10.2450/2017.0219-17.
13. Luo X, Huang H, Tang X. Efficacy and safety of tranexamic acid for reducing blood loss in elderly patients with intertrochanteric fracture treated with intramedullary fixation surgery: a meta--analysis of randomized controlled trials. Acta Orthop Traumatol Turc 2020;54(1):4-14. doi: 10.5152/j.aott.2020.01.88.
14. Ghadimi K, Levy JH, Welsby J. Perioperative management of the bleeding patient. British Journal of Anaesthesia. 2016;117(S3):iii18-30. doi: 10.1093/bja/aew358 Review Article.

CAPÍTULO 18 · *PATIENT BLOOD MANAGEMENT* – USO DE ANTIFIBRINOLÍTICOS

15. Longo MA, Cavalheiro BT, Oliveira Filho GR. Systematic review and meta-analyses of tranexamic acid use for bleeding reduction in prostate surgery. Clin Anesth. 2018;48:32-8.
16. Mina SH, Garcia-Perdomo HA. Effectiveness of tranexamic acid for decreasing bleeding in prostate surgery: a systematic review and meta-analysis. Cent European J Urol. 2018;71(1):72-77.
17. Kozek-Langenecker SA, Ahmed AB, Arash Afshari A, et al. Management of severe perioperative bleeding: guidelines from the European Society of Anaesthesiology. Eur J Anaesthesiol. 2017;30(6):332-95.
18. Piccolo NS, Serra MCVF, Leonardi DF, Lima Jr EM, Novaes FN, Correa MD, et al. Queimaduras: diagnóstico e tratamento inicial. Projeto Diretrizes – Associação Médica Brasileira e Conselho Federal de Medicina. 2008.
19. Tang YMJ, Chapman TWL, Brooks P. Use of tranexamic acid to reduce bleeding in burns surgery. J Plsta Reconstr Aesthet Surg. doi: 10.1016/j.bjps.2011.09.028.
20. Domínguez A, Alsina E, Landin L, García-Miguel JF, Casado C, Gilsanz F. Transfusion requirements in burn patients undergoing primary wound excision: effect of tranexamic acid. Minerva Anestesiologica. 2017;83(4):353-60 doi: 10.23736/S0375-9393.16.10992-7.
21. Brown S, Yao A, Taub B.S. P J. Antifibrinolytic agents in plastic surgery: current practices and future directions. The American Society of Plastic Surgeons, 2018;141(6):937e-49e. doi: 10.1097/PRS.0000000000004421.
22. Henry DA, Carless PA, Moxey AJ, et al. Anti-fibrinolytic use for minimising perioperative allogeneic blood transfusion. Cochrane Database Syst Ver. 2011;19(1):CD001886.
23. Taeuber I, Weibel S, Herrmann E, et al. Association of intravenous tranexamic acid with thromboembolic events and mortality. A systematic review, meta-analysis, and meta-regression. JAMA Surg. 2021;156(6):e210884. doi: 10.1001/jamasurg.2021.0884.
24. Relke N, Chornenki NLJ, Sholzberg M. Tranexamic acid evidence and controversies: an illustrated review. Res Pract Thromb Haemost. 2021;5(5):e12546. doi: 10.1002/rth2.12546.
25. Patel PA, Wyrobek JA, Butwick AJ, Pivalizza EG, GMT Hare, Mazer CD, et al. Update on applications and limitations of perioperative tranexamic acid. Anesthesia and analgesia. 2022;135(3):460-73.
26. Sun Q, Li J, Chen J, et al. Comparison of intravenous, topical or combined routes of tranexamic acid administration in patients undergoing total knee and hip arthroplasty: a meta-analysis of randomised controlled trials. BMJ Open 2019;9(1):e024350. doi: 10.1136/bmjopen-2018-024350.
27. Jules-Elysee KM, Tseng A, Sculco TP, et al. Comparison of topical and intravenous tranexamic acid for total knee replacement a randomized double-blinded controlled study of effects on tranexamic acid levels and thrombogenic and inflammatory marker levels. BMJ Open. 2019;9(1):e024350. doi: 10.2106/JBJS.19.00258.

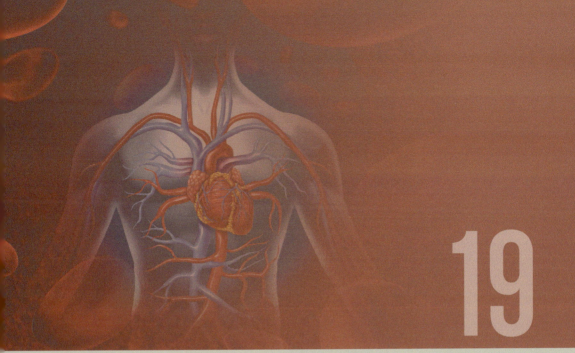

19

AUTOR

▶ Rafael Priante Kayano

Autotransfusor – Indicações e Uso

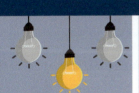

INTRODUÇÃO

A utilização de sistemas de autotransfusor objetivando a recuperação de sangue intraoperatória visa evitar ou diminuir a transfusão alogênica e, como discutido em outros capítulos, reduzir os riscos desta, como a transmissão de patógenos e reações imunomediadas. Outro benefício desses sistemas é a capacidade de disponibilizar hemácias mais prontamente, reduzindo as repercussões sistêmicas do choque hemorrágico e da anemia aguda. Sua utilização é extremamente segura, poupando recursos como hemocomponentes dos bancos de sangue. Por esse motivo, são sistemas custo-efetivos, que reduzem despesas com doação, processamento, conservação, transporte e preparo de hemocomponentes.[1]

Quadro 19.1
Comparação entre hemocomponentes

	Sangue recuperado intraoperatório do autotransfusor	Concentrado de hemácias
Temperatura	Ambiente	1 °C a 10 °C
Nível de 2,3-difosfoglicerato	Fisiológico	Reduzido em 90% (reduz a dissociação da oxi-hemoglobina)
Potássio	Fisiológico	Aumentado
Hematócrito	50% a 80%	60%
Componentes removidos	Plasma, plaquetas, fatores de coagulação ativados	Plasma, plaquetas, fatores de coagulação
Aditivos		Citrato (quelante de cálcio)

Fonte: Adaptado de C. Smith, W. Shippam, 2018.[2]

IMPORTÂNCIA DO TEMA

Há mais de 150 anos, a primeira transfusão autóloga foi reportada e a recuperação de sangue intraoperatória se tornou um importante método no manejo do sangramento perioperatório. Porém, é uma estratégia frequentemente esquecida por quem assiste diretamente o paciente e por gestores de serviços que atendem pacientes graves e procedimentos de grande porte.[3]

DADOS DA LITERATURA

Indicações[4]

- Perda volêmica antecipada maior de 20% ou mais de 1.000
- Procedimentos nos quais 20% dos pacientes são rotineiramente transfundidos.
- Pacientes com tipo sanguíneo raro ou incompatível com estoque do banco de sangue.
- Paciente com objeção religiosa à transfusão alogênica de sangue.

Quadro 19.2	
Indicações por procedimentos cirúrgicos	
Especialidade	Procedimento cirúrgico
Cardíaca	Trocas valvares
	Revascularização miocárdica (segunda cirurgia)
Ortopedia	Coluna grande porte (escoliose)
	Prótese de joelho bilateral
	Revisão de prótese de quadril
Urologia	Prostatectomia radical
	Cistectomia
	Nefrectomia (tumor envolve grandes vasos)
Neurocirurgia	Aneurisma gigante de basilar
Vascular	Reparo de aneurisma de aorta toracoabdominal
	Reparo aberto de aneurisma de aorta abdominal
Transplante	Transplante de fígado
Outros	Testemunhas de Jeová
	Anticorpos contra hemácias
	Perda massiva de sangue não eletiva (trauma)

Fonte: Desenvolvida pela autoria.

Contraindicações

Contraindicações absolutas ao uso do autotransfusor estão relacionadas basicamente à não aceitação e ao não consentimento do paciente; às poucas situações em que a recuperação de sangue intraoperatório produza lise ou modificação celular, por exemplo, pacientes com anemia falciforme; e à utilização em campo de agentes citotóxicos como a água destilada, peróxido de hidrogênio, álcool, metacrilato (cimento ósseo).[4]

Situações especiais[4]

- Outras situações podem ter algumas considerações durante o uso, mas não implicam contraindicações absolutas.
- Contaminação bacteriana no sangue resgatado aparenta ser comum (9% a 30%), principalmente por bactérias de flora da pele. O processamento e a utilização de filtros leucocitários reduzem em até 99% a contaminação e nenhuma repercussão clínica foi observada nos estudos que detectaram contaminação no sangue inicialmente recuperado.[5]
- Estudos de trauma com perfuração intestinal não observaram aumento das taxas de sepse nos pacientes que receberam sangue recuperado.[5]
- Em obstetrícia, não há relatos de associação do uso de autotransfusor com embolia amniótica. Alguns estudos já demonstraram que a filtragem remove a maior parte do material particulado e a lavagem das hemácias remove o fator tecidual associado a essa síndrome.[6]
- Em cirurgias oncológicas, o problema advém da reinfusão de células cancerígenas na circulação sistêmica. Porém, já existem estudos clínicos e séries de casos demonstrando a segurança da sua utilização.[7] Aqueles que advogam seu uso ressaltam que as células cancerígenas já estão presentes na corrente sanguínea no momento da cirurgia.[8] O processamento e a utilização de filtros leucocitários reduzem a exposição a células cancerígenas.

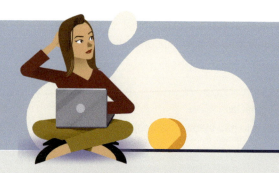

HOT TOPICS

Recomendações[1]

- Quando há dificuldade de prever a perda sanguínea, utilizar sistema de autotransfusor no modo *standy-by*: com somente o aspirador de duplo lúmen heparinizado e o reservatório.
- Utilizar dois sistemas de aspiração: um ligado ao reservatório do autotransfusor para aspiração de sangue; e outro ligado na aspira-

Quadro 19.3		
Considerações		
	Exemplos	Considerações
Agentes farmacológicos	Agentes coagulantes, colas biológicas (surgicel, gelfoam) Soluções de irrigação (antibióticos, corticosteroides)	Evitar aspiração com o autotransfusor no momento do uso
Contaminantes	Conteúdo entérico, infecção (pus), urina	Evitar aspiração com o autotransfusor desses conteúdos Utilizar aspirador secundário Uso de filtros leucocitários
Malignidade	Cirurgias oncológicas	Uso de filtros leucocitários
Obstetrícia	Líquido amniótico Embolia amniótica	Evitar aspiração com o autotransfusor Utilizar aspirador secundário Uso de filtros leucocitários
Vasoativos	Papaverina Oximetazolina (Afrin) Feocromocitoma	Evitar aspiração com o autotransfusor no momento do uso ou exposição

Fonte: Desenvolvida pela autoria.

ção regular da parede para aspiração de contaminantes.

- Utilizar filtro leucocitário sempre que houver contaminantes no conteúdo aspirado (líquido amniótico, conteúdo entérico, urina etc.).

- Utilização de antibiótico na profilaxia de amplo espectro cobre a maior parte das bactérias envolvidas na contaminação do sangue recuperado.

Montagem do sistema (Figura 19.1)[1]
- Aspirador de duplo lúmen, mantendo sucção em 80 a 120 mmHg, máx 150 mmHg, para evitar lise celular.
- Solução salina heparinizada em gotejamento (SF 0,9% 1.000 mL + heparina 30.000 UI).

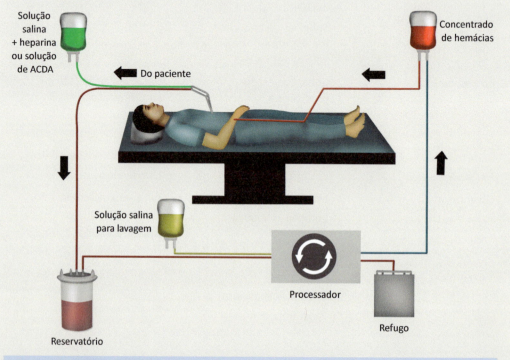

Figura 19.1 ▪ Sistema montado.
Fonte: Adaptada de Waters JH, Dyga RM, Yazer MH, *et al.*, 2010

Realiza-se um *prime* com 100 mL a 200 mL da solução anticoagulante para heparinizar o sistema. O gotejamento deve manter um fluxo de 15 mL de solução para cada 100 mL de conteúdo aspirado. Existem também soluções anticoagulantes com citrato, usualmente já adicionadas ao reservatório.
- Reservatório com filtro mecânico para coágulos e partículas maiores.
- Processador de lavagem de hemácias e solução salina para lavagem.
- Bolsa de dejetos (solução salina, fatores coagulação, albumina, contaminantes, heparina).
- Bolsa com concentrado de hemácias lavadas que serão reinfundidas no paciente.[4]

Nesse processo (Figura 19.2), quando é realizada a aspiração do sangue total intraoperatório, o primeiro objetivo é evitar a formação de coágulos e fazer a remoção destes. Por isso, as soluções anticoagulantes já são adicionadas na ponta do aspirador para evitar a ativação da coagulação em contato com superfícies não biológicas. No reservatório de coleta, já é realizada uma filtragem mecânica para remoção dos possíveis coágulos formados e outras sujidades mais grosseiras. Permanecem no coletor o sangue total (com a albumina, fatores de coagulação, a hemoglobina livre liberada de hemácias lisadas, plaquetas) e o anticoagulante. Assim que se acumula uma quantidade viável para o processamento, esse material é levado para uma lavagem com solução fisiológica e posterior centrifugação. Nessa etapa, é separado o concentrado de hemácia, que será reinfundido, daquilo que será descartado, incluindo-se, nesse descarte, a albumina, os fatores de coagulação, plaquetas a hemoglobina livre e grande parte do anticoagulante. O conhecimento sobre o processo é importante para o entendimento de que o autotrasfusor será eficaz na anemia guda, porém não atuará na coagulopatia aguda induzida pela perda sanguínea.[9]

Recuperação sanguínea intraoperatória do campo cirúrgico de maneira segura para o paciente

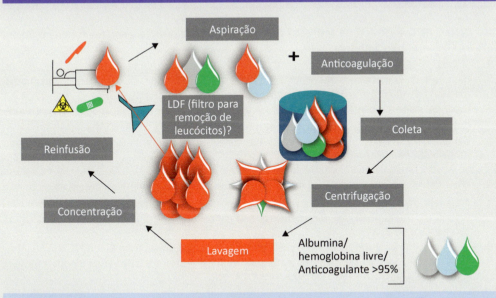

Figura 19.2 ▪ Processo de centrifugação e separação das hemácias durante a recuperação intraoperatória.

Fonte: Adaptada de Frank SM, Silkorski RA, Konig G, *et al.*, 2019.

CONCLUSÕES

- Como visto, o autotransfusor pode e deve ser utilizado em diversas situações na assistência a pacientes graves com potencial de grande perda sanguínea.
- É considerado um método bastante seguro, mesmo em situações com possíveis contaminantes. Eficaz, já que, em média, produz taxas de recuperação de 57% (20% de variação) do sangue perdido. Disponibiliza um concentrado de hemácia com qualidade superior ao estocado no banco de sangue.
- Apresenta custo-efetividade direta em comparação aos custos da disponibilização de hemocomponentes, e provável melhora em desfechos clínicos em virtude de sua pronta disponibilização do concentrado, algo ainda não bem estudado.[9]

REFERÊNCIAS

1. Waters JH, Dyga RM, Yazer MH, et al. Guidelines for blood recorvery and reinfusion in surgery and trauma, AAB, Bethesda, 2010.
2. Smith C. Shippam W. Intraoperative cell salvage in obstetrics, ATOTW, 2018.
3. Highmore W. Practical remarks on an overlooked source of blood supply for transfusion in post--partum haemorrhage suggested by a recent fatal case. 1874;103:89-90.
4. Esper SA, Waters JH. Intra-operative cell salvage: a fresh look at the indications and contraindications, Blood Transfus, 2011;9(2):139-47.
5. Ozman V, McSwain NE. Nichols RL, et al. Autotransfusion of potentially culture-positive blood (CPB) in abdominal trauma: preliminary data from prospective study. J Trauma. 1992;32(1):36-9.
6. Khan KS. Moore PAS. Cell Salvage and donor blood transfusion during caesarean section: a pragmatic, multicenter randomized controlled trail (SALVO). PLoS Med. 2017;14(12):e1002471.
7. Waters JH, Donnenberg AD. Blood salvage and cancer surgery: should we do it? Transfusion, 2009;49(10):2016-8.
8. Salsbury AJ. The significance of the circulating cancer cell. Cancer Treat Rev. 19752(1):55-72.
9. Frank SM, Silkorski RA, Konig G, et al. Clinical Utility of Autologous Salvaged Blood: a Review. Gastrointestinal Surg, 2019;24(2):464-72.

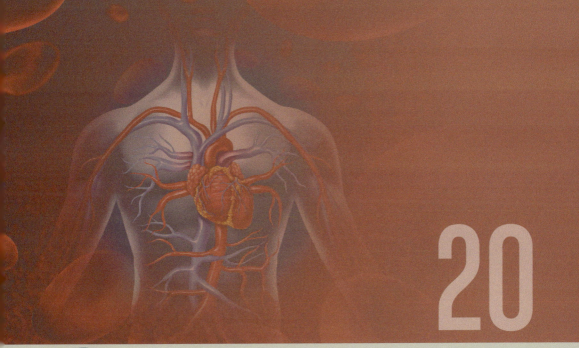

20

AUTORES

- Giovani Guiçardi
- Roseny dos Reis Rodrigues

Patient Blood Management no Departamento de Emergência

INTRODUÇÃO

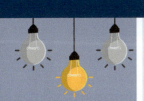

O manejo de sangue e seus derivados é um assunto corriqueiro e debatido quando se pensa em indicações gerais; porém é um assunto ainda mais desafiador e instigante quando se correlaciona a transfusão a desfechos clínicos em populações diversas, sobretudo quando se trata de sua aplicabilidade nas situações de urgência/emergência e levantam-se questões sobre o respeito à autonomia do paciente.

A depender do contexto no qual o paciente está inserido, muitas vezes, implica uma passagem rápida pelo departamento de emergência (DE). Essa situação cria, para o médico emergencista, a necessidade de estar habilitado em reconhecer rapidamente situações nas quais intervenções precoces possam ser instituídas para evitar transfusões desnecessárias.

Evitar transfusões desnecessárias e participar da melhor gestão de sangue e recursos melhora desfechos clínicos (tempo de internação, sepse etc.) e diminui o tempo de permanência do paciente em ambiente hospitalar. Essas ações fazem parte de um programa maior denominado *patient blood management* (PBM).

O DE tem papel central no programa de PBM nos pacientes graves porque muitos deles chegam à unidade hospitalar por esse setor, e é a partir do DE que se estabelecem as primeiras metas de cuidados como também os primeiros contatos com os serviços auxiliares de hemoterapia, banco de sangue, anestesiologistas, cirurgiões e médicos assistentes. É ainda no DE que os pacientes podem apresentar suas normativas quanto à transfusão sanguínea e onde as políticas e diretivas institucionais podem ser apresentadas aos pacientes e familiares.

IMPORTÂNCIA DO TEMA

Existe uma relação entre pacientes que receberam mais transfusões durante a internação e desfechos clínicos. Aqueles que tiveram evolução com desfechos clínicos piores foram justamente os que receberam mais sangue e/ou hemoderivados;[1] por outro lado, vários estudos têm demonstrado a existência real de benefício na aplicabilidade dos conceitos de BPM já no momento de admissão do paciente ao hospital, quando ele ainda se encontra no DE.

Intervenções relacionadas ao PBM (Quadro 20.1) estão cada vez mais aprimorados e vêm ganhando espaço em larga escala no mundo, mostrando-se eficaz em poupar e racionalizar o uso de hemoderivados.

Quadro 20.1	
Intervenções do PBM no departamento de emergência	
1. Estimular eritropoiese	■ Diagnosticar e tratar anemia
2.Minimizar perdas sanguíneas	■ Manejo efetivo sangramento
	■ Racionalizar uso de hemocomponentes e hemoderivados
	■ Uso de testes viscoelásticos para guiar reposição e fatores de coagulação
	■ Considerar autotransfusão quando indicada
	■ Utilizar antifibrinolíticos e outros adjuvantes hemostáticos quando indicados
	■ Evitar coletas de exames desnecessárias
3.Otimizar os mecanismos de tolerância a anemia	■ Otimizar perfusão tecidual
	■ Monitorização hemodinâmica
	■ Uso de vasopressores e inotrópicos

Fonte: Desenvolvida pela autoria.

DADOS DA LITERATURA

A seguir, são descritas as principais medidas e intervenções que podemos ser empregadas no DE a fim de evitar a transfusão desnecessária de hemocomponentes ao paciente.

1. **Identificação de anemia** e encaminhamento para tratamento adequado de pacientes considerados "não graves" da sala de emergência e que serão mandados para casa em tratamento ambulatorial da causa que os levou ao hospital; Pacientes anêmicos vão para a emergência por múltiplas causas que não anemia. Muitas vezes, a anemia é consequência do quadro de base da doença atual (p. ex., doença inflamatórias crônicas, neoplasias) ou, por vezes, trata-se de anemia de etiologia carencial.

2. **Reposição de ferro** quando indicada:[2] é sabido que metade dos pacientes admitidos no DE tem anemia crônica associada a causas facilmente detectáveis e tratáveis, como a deficiência de ferro. Todavia, nas primeiras horas de

admissão do paciente na emergência, nem sempre haverá exames prévios que comprovem a deficiência de ferro; tais exames podem e devem ser coletados, pois fazem parte da investigação. Seguindo os princípios do PBM, em pacientes com deficiência de ferro comprovada ou suspeita, principalmente os casos sugestivos de anemia da doença crônica, é muito apropriado pensar em se iniciar a reposição de ferro, sem transfusão de hemocomponentes, nas situações descritas na Figura 20.1:

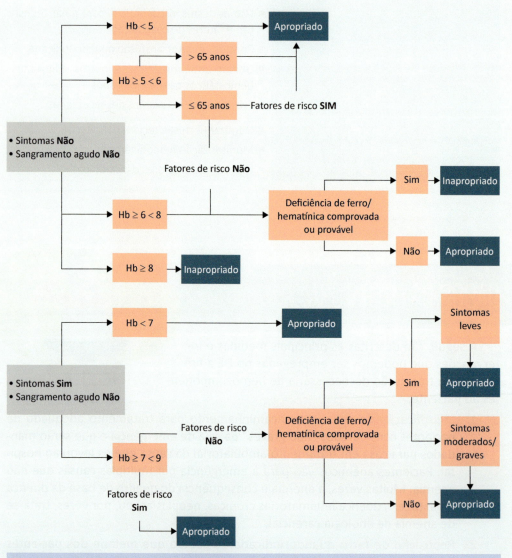

Figura 20.1 ▪ Algoritmo árvore de decisão em anemias crônicas.

Fonte: Adaptada de Beverina I, Brando B, 2019.[3]

A terapia com reposição intravenosa de ferro tem se mostrado segura e eficaz em algunas casos e permite reduzir os custos do tratamento da anemia.

3. **Eritropoetina (EPO):** hormônio responsável por regular e estimular a proliferação e a diferenciação de células hematopoiéticas na medula óssea, levando a um aumento da massa eritrocitária no tecido sanguíneo. O tratamento com a reposição desse hormônio tem a sua melhor indicação nos pacientes anêmicos portadores de doença renal crônica. A administração também deve ser considerada em doenças inflamatórias agudas ou crônicas, com atividade de doença prolongada e que a intensidade da anemia comprometa a qualidade de vida do paciente.[4] A dose recomendada pode ser iniciada do seguinte modo:[4]

- 100 U/Kg, por via subcutânea, dividida em três tomadas semanais, durante 8 a 12 semanas. Se após esse período não houver resposta adequada, a dosagem pode ser aumentada gradativamente para 150 U/kg, podendo chegar até 300 U/kg.

4. **Autotransfusão:**[5] consiste na aplicação de componentes sanguíneos do próprio paciente, que foram previamente coletados, configurando, portanto, uma transfusão autóloga, e não homóloga como é feito na maioria das vezes utilizando sangue de outros seres humanos. Essa prática é de grande valia, sobretudo nos casos de traumas graves, pois, além de ter menor custo, permite a rápida restauração de sangue para o paciente e ainda evita os graves riscos inerentes às transfusões homólogas; sendo também uma alternativa a pacientes com impedimento religioso.

5. **DDAVP:**[6-8] também conhecido como "desmopressina", é um análogo sintético da vasopressina que tem como mecanismo de ação estimular a liberação do fator de Won Villebrand e promover adesão e agregação plaquetária. Alguns autores recomendam seu uso no manejo do sangramento associado à doença de von Willebrand (DvW) tipo 1, hemofilia leve a moderada, ou nos pacientes que estejam fazendo uso de medicações antiplaquetárias; geralmente esses pacientes apresentarão tempo de sangramento (TS) aumentado e tempos anormais de fechamento do analisador de função plaquetária. É contraindicado no tipo 2B da DvW por causa do aparecimento transitório de trombocitopenia.[6-8]

Quando indicado, a dose de DDAVP a ser utilizada será de 0,3 mcg/lg, diluída em solução fisiológica para infusão endovenosa (EV) em 15 a 30 minutos, podendo ser repetida até 2 vezes, com intervalos de 6 a 12 horas.[9]

6. **Ácido tranexâmico (ATX):**[10-13] esse fármaco é um antifibrinolítico que, no contexto da emergência, tem aplicabilidade comprovada em pacientes vítimas de traumas graves. As evidências científicas indicam que a administração precoce, mais precisamente em até 3 horas da ocorrência do trauma, nos pacientes com hemorragias, diminuiu a chance de óbito por choque hemorrágico, sem gerar aumento na incidência de eventos tromboembólicos.

No caso de pacientes vítimas de traumatismos cranioencefálicos (TCE), também há evidência de que seu uso reduz mortalidade em casos de TCE leve e moderado, se usado até 3 horas do trauma.[11] Pacientes com TCE grave foram excluídos do estudo. A dose recomendada, tanto no choque hemorrágico traumático como em TCE, é de 1 g em bólus, seguido de 1 g em bomba de infusão contínua para correr em 8 horas.

O uso de ATX não encontrou, todavia, evidências favoráveis ao seu uso nos pacientes portadores de hemorragia digestiva alta (HDA), seja ela de origem varicosa, seja ulcerosa; nessa população, além de a mortalidade não ter sido alterada, ainda houve riscos consideráveis de eventos tromboembólicos segundo os dados publicados no estudo HALT-IT.[12]

As evidências para uso de ATX em hemorragia subaracnóidea aneurismática (HSA) são conflitantes e de pouco impacto em mudanças na evolução de mortalidade e no prognóstico neurológico.[13]

7. **Fibrinogênio:**[14] também conhecido como "fator I da cascata de coagulação", um grande responsável pela formação e estabilidade do coágulo, é o fator de coagulação mais prevalente na corrente sanguínea e os seus distúrbios são bem comuns na sala de emergência. No DE, os pacientes poderão apresentar alterações agudas da coagulação devido à hemorragia com consumo excessivo desse fator ou associadas a alguma desordem prévia com alteração na sua produção ou, ainda, com perda da qualidade (disfibrinogenemia). Sugere-se a sua reposição quando, na vigência de sangramento, seu valor laboratorial está abaixo de 150 mg/dL ou guiada por testes viscoelásticos comprobatórios da necessidade de sua reposição. Esse fator da coagulação pode ser ofertado ao paciente na forma de crioprecipitado ou na forma de concentrado de fibrinogênio.

Uma vez constatada a necessidade de sua reposição, a dose recomendada inicial é de 2 g EV, podendo-se fazer novas infusões de acordo com a necessidade de cada paciente. Em casos de hemorragias graves, podemos chegar até 4 g a 8 g EV de reposição.

8. **Complexo protrombínico (CCP):**[15,16] mais um adjuvante da coagulação, derivado de plasma sanguíneo humano, que pode ser uma alternativa à transfusão

de plasma fresco congelado (PFC), já que é rico em fatores de coagulação dependentes de vitamina K (II, VII, IX, X). Sua principal indicação encontra-se no manejo de pacientes intoxicados ou com sangramento ativo por uso de anticoagulantes antagonistas de vitamina K (AVK). Outras aplicabilidades são guiadas por algoritmos transfusionais em que há evidências tromboelastográficas ou pelos exames standards da coagulação, de deficiência de fatores de coagulação nos pacientes com sangramento ativo. Antes do uso de CPP, e sempre importante descartar, pelo algoritmo transfusional, as causas mais prováveis relacionadas a sangramento.

A dose recomendada é de 25 a 50 UI/kg baseada na razão internacional normalizada (INR, do inglês *internacional normalized ratio*) 100, sendo kg o peso limite do paciente a ser considerado e a dose máxima de 3 mil UI.

9. **Otimizar os mecanismos de tolerância à anemia**, por meio da reposição volêmica guiada por metas, uso de monitorização de débito, utilização de inotrópicos e vasopressores quando indicados, faz parte do manejo do paciente para tolerância à anemia.

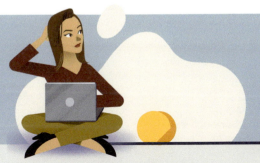

HOT TOPICS

- O DE exerce papel central no PBM dos pacientes graves que adentram a unidade de Saúde por esse setor.
- A criação de uma cultura institucional do PBM facilita para médicos e equipe multidisciplinar a abordagem dos pacientes em relação à escolha conjunta das melhores práticas transfusionais.
- O engajamento dos serviços auxiliares como laboratório, banco de sangue, e farmácia clínica são importantes desde o DE. A atuação desses serviços pode auxiliar evitando coletas sanguíneas desnecessárias, fazendo uso de métodos de *point-of-care* de avaliação da coagulação, realizando a coleta de menores quantidades de amostras de sangue, fornecendo orientações aos pacientes quanto a possíveis drogas e interações que resultem em aumento do risco de sangramento.

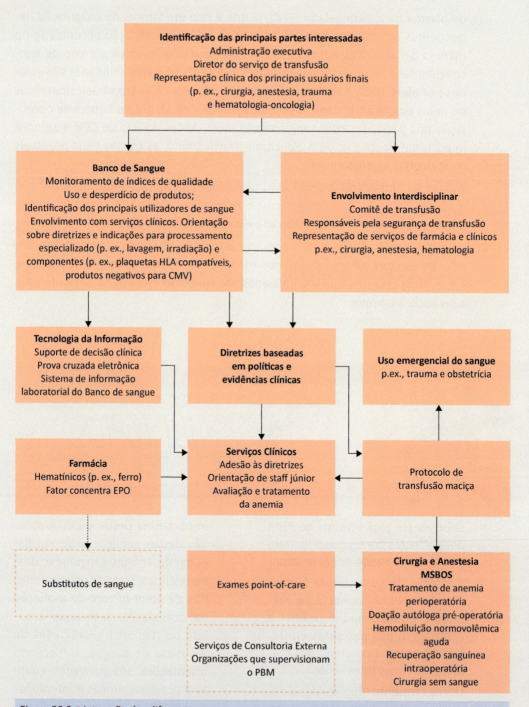

Figura 20.2 ■ Interação dos diferentes setores com o DE para implantação do PBM.

Fonte: Modifcado e extraído de Patient Blood Management. Cyril Jacquot & Evan M. Bloch. Chapter: First Online: 01 December 2016.

CONCLUSÕES

- Diante do exposto, é possível perceber que o DE é um setor-chave que proporciona vasta aplicabilidade dos conceitos de PBM, poupando o doente de receber, muitas vezes, transfusões desnecessárias desde o momento zero.
- A aplicabilidade desses conceitos é segura e eficaz, podendo ser a conduta tomada pelo emergencista, a depender do protocolo de cada serviço, sem a necessidade de aguardar parecer de especialistas, reduzindo, dessa forma, custos, tempo de internação e eventos adversos relacionados à transfusão.

REFERÊNCIAS

1. Montano-Pedroso JC, et al. Gerenciamento de sangue do paciente (Patient Blood Management PBM): uma maneira eficaz, segura, custo-efetiva e baseada em evidências para prover tratamento médico diante da escassez das bolsas de sangue causada pela pandemia de COVID-19. 2020.
2. Gammon RR. Is patient blood management for the emergency department? AABB, 2021. [2024 Fev. 22]. Disponível em: https://www.aabb.org/docs/default-source/default-document-library/resources/is-pbm-for-the-emergency-department.pdf?sfvrsn=347e5466_4#:~:text=Patient%20blood%20management%20(PBM)%20has,the%20emergency%20department%20(ED).
3. Beverina I, Brando B. Prevalence of anemia and therapeutic behavior in the emergency department at a tertiary care hospital. Are patient blood management principies applied? Transfusion and Apheresis Science. 2019;58(5):688-92.
4. Cançado RD, Chiattone CS. Anemia de doença crônica. Revista Brasileira de Hematologia e Hemoterapia. 2002;24:127-36.
5. Bogossian L. Bogossian AT. Blood auto-transfusion of previous pré-collection of blood. Revista do Colégio Brasileiro de Cirurgiões. 2008;35(4):259-63.
6. Desborough MJ. et al. Desmopressin use for minimising perioperative blood transfusion. Cochrane Database of Syst Rev. 2017;7(7):CD001884.
7. Long B, Gottlieb M. Desmopressin for reducing perioperative blood transfusion. Journal of Evidence-Based Healthcare. 2020;2(2):144-46.
8. Marques MPC, Leite EST. Cuidados nos pacientes com hemofilia e doença de von Willebrand na cirurgia eletiva otorrinolaringológica. Revista Brasileira de Otorrinolaringologia. 2003;69:40-6.
9. Anvisa. DDAVP (acetato de desmopressina)/ consulta bula de remédio. Laboratório químico farmacêutico Bergamo. [2024 Fev. 22]. Disponível em: https://consultas.anvisa.gov.br/#/genericos/q/?nomeProduto=Acetato%20de%20desmopressina.
10. Roberts I, et al. The CRASH-2 trial: a randomised controlled trial and economic evaluation of the effects of tranexamic acid on death, vascular occlusive events and transfusion requirement in bleeding trauma patients. Health Technol Assess. 2013;17(10):1-79.
11. Crash, et al. Effects of tranexamic acid on death, disability, vascular occlusive events and other morbidities in patients with acute traumatic brain injury (CRASH-3): a randomised, placebo-controlled trial. The Lancet. 2019;394(10210):1713-23.

12. Roberts I, et al. Effects of a high-dose 24-h infusion of tranexamic acid on death and thromboembolic events in patients with acute gastrointestinal bleeding (HALT-IT): an international randomised, double-blind, placebo-controlled trial. The Lancet. 2020;395(10241):1927-36.
13. Post R, et al. Ultra-early tranexamic acid after subarachnoid haemorrhage (ULTRA): a randomised controlled trial. The Lancet. 2021;397(10269):112-18.
14. Anvisa. Haemocomplettan P (fibrinogênio)/consulta bula de remédio. Laboratório CSL Behring. [2024 Fev. 22]. Disponível em: https://consultas.anvisa.gov.br/#/genericos/q/?nomeProduto=Haemocomplettan%20P.
15. Anvisa. Beriplex /consulta bula de remédio. Laboratório CSL Behring. [2024 Fev. 22]. Disponível em: https://consultas.anvisa.gov.br/#/genericos/q/?nomeProduto=Beriplex.
16. Anvisa. FEIBA (Complexo protrombínico parcialmente ativado)/consulta bula de remédio. Laboratório Takeda Pharma. [2024 Fev. 22]. Disponível em: https://consultas.anvisa.gov.br/#/genericos/q/?nomeProduto=FEIBA.

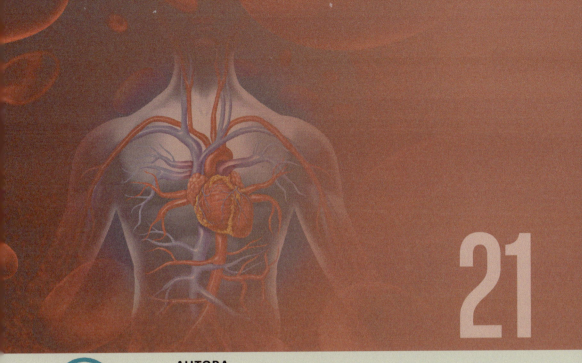

21

AUTORA

▶ Roberta Figueiredo Vieira

Reserva de Hemocomponentes para Cirurgia

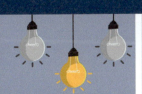

INTRODUÇÃO

As práticas transfusionais apresentam grande variabilidade tanto no contexto clínico como no cirúrgico. Em 1993, o estudo clínico *Safe and Good Use of Blood in Surgery* (SANGUIS) constatou que a taxa transfusional elevada decorria principalmente da conduta médica, sendo pouco influenciada pelo tipo de procedimento ou de paciente.[1]

A transfusão sanguínea é uma prática terapêutica com benefícios e riscos potenciais ao paciente, que devem ser avaliados de forma criteriosa antes de o procedimento ser indicado. Na tentativa de racionalizar a indicação dos hemocomponentes, criou-se o protocolo de gerenciamento do sangue do paciente *patient blood management* (PBM), que, ao incluir estratégias baseadas em evidências para evitar a anemia e minimizar o sangramento perioperatório, reduziu complicações associadas à transfusão.[2]

IMPORTÂNCIA DO TEMA

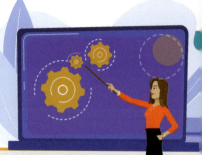

Os pacientes cirúrgicos são transfundidos em consequência de anemia prévia, sangramento perioperatório ou adoção de limiar transfusional liberal no pós-operatório.[3] A reserva prévia de hemocomponentes é uma prática que assegura a disponibilidade imediata de hemocomponentes compatíveis caso ocorra um sangramento durante uma cirurgia. Essa prática deve levar em consideração a oferta limitada de hemocomponentes, uma vez que depende de doações voluntárias e custo para processamento é elevado.[4]

A estimativa antecipada da necessidade transfusional mediante um protocolo como o *maximum surgical blood order schedule* (MSBOS), associado ao protocolo de PBM), melhora a segurança transfusional, permite o uso eficaz dos hemocomponentes e a gestão eficiente dos recursos no banco de sangue.[5] Grandes instituições tem demonstrado uma preocupação crescente na melhoria dos processos relacionados a este assunto pois a sua melhoria implica em reduzir custos e reduzir a grande variabilidade de condutas não embasadas cientificamente.

DADOS DA LITERATURA

Antes de cada transfusão, testes pré-transfusionais são realizados para garantir que seja segura. A tipagem sanguínea é solicitada para confirmar o grupo ABO e RhD do paciente e investigar a presença de anticorpos irregulares no plasma (Kell, Duffy, Kidd). A tipagem sanguínea demora 1 hora para ser realizada, mas quando há anticorpos irregulares na amostra, a obtenção de uma bolsa de sangue livre do antígeno em questão pode levar horas ou dias.[3]

Antes de cada transfusão, a bolsa de sangue é sempre retipada e uma prova de compatibilidade é efetuada para garantir que as hemácias do doador e o plasma do receptor sejam compatíveis.[6] A prova de compatibilidade é realizada por meio de um teste sorológico manual, que consiste na incubação da hemácia do doador no plasma do paciente, com posterior adição de um reagente para possibilitar a visualização da aglutinação da amostra. A prova de compatibilidade sorológica exige 1 hora para ser realizada, sendo obrigatória em pacientes aloimunizados. Entretanto, estudos clínicos confirmam que a detecção de anticorpos irregulares é incomum na população (menor que 3%) e as maiores taxas de aloimunização ocorrem entre mulheres com gestação prévia e pacientes com histórico de doenças hematológicas ou oncológicas. [3]

A prova de compatibilidade sorológica vem sendo substituída pela prova de compatibilidade eletrônica, que consiste em um *software* que determina a compatibilidade entre o sangue do doador e o do paciente com base em tipagens sanguíneas prévias. A prova de compatibilidade eletrônica tornou-se possível graças ao aprimoramento dos métodos de rastreamento de anticorpos ao longo do tempo. Entretanto, vale ressaltar que embora a prova de compatibilidade eletrônica seja mais prática e rápida, o sistema pequena baixa capacidade de detectar antígenos com baixa prevalência, que são detectados apenas na prova de compatibilidade sorológica. [3] A prova de compatibilidade eletrônica ainda não é autorizada no Brasil.

A amostra de sangue deve ser encaminhada ao banco de sangue 12 a 24 horas antes da cirurgia por causa do risco de haver anticorpos irregulares na amostra de sangue do paciente, o que aumenta significativamente o tempo necessário para se obter uma bolsa de concentrado de hemácias (CH) compatível. [7]

A reserva de hemocomponentes antes dos procedimentos eletivos deve ser realizada de forma judiciosa pela equipe cirúrgica, ponderando o impacto financeiro no sistema de Saúde relativo à solicitação de exames pré-transfusionais e a preparação dos hemocomponentes. A adoção de um protocolo transfusional institucional é essencial para um manejo hemoterápico custo-efetivo e seguro. [5]

Reserva de hemocomponentes

A reserva de hemocomponentes antes de cirurgias eletivas era determinada de forma arbitrária, com base nas estimativas da equipe cirúrgica, o que levava a uma solicitação exagerada, resultando em desperdício e maior custo para o sistema de Saúde. O hemocomponente mais reservado nas cirurgias eletivas é o CH e estudos clínicos demonstraram que menos da metade dos pacientes submetidos a tipagem sanguínea é transfundida, havendo relatos de "descarte" de até 80% das bolsas de CH preparadas.[8]

Após avaliar a hemostasia do paciente e estimar o seu risco de sangramento perioperatório, é necessário avaliar o risco transfusional do procedimento cirúrgico planejado, o que varia entre as equipes cirúrgicas e as instituições. Na tentativa de estimar a necessidade transfusional dos procedimentos cirúrgicos, foi criado, na década de 1970, o primeiro protocolo hemoterápico com o objetivo de guiar a reserva cirúrgica de hemocomponentes, o MSBOS (*maximum surgical blood order schedule*). Após a coleta e análise dos dados transfusionais de pacientes cirúrgicos durante 3 meses, foi elaborada uma lista com o número médio de unidades de CH transfundidas por tipo de cirurgia. Assim, o MSBOS estabeleceu o número de unidades de CH que devem ser submetidas à prova de compatibilidade para cada tipo de cirurgia, assegurando a disponibilidade do hemocomponente. O número de bolsas a serem preparadas deve ser o dobro da média de bolsas transfundidas para determinada cirurgia, garantindo uma relação entre unidades preparadas e transfundidas de 2:1. O MSBOS foi amplamente adotado como modelo transfusional por inúmeras instituições, melhorando a relação das bolsas cruzadas em relação às bolsas transfundidas.[7]

O aprimoramento da técnica cirúrgica e o surgimento de novos procedimentos, como as cirurgias laparoscópicas e robóticas, limitaram a utilidade do MSBOS original. Assim, em 2013, o protocolo MSBOS foi atualizado por meio da análise de dados anestésicos inseridos em prontuário eletrônico. O protocolo considerou a porcentagem de pacientes transfundidos, a quantidade de bolsas de CH transfundidas por paciente (índice transfusional), a perda sanguínea e o risco de hemorragia por procedimento de determinada instituição. O protocolo revisado determinou o risco transfusional das cirurgias e assim definiu três categorias de recomendações quanto à necessidade de exames pré-transfusionais descritas no Quadro 21.1.

Quadro 21.1	
Recomendações quanto à necessidade de exames pré-transfusionais pelo MSBOS	
Categoria	**Procedimentos representativos**
1. Não são necessários testes pré-operatórios (≤ 5% dos pacientes receberam CH nos 12 meses de coleta de dados)	Broncoscopia Laparoscopia abdominal Histerectomia Hérnia abdominal laparoscópica Tiroidectomia
2. Tipagem sanguínea com pesquisa de anticorpos (5% a 25% dos pacientes receberam CH nos 12 meses de coleta de dados)	Revascularização miocárdica com CEC Craniotomia Laparotomia Laringectomia total Enxerto microvascular
3. Tipagem sanguínea com pesquisa de anticorpos e prova de compatibilidade (> 25% dos pacientes receberam CH nos 12 meses de coleta de dados)	Transplante cardíaco (4 U CH) Transplante hepático (4 U CH) Ressecção tumoral (2 U CH)

CEC: circulação extracorpórea; CH: concentrado de hemácias.

Fonte: Adaptado de Woodrum C, Wisniewski M, Triulzi D, *et al.*, 2017.

Vale ressaltar que pacientes com anemia ou distúrbios da hemostasia se beneficiam de exames pré-transfusionais, independentemente das recomendações do protocolo. A implantação do MSBOS revisado foi capaz de reduzir os custos referentes à solicitação de exames pré-transfusionais e ao processamento de bolsas de sangue desnecessárias.[9,10]

O protocolo MSBOS determina a realização de testes pré-transfusionais e o preparo de hemocomponentes de forma criteriosa e custo-efetiva. Entretanto, o consumo de hemocomponentes é variável entre os diferentes hospitais, portanto é aconselhável que cada instituição desenvolva o seu próprio protocolo transfusional de acordo com a necessidade transfusional específica de cada procedimento cirúrgico.[11,12]

A implantação dos protocolos de manejo hemoterápico no paciente cirúrgico reduz o custo de produção e de processamento dos hemocomponentes, uma vez que reduz a solicitação de exames de tipagem sanguínea desnecessários e evita o desperdício de hemocomponentes, principalmente CH. Portanto, é importante que as equipes cirúrgica e anestésica tenham consciência do protocolo e o aplique de forma sistemática, garantindo a utilização eficiente e segura dos hemocomponentes durante os procedimentos.

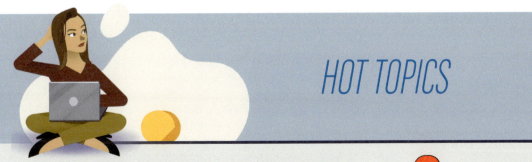

HOT TOPICS

1. Importante frisarmos neste capítulo a diferença entre hemocomponentes e hemoderivados. Denominam-se "hemocomponentes" todos os derivados diretos do sangue doado, ou seja, os produtos gerados nos serviços de hemoterapia, a partir do sangue total, por meio de processos físicos (centrifugação, congelamento). Já os produtos obtidos por via industrial, a partir do fracionamento do plasma por processos físico-químicos são denominados "hemoderivados" (Figura 21.1).

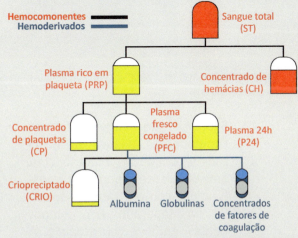

Figura 21.1 ■ Diferença entre hemocomponentes e hemoderivados.
Fonte: Desenvolvida pela autoria.

2. A seguir, um fluxo de trabalho simples de triagem e coleta de doadores de sangue é descrito na Figura 21.2.

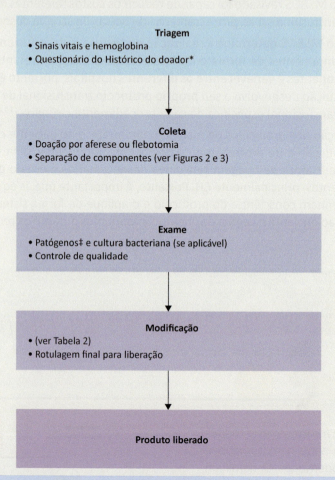

Figura 21.2 ▪ Fluxo de triagem e coleta de doadores de sangue.
Fonte: Adaptada de Hess AS, 2024.

3. Separação do sangue total em componentes (Figura 21.3). O sangue doado é coletado com anticoagulante e pode ser transfundido como "sangue total". Se for separado em componentes, então é centrifugado. A fração plasmática que contém a maior parte do anticoagulante é expressa na parte superior, e os glóbulos vermelhos concentrados são em seguida misturados com uma solução aditiva para melhorar a vida útil. Após o congelamento, o plasma pode ser descongelado a 4 °C para tirar algumas proteínas da solução ou "crioprecipitadas". Uma unidade de

crioprecipitado derivado de uma unidade de plasma é normalmente agrupada em sacos de cinco unidades para dosagem para adultos, com 1,25 g fibrinogênio e volume de 100 mL (todos os valores são aproximados).

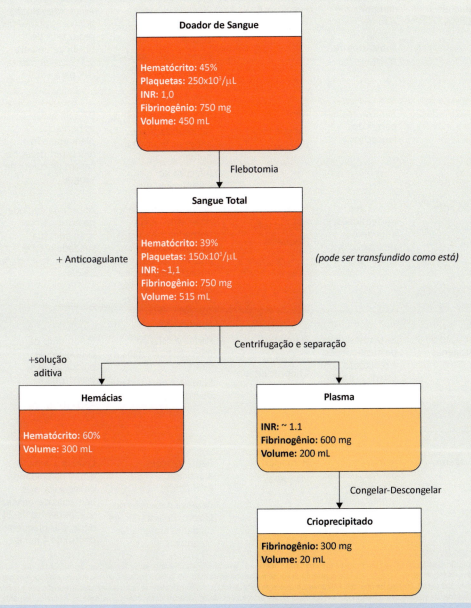

Figura 21.3 ▪ Separação do sangue total em componentes.
Fonte: Adaptada de Hess AS, 2024.[13]

4. Modificações comuns de produtos de componentes sanguíneos (Quadro 21.2).

Quadro 21.2				
Modificações comuns de produtos de componentes sanguíneos				
Modificação	Efeitos	Produtos	Indicação	Observações
Soluções aditivas	Tampona pH e fornece eletrólitos e substratos de energia	Hemácias* Plaquetas	Estende validade Melhora recuperação celular Preserva plasma para outras indicações Reduz reações da transfusão	Adição de solução aditiva às plaquetas reduz teor de fibrinogênio para 200 mg e aumenta INR para − 3,0
Leucorredução	Remove maior partes dos leucócitos	Hemácias Sangue total† Plaquetas	Reduz: reações febris, Aloimunização de antígeno leucocitário humano Infecção por citomegalovírus	97% de todas as hemácias e plaquetas são leucorreduzidas no centro de coleta de sangue
Irradiação	Danos aos nucleotídeos impedem a replicação dos leucócitos	Hemácias Sangue total Plaquetas	Reduz risco de doença do enxerto *versus* hospedeiro associada a transfusão em imunocomprometidos, imunodeficientes, ou pacientes recebendo sangue de doadores compatíveis ou aparentado	Após uma unidade de eritrócito ser irradiada, sua validade total é reduzida de 42 para 28 dias
Redução de patógenos	Evita transcrição de nucleotídeos e replicação com uso de um aduto covalentemente ligado	Plaquetas Plasma Crioprecipitado	Reduz o risco de infecção bacteriana e viral‡ Elimina a necessidade de irradiação	O aumento da contagem de plaquetas pós-transfusão é reduzido de ~30×10³/μL para ~20 × 10%/μl Adicionar ~\$125 ao custo da unidade
Lavagem	Remove o plasma residual e a solução de armazenamento	Hemácias Plaquetas	Reduz reações alérgicas ou anafiláticas Remove o excesso de glicerol ou potássio de unidades congeladas ou antigas	Quebra a vedação estéril da unidade, de modo que as hemácias devem ser usadas dentro de 24 horas e as plaquetas dentro de 4 horas

*A solução-padrão de citrato tamponado contém citrato, fosfato e dextrose. Existem quatro soluções aditivas de eritrócitos nos Estados Unidos − AS-1, AS-3, AS-5 e AS-7 −, todas contendo dextrose e adenina adicionais. AS-3 inclui fosfato e citrato adicionais. Todos os outros incluem 500 mg a 1.000 mg de manitol. †Algumas unidades de sangue total para transfusão não apresentam leucorredução porque filtros poupadores de plaquetas não estão disponíveis com todas as soluções de armazenamento. ‡Certos patógenos, incluindo hepatite A, hepatite E, parvovírus humano B19, poliovírus e esporos de *Bacillus cereus*, não são inativados.

INR: razão normalizada internacional.

Fonte: Desenvolvida pela autoria.

CONCLUSÕES

- O Programa de PBM tem se mostrado custo-efetivo não somente por estar associado com melhores desfechos clínicos, mas também por apresentar uma proposta real e estruturada de racionalização da utilização de recursos.
- Reservas de hemocomponentes desordenadas geram aumento dos custos sem aumento proporcional da segurança do paciente.
- Instituições com programas de PBM implementadas conseguem melhorar as atribuições dos números de reservas dos seus hemocomponentes relacionados à sua real necessidade.

REFERÊNCIAS

1. Neal MD, Hunt BJ. Precision in transfusion medicine. JAMA. 2023;330(19):1847-48. doi: 10.1001/jama.2023.16134.
2. Montano-Pedroso JM, Biagini S, Macedo MCM, et al. Consenso da Associação Brasileira de Hematologia, Hemoterapia e Terapia Celular sobre Patient Blood Management. Histórico e cenário de PBM no Brasil e no mundo. 2023;1(1).
3. White MJ, Hazard SW 3rd, Frank SM, Boyd JS, Wick EC, Ness PM, et al. The evolution of perioperative transfusion testing and blood ordering. Anesth Analg. 2015;120(6):1196-203.
4. Bittencourt R, Costa J, Lobo J, Aguiar FC. Transfusão consciente de hemoderivados. Revisão sistemática dos fatores indicativos do gatilho para a infusão dos componentes sanguíneos. Revista Brasileira de Anestesiologia, 2012.
5. Woodrum C, Wisniewski M, Triulzi D, Waters J, Alarcon L, Yazer M. The effects of a data driven maximum surgical blood ordering schedule on preoperative blood ordering practices. Hematology. 2017;22(9):571-77. doi: 10.1080/10245332.2017.1318336.
6. Hall TC, Pattenden C, Hollobone C, Pollard C, Dennison AR. Blood transfusion policies in elective general surgery: how to optimise cross-match-to-transfusion ratios. Transfus med hemother. 2013;40(1):27-31.
7. Thabah R, Sailo L, Bardoloi J, Lanleila M, Lyngdoh N, Yunus MD, Bhattacharyya P. 'Maximum surgical blood order schedule' in a newly set-up tertiary care hospital. Anaesthesia, pain and intensive care. 2013;17:28-32.
8. Zewdie K, Genetu A, Mekonnen Y, Worku T, Sahlu A, Gulilalt D. Efficiency of blood utilization in elective surgical patients. BMC Health Serv Res. 2019;19(1):804. doi: 10.1186/s12913-019-4584-1.
9. Frank SM, Oleyar MJ, Ness PM, Tobian AA. Reducing unnecessary preoperative blood orders and costs by implementing an updated institution- specific maximum surgical blood order schedule and a remote electronic blood release system. Transfus Med Hemother. 2013;40(1):27-31.
10. Frank SM, Rothschild JA, Masear CG, Rivers RJ, Merritt WT, Savage WJ, et al. Optimizing preoperative blood ordering with data acquired from an anesthesia information management system. Anesthesiology. 2013;118(6):1286-97. doi: 10.1097/ALN.0b013e3182923da0.

11. Liumbruno G, Bennardello F, Lattanzio A. Recommendations for the transfusion management of patients in the perioperative period. II. The intra- operative period. Blood Transfusion. 2011;9:189-217.
12. Rinehart JB, Lee TC, Kaneshiro K, Tran MH, Sun C, Kain ZN. Perioperative blood ordering optimization process using information from an anesthesia information management system. Transfusion. 2016;56(4):938-45.
13. Hess AS. What's in Your Transfusion? A Bedside Guide to Blood Products and Their Preparation. Anesthesiology. 2024;140(1):144-56. doi: 10.1097/ALN.0000000000004655.

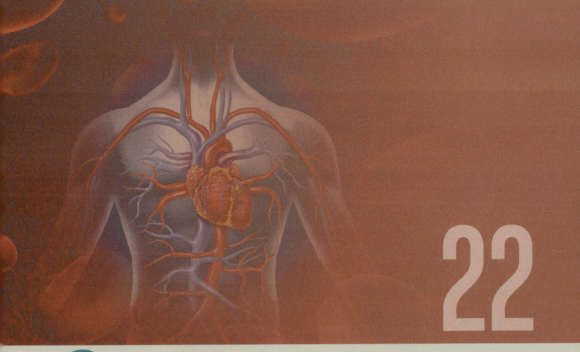

22

AUTOR

▶ Diego Antequera Fernandes

Autonomia do Paciente e Recusa de Transfusão. Visão Jurídica

INTRODUÇÃO

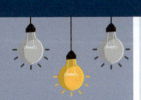

Ainda vigora em nossa sociedade a ideia de que o direito à vida equivale — e encerra-se — ao direito à *existência*, que, na amplitude das crenças populares, intensamente influenciadas pelos dogmas religiosos de nosso povo, pode ir desde a fecundação do óvulo pelo espermatozoide[1] até a derradeira função celular manifestada pelo corpo humano. O existir (e, portanto, a vida), nesse sentido, é um atributo divino que se desenrola num processo biológico autônomo, mas deflagrado pelo livre arbítrio do ser humano, a quem será vedado, dessa forma, interrompê-lo sob quaisquer circunstâncias. Além disso, uma vez iniciado esse processo, será dever do ser humano mantê-lo e prolongá-lo o máximo possível, *ainda que de forma não autônoma*.

Com efeito, não são poucos os embates morais e éticos com os quais os profissionais da Saúde se deparam ao longo da carreira em torno do conceito de vida humana, sua dimensão física, psíquica e espiritual, com os pacientes; casos de embates como aborto de feto anencéfalo e ortotanásia e recusas terapêuticas em geral são alguns exemplos. Nem sequer é preciso sair do nosso restrito círculo profissional e acadêmico para nos darmos conta de como as crenças religiosas, o medo da morte e a aversão à perda moldam nossos valores sociais e, por consequência, as regras jurídicas que tratem minimamente do *tabu do fim da vida*.[2]

Nesse sentido, a tradição jurídica brasileira sempre colocou o direito à vida como um direito absoluto, numa posição hierárquica de superioridade em relação a qualquer outro direito fundamental previsto no artigo 5° da Constituição Federal,[3] tal como liberdade, dignidade, privacidade e honra, por ver nele um *pressuposto* necessário à existência de todos os demais direitos. Dessa forma, qualquer que fosse o fundamento da oposição do paciente e/ou da sociedade quanto a determinada conduta médica, o limite dessa objeção e da própria terapia seria sempre a manutenção a todo custo da vida humana, entendida como sinônimo da *existência biológica do ser*.

Nem mesmo a mudança na relação médico-paciente da forma como regulamenta o Conselho Federal de Medicina (CFM) ao longo dos anos – que pouco a pouco deixou de ser verticalizada e patriarcal para se atentar às necessidades holísticas do paciente – foi suficiente para relativizar o caráter absoluto, inalienável e indisponível do direito à vida, que segue como um limite intransponível ao princípio da autonomia da vontade e do consentimento informado. Tal concepção, contudo, vem sofrendo questionamentos nos últimos anos, capitaneados em parte pelo desenvolvimento da Bioética e do Biodireito e, mais especialmente, por pressões de grupos religiosos que veem em determinadas terapias uma violação a princípios básicos de sua fé, cujo exemplo mais notório são as testemunhas de Jeová em relação à transfusão de sangue, tido como elemento representante da alma e da vida.

A interpretação dos direitos fundamentais pelas cortes jurídicas do Brasil também vem, da mesma forma, passando por temperamentos que lhes retiram um caráter absoluto (a exemplo do direito à vida), para lhes emprestar uma leitura harmonizada com outros valores tidos agora como *igualmente essenciais*, como a liberdade de crença e a dignidade humana.[4] E é justamente nesse cenário de mudanças e incertezas que nos encontramos no momento.

IMPORTÂNCIA DO TEMA

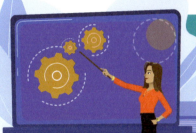

No centro dessa polêmica de ordem moral, ética, e religiosa, que demanda naturalmente longos debates e reflexões, estão médicos em situações de urgência e emergência que, na ausência de alternativas terapêuticas, devem decidir *prontamente* que conduta adotar em caso de recusa a tratamento em casos que poderão acarretar risco de morte iminente ao paciente. Dessa forma, se por um lado a consciência global do médico a respeito do assunto (histórico, visões e tendências) é fundamental para que possa contribuir com o debate público e avançar no sentido de uma Medicina mais humana; por outro, os imperativos de ordem prática do dia a dia profissional impõem também uma abordagem pragmática que lhe possa fornecer estratégias extraídas das normas vigentes para resguardá-lo de eventuais responsabilidades civil e penal decorrentes da conduta adotada.

DADOS DA LITERATURA

O ATUAL PANORAMA JURÍDICO

Por ora, encontram-se plenamente válidas e vigentes as normas do CFM que tratam do assunto, especialmente o artigo 22 do Código de Ética Médica aprovado pela Resolução CFM n° 2.217/2018, que dispõe ser vedado ao médico "deixar de obter o consentimento do paciente e de seu representante legal após esclarecê-lo sobre o procedimento a ser realizado, salvo em caso de risco iminente de morte".[5]

Soma-se a esse dispositivo, o inciso I do § 3º do artigo 146 do Código Penal, que, ao tratar do crime de constrangimento ilegal, expressamente exclui a hipótese de intervenção médica ou cirúrgica não consentida quando justificada por iminente perigo de vida.[6]

A partir de uma interpretação literal dessas normas, fica claro que o médico está *dispensado*, ou seja, não é obrigado a obter o consentimento do paciente para intervir em caso de risco iminente de morte. Em outro dizer: havendo risco iminente de morte, o médico está respaldado juridicamente para agir mesmo diante da recusa terapêutica do paciente.

Mas a pergunta que fica é: poderia, então, o médico acatar a recusa terapêutica do paciente sem poder ser responsabilizado civil ou criminalmente em caso de óbito? De acordo com o entendimento majoritário, sim, mas a segurança jurídica para essa abordagem não é a mesma. Isso porque, muito embora vozes de juristas de expressão se posicionem contrariamente a qualquer responsabilização do médico em caso de acolhimento à recusa terapêutica (observado o livre consentimento informado), e não haja precedentes de condenação de médicos que tenham respeitado a decisão do paciente (desde que maior e civilmente capaz),[7] a redação do crime de omissão de socorro previsto no artigo 135 do Código Penal permite, ao menos em tese, interpretações conservadoras com relação ao dever médico de proteger a vida mesmo diante de recusas por motivo religioso. Além disso, diferentemente do que faz o artigo 146 do Código Penal, que expressamente exclui um determinado comportamento do crime de constrangimento ilegal, o artigo 135 não previu exceções para a configuração do crime de omissão de socorro (como poderia ser, por exemplo, o acolhimento da vontade daquele que se encontra em perigo de morte).

Nesse cenário, e em casos tais, é forçoso dizer que *ainda* é mais prudente ao médico a intervenção mesmo diante da recusa terapêutica livre e consciente do assistido, muito embora seja pouco provável, *na prática*, qualquer responsabilização penal, ética ou civil decorrente da adesão à recusa, como mostram os precedentes do Poder Judiciário e do CFM.

Portanto, sob um enfoque pragmático, é possível traçar os seguintes caminhos em caso de recusa terapêutica *com risco iminente de morte*:

1. Esclarecer a todo momento ao paciente e a seus familiares sobre o diagnóstico, a natureza e os objetivos da intervenção diagnóstica ou terapêutica necessária e indicada, alternativas, riscos, benefícios, recomendações e duração.

2. Verificar se há terapias alternativas ou a possibilidade de transferência para equipes com profissionais treinados em tratamentos por meio de substitutos do sangue.

3. Não havendo o item anterior, o médico encontra-se atualmente respaldado para seguir com o procedimento em ordem a salvar a vida do paciente a despeito da recusa terapêutica. No entanto, caso opte por acolher a decisão do assistido e não seguir com o tratamento, o médico deverá se cercar de algumas precauções adicionais:

   3.1. Certificar-se de que o paciente seja maior e civilmente capaz, ou seja, com plena capacidade de compreensão e expressão de sua vontade de forma livre (não coagida ou induzida) e consciente. Cumpre alertar que, nesses casos, a manifestação do representante legal não supre a vontade do assistido, mesmo no caso dos pais em relação ao menor.

   3.2. Registrar documentalmente ou por meio de testemunhas o consentimento livre e esclarecido do paciente, de preferência por meio do Termo de Consentimento/Recusa Livre e Esclarecido disponibilizado pelo CFM (Recomendação CFM nº 1/2016) e relatar tudo em prontuário médico.[8]

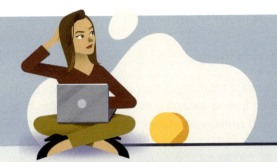

HOT TOPICS

TENDÊNCIAS E CONSIDERAÇÕES FINAIS

Devidamente analisado o contexto atual, e posicionadas as possíveis soluções a serem adotadas pelo médico diante de uma situação prática de recusa terapêutica com risco iminente de morte, convém situar o tema em perspectiva, apontando a tendência de mudança no tratamento legal da matéria que já se vislumbra em nosso horizonte jurídico.

Como visto, o direito à vida vem deixando de ser interpretado de forma absoluta pelos tribunais brasileiros – ou seja, isolado e acima dos demais direitos fundamentais – para ser considerado *em conjunto com eles*, integrando-o em seu conceito, especialmente no que se refere à liberdade de consciência e de crença e à dignidade humana. O direito à vida, dessa forma, deixa de ser visto apenas como direito à existência biológica para ser reconhecido como *direito à existência digna*,[9] aí compreendidas as garantias de liberdade, de consciência e de autoestima.[10]

Nesse sentido, embora as recusas terapêuticas por motivos seculares, como perda de funcionalidade, ainda tenham pouco espaço no debate público brasileiro, a porta para o amadurecimento desse diálogo vem sendo aberta justamente por grupos religiosos, especialmente a comunidade das testemunhas de Jeová, que, em atuação junto ao Congresso Nacional e ao Poder Judiciário,[11] vêm avançando para uma mudança no regramento da matéria.

No âmbito da Procuradoria Geral da República, foi proposta, em 2019, a Arguição de Descumprimento de Preceito Fundamental nº 618,[12] na qual é requerido que seja excluída do artigo 146, § 3º, inciso I, do Código Penal e das normas regulamentares do CFM a possibilidade de o médico realizar a transfusão de sangue diante da recusa do paciente, mesmo em caso de risco iminente de morte, em respeito à liberdade de consciência e de crença.[13] Já no Congresso Nacional, o Anteprojeto de Código Penal[14] atualmente em análise como Projeto de Lei nº 236/2012[15] prevê que será considerado crime de constrangimento ilegal a intervenção médica, ainda que em risco iminente de morte, quando o paciente *maior e capaz* houver manifestado sua vontade de não se submeter ao tratamento (aí abrangendo, portanto, motivos seculares e religiosos).

A prosperarem tais mudanças, haverá, por um lado, inegável avanço em termos de humanização do atendimento e respeito às liberdades individuais. Mas é bom lembrar que, por outro, também aumentará a responsabilidade dos médicos, que não poderão deixar de acatar a recusa terapêutica do paciente sob pena de responderem civil, ética e criminalmente.

CONCLUSÕES

Diante disso, verifica-se que é de fundamental importância que os médicos de hoje estejam preparados para esse futuro que se avizinha, especialmente com relação às terapias alternativas, às providências prévias de esclarecimento do paciente, à certificação de capacidade civil e ao registro do consentimento livre e esclarecido do paciente, preferencialmente por meio de termo escrito e com o devido registro em prontuário médico.

REFERÊNCIAS

1. Tartuce F. Direito civil, 1: Lei de introdução e parte geral. Rio de Janeiro. 2009;5:139.
2. Arantes ACQ. A morte é um dia que vale a pena viver. Rio de Janeiro: Sextante. 2019.
3. Bobbio N. Teoria do ordenamento jurídico. Editora Universidade de Brasília. 1999;10:91.
4. Moraes A. Direito Constitucional. São Paulo: Atlas. 2004;16:66.
5. Conselho Federal de Medicina (CFM-BRASIL). Código de Ética Médica: Resolução CFM nº 2.217, de 27 de setembro de 2018, modificada pelas Resoluções CFM nº 2.222/2018 e 2.226/2019/ Conselho Federal De Medicina. Brasília: Conselho Federal De Medicina. 2019. [2024 Fev. 23]. Disponível em: https://portal.cfm.org.br/images/PDF/cem2019.pdf.
6. Brasil. Decreto-Lei 2.848, de 07 de dezembro de 1940. Código penal. Diário Oficial da União. Rio de Janeiro. 2023. [2024 Fev. 23]. Disponível em: https://www.planalto.gov.br/ccivil_03/decreto-lei/del2848compilado.htm.

CAPÍTULO 22 AUTONOMIA DO PACIENTE E RECUSA DE TRANSFUSÃO. VISÃO JURÍDICA **243**

7. Valadares LS. A questão jurídica no atendimento médico de pacientes Testemunhas de Jeová. Consultor Jurídico. 2017. [2024 Fev. 23]. Disponível em: https://www.conjur.com.br/2017-jun-10/opiniao-questao-juridica-atendimento-testemunhas-jeova#:~:text=O%20m%C3%A9dico%20que%20cuida%20de,%C3%A9%20at%C3%ADpica%20%E2%80%94%20n%C3%A3o%20h%C3%A1%20crime.

8. Conselho Federal de Medicina (CFM-BRASIL). Recomendação CFM 1/2016. Brasília, DF. 2016. [2024 Fev. 23]. Disponível em: https://portal.cfm.org.br/images/Recomendacoes/1_2016.pdf.

9. Lenza P. Direito constitucional esquematizado. Rev., Atual. e Ampl. São Paulo: Editora Método. 2007;11:701.

10. Sarlet IW. A eficácia dos direitos fundamentais: uma teoria geral dos direitos fundamentais na perspectiva constitucional. Rev. Atual. e Ampl. Porto Alegre: Livraria do advogado. 2009;10:100.

11. Brasil. Supremo Tribunal Federal. Recurso extraordinário nº 1212272/AL. Tema de repercussão geral nº 1069: direito de autodeterminação dos testemunhas de Jeová de submeterem-se a tratamento médico realizado em transfusão de sangue, em razão da sua consciência religiosa. Rel. Ministro Gilmar Mendes. [2024 Fev. 23]. Disponível em: https://portal.stf.jus.br/jurisprudenciaRepercussao/verAndamentoProcesso.asp?incidente=5703626&numeroProcesso=1212272&classeProcesso=RE&numeroTema=1069.

12. Brasil. Supremo Tribunal Federal. Arguição de descumprimento de preceito fundamental nº 618. Rel. Ministro Nunes Marques. [2024 Fev. 23]. Disponível em: https://portal.stf.jus.br/processos/detalhe.asp?incidente=5769402.

13. Brasil. Constituição (1988). Constituição da República Federativa do Brasil de 1988. Brasília, DF: Presidente da República. 2016. [2024 Fev. 23]. Disponível em: https://www.planalto.gov.br/ccivil_03/constituicao/constituicao.htm.

14. Brasil. Senado Federal. Comissão de juristas para a elaboração de anteprojeto de código penal. Req. Nº 756/2011. Senador Pedro Taques. [2024 Fev. 23]. Disponível em: https://www.conjur.com.br/dl/anteprojeto-codigo-penal.pdf.

15. Brasil. Senado Federal. Projeto de Lei do Senado nº 236/2012. [2024 Fev. 23]. Disponível em: https://www25.senado.leg.br/web/atividade/materias/-/materia/106404.

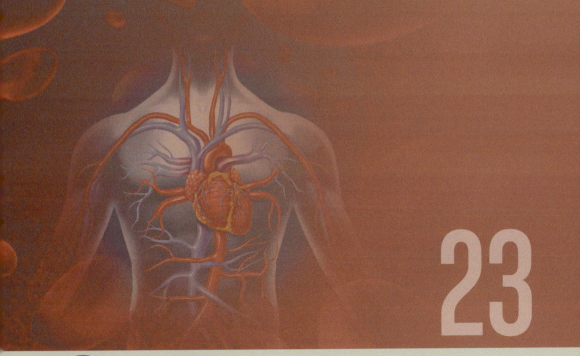

23

AUTOR
▶ Daniel Kish

Patient Blood Management – Autonomia Paciente e Recusa de Transfusão; Decisões Compartilhadas – Visão do Conselho Regional de Medicina

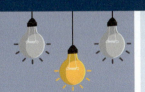

INTRODUÇÃO

Para melhor compreensão das discussões éticas da transfusão de sangue, são necessárias, inicialmente, algumas reflexões sobre termo de consentimento, autonomia e responsabilidade profissional.

Nos dias atuais, está consolidada a exigência contida no anexo I da Resolução do Conselho Federal de Medicina (CFM) n. 2174/2017 de obter o Termo de Consentimento Livre e Esclarecido (TCLE) específico para a anestesia.

Deve-se lembrar que, segundo Ubel e Loewenstein, a doutrina do consentimento informado reconhece a importância da autonomia do paciente e, dessa forma, o médico tem o dever de informá-lo todos os procedimentos necessários no caso. A informação deve incluir todos os fatos, inclusive os eventuais riscos e benefícios associados.

IMPORTÂNCIA DO TEMA

O objetivo do consentimento informado é fornecer elementos ao paciente de modo que este possa fazer sua escolha de acordo com seus valores.

Nesse condão, é necessário reproduzir citação do jurista Genival de Veloso de França: "Todo ato médico fora da urgência ou da emergência necessita de um consentimento prévio e que esse consentimento seja antecedido e esclarecido. E que o paciente tem o direito, mesmo após os devidos esclarecimentos, de recusar a execução de práticas diagnósticas e terapêuticas e o médico não pode desrespeitar tal decisão. Agir em contrário a essa recusa, salvo diante dos casos de iminente perigo de vida, constitui também infração às normas penais".

Por conseguinte, acatar a autonomia é reconhecer que ao indivíduo cabe ter certos pontos de vista e que é ele quem deve deliberar e tomar decisões segundo seu próprio plano de vida e ação, embasado em crenças, aspirações e valores próprios. O respeito à autonomia requer que se tolerem crenças e escolhas das pessoas desde que não constituam ameaça a outras pessoas, à coletividade ou a si mesmas. A autonomia não deve ser convertida em direito absoluto; seus limites devem ser dados pelo respeito à dignidade e à liberdade dos outros e da coletividade. É um princípio de mão dupla. Logo, devem ser respeitadas tanto a autonomia do paciente como a do médico.

Alan R. Tait PhD, em artigo publicado em 2014, *Informed consent for anesthesia: a review of practice and strategies for optimizing the consent process*, elenca as dificuldades ao se obter o TCLE e conclui que, apesar dos desafios únicos de se obter consentimento para anestesia no dia da cirurgia, a atenção à maneira como as informações para os cuidados anestésicos são fornecidas e a adoção de estratégias simples para melhorar a compreensão podem contribuir muito para garantir que os tomadores de decisão sejam adequadamente informados.

DADOS DA LITERATURA

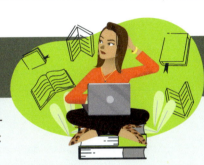

Deve-se, ainda, relembrar o Código de Ética Médica (CEM), atualizado em 2018, em que destacamos:

"Capítulo I. Princípios fundamentais

I – A medicina é uma profissão a serviço da saúde do ser humano e da coletividade e será exercida sem discriminação de nenhuma natureza.

II – O alvo de toda a atenção do médico é a saúde do ser humano, em benefício da qual deverá agir com o máximo de zelo e o melhor de sua capacidade profissional.

VII – O médico exercerá sua profissão com autonomia, não sendo obrigado a prestar serviços que contrariem os ditames de sua consciência ou a quem não deseje, excetuadas as situações de ausência de outro médico, em caso de urgência ou emergência, ou quando sua recusa possa trazer danos à saúde do paciente.

VIII – O médico não pode, em nenhuma circunstância ou sob nenhum pretexto, renunciar à sua liberdade profissional, nem permitir quaisquer restrições ou imposições que possam prejudicar a eficiência e a correção de seu trabalho.

XIX – O médico se responsabilizará, em caráter pessoal e nunca presumido, pelos seus atos profissionais, resultantes de relação particular de confiança e executados com diligência, competência e prudência.

XXI – No processo de tomada de decisões profissionais, de acordo com seus ditames de consciência e as previsões legais, o médico aceitará as escolhas de seus pacientes relativas aos procedimentos diagnósticos e terapêuticos por eles expressos, desde que adequadas ao caso e cientificamente reconhecidas.

XXII – Nas situações clínicas irreversíveis e terminais, o médico evitará a realização de procedimentos diagnósticos e terapêuticos desnecessários e propiciará aos pacientes sob sua atenção todos os cuidados paliativos apropriados.

XXVI – A medicina será exercida com a utilização dos meios técnicos e científicos disponíveis que visem aos melhores resultados.

Capítulo II. Direitos dos médicos

II – Indicar o procedimento adequado ao paciente, observadas as práticas cientificamente reconhecidas e respeitada a legislação vigente.

IX – Recusar-se a realizar atos médicos que, embora permitidos por lei, sejam contrários aos ditames de sua consciência.

Capítulo III. Responsabilidade profissional. É vedado ao médico:

Art. 1º Causar dano ao paciente, por ação ou omissão, caracterizável como imperícia, imprudência ou negligência.

Capítulo IV. Direitos humanos é vedado ao médico:

Art. 22. Deixar de obter consentimento do paciente ou de seu representante legal após esclarecê-lo sobre o procedimento a ser realizado, salvo em caso de risco iminente de morte.

Art. 24. Deixar de garantir ao paciente o exercício do direito de decidir livremente sobre sua pessoa ou seu bem-estar, bem como exercer sua autoridade para limitá-lo.

Capítulo V. Relação com pacientes e familiares. É vedado ao médico:

Art. 31. Desrespeitar o direito do paciente ou de seu representante legal de decidir livremente sobre a execução de práticas diagnósticas ou terapêuticas, salvo em caso de iminente risco de morte

Art. 32. Deixar de usar todos os meios disponíveis de promoção de saúde e de prevenção, diagnóstico e tratamento de doenças, cientificamente reconhecidos e a seu alcance, em favor do paciente.

Art. 35 Exagerar a gravidade do diagnóstico ou do prognóstico, complicar a terapêutica ou exceder-se no número de visitas, consultas ou quaisquer outros procedimentos médicos".

Ao se lerem os artigos do CEM, é possível haver conflito sobre realizar ou não a transfusão, em especial, para pacientes sem condições de decidir por si, como ocorre na anestesia.

Para dirimir as dúvidas e analisar a visão do Conselho de Medicina sobre a transfusão de sangue, é necessário buscar pareceres/resoluções e jurisprudência.

É bem fácil, no site do CFM, portal.cfm.org.br, clicar em "fale conosco" e, após, em "Parecer/Consulta"...

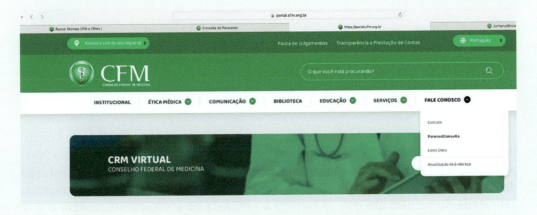

Clicar no link Pareceres e Resoluções

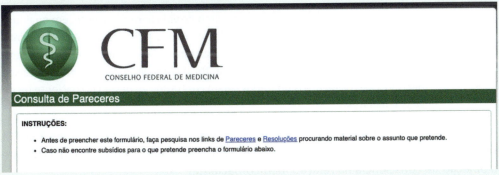

e filtrar conforme achar adequado.

○ **Busque normas**

Selecione os tipos de normas que deseja buscar:

☑ Resoluções ☑ Pareceres ☑ Recomendações ☑ Notas Técnicas
☑ Despachos

Selecione o estado: **Situação:** **Número:** **Ano:**

todos em vigor ◇ todos

Assunto:

TRANSFUSAO DE SANGUE

Texto a ser encontrado:

Limpar Busca BUSCAR

RESULTADO DA BUSCA

1 2 3 Próxima Página Última Página
Mostrando página 1 de 3
22 registros encontrados

Desses 22 registros encontrados, destaca-se a Resolução publicada pelo Conselho Regional de Medicina do Rio de Janeiro (CRM-RJ), n. 136/99, com a ementa "Dispõe sobre a postura do médico diante da recusa de paciente em receber transfusão de sangue e/ou seus derivados (...)". No artigo 2º, a Resolução descreve a responsabilidade do médico até que se consiga a renúncia ao atendimento, porém o que chama a atenção é seu artigo 3º pela orientação de quebra de autonomia, conforme transcrito *in verbis*:

> "O médico, verificando a existência de risco de vida para o paciente, em qualquer circunstância, deverá fazer uso de todos os meios ao seu alcance para garantir a saúde do mesmo, inclusive efetuando a transfusão de sangue e/ou seus derivados, comunicando, se necessário, à autoridade policial competente sobre sua decisão, caso os recursos utilizados sejam contrários ao desejo do paciente ou de seus familiares".

Em que pese essa Resolução ainda estar em vigor, ela confronta a Resolução CFM m. 2.232/2019 que estabelece normas éticas para a recusa terapêutica por pacientes e a objeção de consciência na relação médico-paciente:

> "Art. 1º A recusa terapêutica é, nos termos da legislação vigente e na forma desta Resolução, **um direito do paciente a ser respeitado pelo médico**, desde que este o informe dos riscos e das consequências previsíveis de sua decisão.

CAPÍTULO 23   *PATIENT BLOOD MANAGEMENT* – AUTONOMIA PACIENTE

Art. 2º É assegurado ao paciente **maior de idade, capaz, lúcido, orientado e consciente**, no momento da decisão, **o direito de recusa à terapêutica proposta em tratamento eletivo**, de acordo com a legislação vigente.

Parágrafo único. O médico, diante da recusa terapêutica do paciente, pode propor outro tratamento quando disponível.

Art. 3º Em situações de risco relevante à saúde, o médico **não deve aceitar a recusa terapêutica de paciente menor de idade ou de adulto que não esteja no pleno uso de suas faculdades mentais**, independentemente de estarem representados ou assistidos por terceiros.

Art. 4º Em caso de discordância insuperável entre o médico e o representante legal, assistente legal ou familiares do paciente menor ou incapaz quanto à terapêutica proposta, o médico deve comunicar o fato às autoridades competentes (Ministério Público, Polícia, Conselho Tutelar etc.), visando o melhor interesse do paciente.

Art. 5º A recusa terapêutica não deve ser aceita pelo médico quando caracterizar abuso de direito.

§ 1º Caracteriza abuso de direito:

I – A recusa terapêutica que coloque em risco a saúde de terceiros.

II – A recusa terapêutica ao tratamento de doença transmissível ou de qualquer outra condição semelhante que exponha a população a risco de contaminação.

§ 2º A recusa terapêutica manifestada por gestante deve ser analisada na perspectiva do binômio mãe/feto, podendo o ato de vontade da mãe caracterizar abuso de direito dela em relação ao feto.

Art. 6º **O médico assistente em estabelecimento de saúde, ao rejeitar a recusa terapêutica do paciente**, na forma prevista nos artigos 3º e 4º desta Resolução, deverá registrar o fato no prontuário e comunicá-lo ao diretor técnico para que este tome as providências necessárias perante as autoridades competentes, visando assegurar o tratamento proposto.

Art. 7º **É direito do médico a objeção de consciência diante da recusa terapêutica do paciente.**

Art. 8º Objeção de consciência é o direito do médico de se abster do atendimento diante da recusa terapêutica do paciente, não realizando atos médicos que, embora permitidos por lei, sejam contrários aos ditames de sua consciência.

Art. 9º A interrupção da relação do médico com o paciente por objeção de consciência impõe ao médico o dever de comunicar o fato ao diretor técnico do estabelecimento de saúde, visando garantir a continuidade da assistência por outro médico, dentro de suas competências.

Parágrafo único. Em caso de assistência prestada em consultório, fora de estabelecimento de saúde, o médico deve registrar no prontuário a interrupção da relação com o paciente por objeção de consciência, dando ciência a ele, por escrito, e podendo, a seu critério, comunicar o fato ao Conselho Regional de Medicina.

Art. 10. **Na ausência de outro médico, em casos de urgência e emergência e quando a recusa terapêutica trouxer danos previsíveis à saúde do paciente, a relação com ele não pode ser interrompida por objeção de consciência, devendo o médico adotar o tratamento indicado, independentemente da recusa terapêutica do paciente.**

Art. 11. Em **situações de urgência e emergência que caracterizarem iminente perigo de morte, o médico deve adotar todas as medidas necessárias e reconhecidas para preservar a vida do paciente, independentemente da recusa terapêutica.**

Art. 12. A recusa terapêutica regulamentada nesta Resolução deve ser prestada, preferencialmente, por escrito e perante duas testemunhas quando a falta do tratamento recusado expuser o paciente a perigo de morte.

Parágrafo único. São admitidos outros meios de registro da recusa terapêutica quando o paciente não puder prestá-la por escrito, desde que o meio empregado, incluindo tecnologia com áudio e vídeo, permita sua preservação e inserção no respectivo prontuário.

Art. 13. Não tipifica infração ética de qualquer natureza, inclusive omissiva, o acolhimento, pelo médico, da recusa terapêutica prestada na forma prevista nesta Resolução".

Nesse condão, há o Parecer n. 40/20 do CRM-MG sobre um caso de fratura de fêmur em que foi negada, por parte da filha do paciente, a autorização de transfusão para a cirurgia. Na discussão do caso, discorre-se sobre a falta de dados se a crença religiosa do pai coincide com a da filha e sobre a necessidade de hiperproteção da pessoa idosa. O parecer em si elenca as possíveis situações de abuso de direito e da possibilidade da objeção de consciência diante da recusa terapêutica do paciente. Relembra que o médico tem o dever de respeitar a autonomia do paciente, realizando um planejamento prévio com adoção de medidas alternativas para evitar a transfusão sanguínea e, não havendo risco de vida, a vontade do paciente ou dos seus familiares deve prevalecer. Ao término, enfatiza que ,havendo **risco iminente de morte**, o médico deve tomar as providências necessárias para a manutenção da vida e da saúde.

CAPÍTULO 23 — PATIENT BLOOD MANAGEMENT – AUTONOMIA PACIENTE

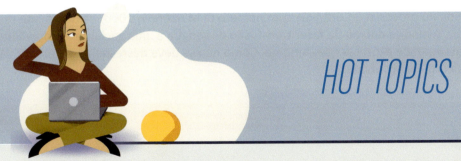

HOT TOPICS

No sistema do CFM, é também possível buscar jurisprudências no sítio eletrônico https://sistemas.cfm.org.br/jurisprudencia/.

Ao SE fazer a busca por texto, não se encontra nenhum resultado para as seguintes palavras: hemocomponentes; transfusão; concentrado; hemácias e Jeová. Já ao se buscar, no texto, a palavra "sangue", obtêm-se seis resultados.

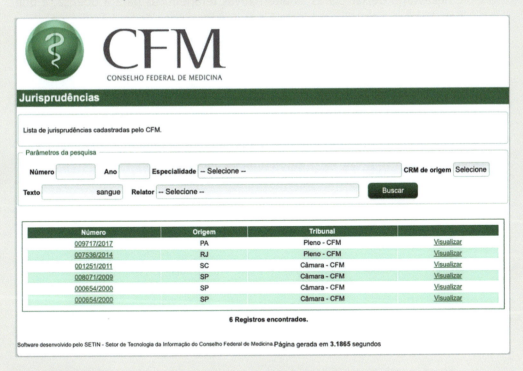

Dos resultados que coincidem com o tema do capítulo, há o processo do CRM-SC, com número CFM 001251, ano 2011, com o seguinte texto:

> "O médico **não comete infração ética** quando deixa de fazer transfusão de sangue em paciente capaz, maior de idade, **com doença terminal**, em obediência à sua vontade expressa previamente, mas mantém os cuidados necessários previstos no Código de Ética Médica".

Ainda no processo do CRM-SP, com número CFM 000654, 2000, há o seguinte resultado: "A médica **deixou de fazer transfusão de sangue** a uma paciente em obediência à sua vontade expressa previamente. Como não se deve desrespeitar a autonomia da paciente, **foi absolvida**".

CONCLUSÕES

Considerando-se os artigos do CEM, os pareceres e a pouca jurisprudência disponível, é possível inferir que:

1. É necessário que o anestesiologista conheça previamente o paciente quando houver possibilidade de recusa de transfusão.
2. É necessário deixar claras as alternativas terapêuticas para a doença, e que nem sempre a cirurgia proposta é a que reduz o risco de transfusão.
3. Em situação de urgência e emergência, deverá ser realizado o procedimento com menor risco de requerer a transfusão e todas as medidas pré-cirúrgicas devem ser adotadas para reduzi-lo.
4. Em menores e incapazes, com perigo iminente de morte, deve-se preservar a vida e realizar a transfusão.

Como exposto, o tema tem entendimento fluido, no momento atual; em condições eletivas, busca-se preservar a autonomia do paciente.

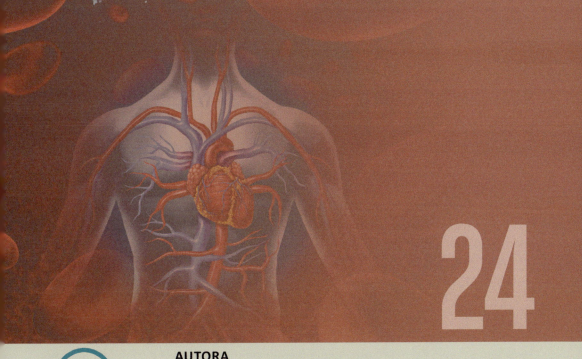

24

AUTORA

▶ Ellen Yoyart (a própria paciente)

Visão de Uma Paciente Testemunha de Jeová Sobre o Exercício da Autonomia na Recusa de Transfusão Durante a sua Cirurgia Eletiva

INTRODUÇÃO

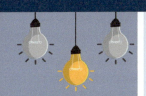

ATENÇÃO: Este capítulo não seguirá a formatação didática igual aos outros, visto que aqui o objetivo é trazer a explanação do assunto sob a ótica do paciente. Toda a narrativa e as informações fornecidas são baseadas na experiência da autora – uma paciente. Não é objetivo deste capítulo exercer nenhum caráter de julgamento ou discriminatório, e sim "ouvir" e entender melhor aquele do qual juramos cuidar todos os dias: nossos pacientes".

A editora, Roseny Rodrigues

MINHA CIRURGIA E A AS OPÇÕES TERAPÊUTICAS ÀS TRANSFUSÕES DE SANGUE

Quando estamos doentes ou precisamos passar por uma cirurgia, ficamos muito fragilizados emocionalmente. Sentimos medo, ansiedade, e o que mais queremos é que fique tudo bem: antes, durante e depois do procedimento. Já passei por isso, e, no meu caso, havia um fator adicional que gerou muita ansiedade para mim: queria fazer uma cirurgia sem o uso de sangue.

Tive um espessamento endometrial difuso e, entre as possibilidades de tratamento, estava a retirada do útero, o que, naquele momento, me pareceu a decisão mais acertada. Por isso, precisava de um médico que me acolhesse, que me entendesse e que me respeitasse como paciente. Preocupava-me em escolher um bom profissional, que faria o procedimento da forma mais segura possível e sem sangue.

O primeiro profissional que encontrei para fazer minha cirurgia disse que não a faria sem sangue. Confesso que aquilo me deixou muito ansiosa e chateada, pois não foi me dada nenhuma explicação ou alternativa. Mas continuei em busca de um profissional que me respeitasse, até que encontrei uma médica ginecologista que disse que faria essa cirurgia sem o uso de sangue e que, em sua equipe, estaria um anestesista que também respeitaria o meu desejo.

Mais do que garantirem que me respeitariam, os dois profissionais tiveram uma conversa muito franca e esclarecedora sobre o que seria feito preventivamente para que eu não precisasse de transfusão de sangue.

Sou muito grata por ter encontrado profissionais que me ouviram, entenderam minhas convicções, tiveram empatia e conversaram sobre as opções terapêuticas que eu teria à disposição. Eles me acolheram e tranquilizaram-me *antes* da cirurgia, me respeitaram durante o procedimento, fazendo de tudo para minimizar a perda sanguínea e evitar a transfusão e, *depois*, o resultado foi uma recuperação excelente, sem intercorrências.

Mas, infelizmente, essa não é a realidade de muitos pacientes que recusam transfusão de sangue. Muitos profissionais não demonstram o acolhimento necessário nessa hora e recusam-se a entender e a respeitar o desejo do paciente.

POR QUE RECUSEI QUE FOSSE USADO SANGUE EM MINHA CIRURGIA?

Entendo que para um profissional da Saúde é difícil entender por que alguém recusa uma transfusão de sangue, pois existe uma crença segundo a qual as transfusões podem salvar vidas. Porém, atualmente existem cada vez mais evidências científicas que mostram exatamente o contrário: "elas são mais prejudiciais do que benéficas".

Cada um talvez tenha suas razões pessoais para recusar uma transfusão de sangue, eu sou uma testemunha de Jeová e o meu modo de vida é dirigido pela Bíblia. Acredito que ela é a Palavra de Deus e que Ele, como meu Criador, sabe o que é melhor para mim. Tenho certeza de que os princípios da Bíblia não são um conjunto de regras antiquadas que limitam minha liberdade, mas sim que são orientações de um Pai Amoroso que quer que eu seja feliz em sentido físico, moral, emocional e espiritual.

Esses princípios me protegem e tornam-me uma pessoa mais feliz. Por exemplo, ser uma boa esposa, trabalhar de forma honesta e diligente, não fazer o mal para outros, não fumar, não beber em excesso, entre outras tantas coisas (Efésios 5:33; Hebreus 13:18; Colossenses 3:23; Mateus 7:12; 1Coríntios 7:1; Lucas 21:34).

Além disso, a Bíblia contém um princípio claro sobre o uso do sangue que eu também respeito: "Que persistam em se abster de sangue" (Atos 15:28,29; Gênesis 9:4; Levítico 17:10; Deuteronômio 12:23). Para Deus, o sangue representa a vida, é algo sagrado (Levítico 17:14). Evitamos tomar sangue por qualquer via não só em obediência a Deus, mas também por respeito a Ele como Doador da vida.

É com base nesses princípios que tomei minha decisão de não aceitar transfusão de sangue e de nenhum dos quatro principais componentes dele (plasma, glóbulos vermelhos, glóbulos brancos e plaquetas).

Sei que cada indivíduo tem suas crenças e sua religião, e respeito essas decisões pessoais. Por isso, talvez um profissional da Saúde não concorde com os motivos de uma testemunha de Jeová recusar transfusão de sangue. Mas acredito que não é preciso concordar para respeitar.

Além disso, algo que é importante dizer é que, quando uma testemunha de Jeová, ou qualquer outra pessoa, chega a um consultório pedindo para que não receba transfusão de sangue, ela não está fazendo um pacto de morte com o médico, ela não quer morrer. Ela só quer receber o melhor tratamento médico, porém, sem sangue.

Pensemos em um paciente com câncer que se recusa a fazer o tratamento de quimioterapia. Com certeza, mesmo não concordando, o médico respeitará esse desejo, talvez até dê alternativas para que o paciente tenha uma sobrevida ou um conforto maior durante a doença. No caso das testemunhas de Jeová, acontece algo parecido, ou seja, queremos ser tratados com a mesma empatia e, principalmente, que a nossa vontade seja respeitada. Afinal, tomamos essa decisão de forma livre e de acordo com a nossa consciência; essa é uma decisão pessoal, consciente, baseada em princípios bíblicos.

MAS E SE EU CORRER RISCO DE MORTE?

Minha decisão não muda nem com essa possibilidade. Sei que se eu morrer, não será pela falta de transfusão de sangue, mas por causa de uma doença, intercorrência de uma cirurgia ou, até mesmo, por um trauma. Tanto é assim, que os médicos não dão nenhum tipo de garantia de que a transfusão de sangue salvará a minha vida. Além disso, a transfusão de sangue também me traz risco de morte, posso ter uma rejeição ao sangue, adquirir uma doença ou, até mesmo, ter várias outras intercorrências por receber uma transfusão.

Não queremos morrer, mas temos certeza de que, se morrermos seguindo os princípios bíblicos, voltaremos a viver saudáveis no futuro (João 5: 28,29).

Entendo que isso não pareça tão natural para a equipe médica, visto que seus integrantes fizeram um juramento de salvar vidas. Mas lembremos que, ao se perder uma vida nessas circunstâncias, a responsabilidade não é dos médicos, eles apenas respeitaram a decisão do paciente. Inclusive, toda testemunha de Jeová possui um documento de Diretivas Antecipadas, que, entre outras coisas, deixa claro seu desejo de não receber transfusão de sangue em nenhuma hipótese. Temos esse documento justamente para mostrar que assumimos toda e qualquer responsabilidade por nossas decisões.

Vejamos, a seguir, algumas abordagens terapêuticas alternativas ao sangue que uma testemunha de Jeová pode aceitar (Figura 24.1):

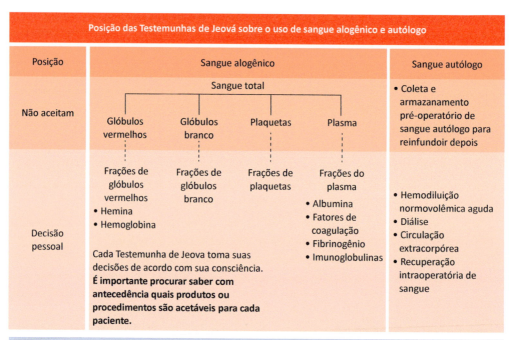

Figura 24.1 ■ Posição das testemunhas de Jeová sobre o uso de sangue alogênico e autólogo.
Fonte: Adaptada de https://www.jw.org/pt/biblioteca-medica/.

Outro aspecto sobre o qual muitos talvez se perguntem é quanto à eventualidade de o paciente estar inconsciente e um médico fizer uma transfusão de sangue apesar de saber do desejo claro do paciente. Como testemunha de Jeová, nada aconteceria comigo. Eu não sofreria nenhum tipo de responsabilização, como uma expulsão, ou algum tipo de preconceito por isso. Muito pelo contrário, eu teria todo o acolhimento emocional e espiritual. Mas como pessoa, digo que me sentiria violada. Imagino que eu teria o mesmo sentimento de uma pessoa que sofreu um estupro, pois deliberadamente alguém interferiu no meu direito de decidir sobre o que pode ou não ser feito com o meu próprio corpo. Não consigo imaginar todo o mal psicológico e emocional que isso me causaria!

OPÇÕES TERAPÊUTICAS ÀS TRANSFUSÕES DE SANGUE

Como dito anteriormente, o paciente que recusa transfusão de sangue não quer morrer; por isso, opções terapêuticas à transfusão de sangue são aceitas por muitas testemunhas de Jeová.

Algo interessante relacionado a essas opções terapêuticas é que, no passado, elas não eram amplamente usadas pela comunidade médica. Mas muitos profissionais da Saúde que defendiam o uso dessas opções, previam que, com o tempo, isso poderia mudar.

Por exemplo, a revista médica *Continuing Education in Anaesthesia, Critical Care & Pain* (vol. 4, nº 2, p. 39) publicou, em 2004, um artigo que dizia: "muitas das técnicas desenvolvidas para pacientes testemunhas de Jeová em breve se tornarão procedimentos-padrão". Outro artigo da revista *Heart, Lung and Circulation*, publicado em 2010, afirma que "a cirurgia sem sangue não deveria se limitar apenas às testemunhas de Jeová, mas fazer parte integral da prática cirúrgica básica". E não é isso que estamos vendo? O tratamento sem sangue já é amplamente usado por vários médicos, não só em pacientes testemunhas de Jeová, mas como padrão.

Seguem algumas informações que mostram a visão geral que nós, testemunhas de Jeová temos sobre as estratégias que podem ser utilizadas pela equipe médica diante de um paciente com perda sanguínea:

1. **Abordagem multidisciplinar e organizada:** necessária para desenvolver uma estratégia adequada de manejo do sangue.

2. **Agir prontamente:** ao lidar com um paciente que recusa transfusão de sangue, a equipe médica precisa evitar uma abordagem do tipo "esperar para ver". Será necessário tomar decisões de forma rápida, mesmo que o paciente esteja muito anêmico.

   "Quando pacientes rejeitam transfusão, a decisão de operar novamente para interromper o sangramento pós-operatório deve ser tomada rapidamente, já que 'tempo é sangue'" (Guinn NR, Resar LMS, Frank SM. Perioperative management of patients for whom transfusion is not an option. Anesthesiology. 2021;134(6):939-48).

3. **Minimizar a perda sanguínea:** flebotomia restrita; cirurgia imediata e meticulosa; uso de agentes farmacológicos que o paciente aceita (podem incluir fatores de coagulação ou antifibrinolíticos, como ácido tranexâmico).

4. **Aumento de hematopoiese:** eritropoietina; ferro endovenoso (EV); vitamina C (sobretudo para aumentar a absorção do ferro oral); vitamina B12; ácido fólico.

5. **Tolerância à anemia:** reposição criteriosa de fluidos; oxigenoterapia suplementar; em casos pediátricos, redução do limiar para a transfusão.

6. **Manejo do sangue autólogo**: recuperação de sangue (também conhecida como "recuperação intraoperatória de células" ou "autotransfusão"); hemodiluição normovolêmica aguda.

Antes de fazer minha cirurgia, procurei me informar sobre essas estratégias e como elas poderiam ser aplicadas em meu caso para que eu tivesse minha vida preservada e minha consciência respeitada. Isso foi muito importante, pois, ao conversar com a ginecologista e o anestesista, estava esclarecida quanto a essas opções e se aceitaria ou não às possibilidades que me foram dadas. Achei isso necessário, pois sabemos que, na Medicina moderna, as decisões precisam ser compartilhadas com os pacientes.

Algumas das estratégias usadas em meu caso foram:

1. Visto que eu estava com sangramento já fazia algum tempo, a primeira estratégia adotada pela médica foi **parar o sangramento** com o uso de hormônio.
2. Depois, foram receitados **ferro** e **ácido fólico** para que o que perdi pudesse ser reposto antes da cirurgia, ou seja, os médicos fizeram um tratamento pré--operatório da anemia.
3. O método cirúrgico aplicado foi o robótico, **minimizando a perda sanguínea**.
4. Foi disponibilizado no centro cirúrgico um **equipamento de recuperação de células** para ser usado se houvesse uma intercorrência.

Para mais informações sobre as várias estratégicas clínicas baseadas em evidências para o manejo ideal do sangue dos próprios pacientes, existe o nosso site https://www.jw.org/pt/biblioteca-medica/, cujo conteúdo é gratuito e preparado por especialidade. Nela há uma seção com citações de artigos revisados por especialistas e publicados em periódicos conceituados.

COMISSÃO DE LIGAÇÕES COM HOSPITAIS (COLIH)

Outra ajuda valiosa que tive durante todo o processo, ou seja, nos períodos pré e pós--cirúrgico, foram o apoio e a orientação de pessoas qualificadas que, além de me darem suporte espiritual, me indicaram médicos que já haviam feito cirurgias em pacientes testemunhas de Jeová sem sangue. Essas pessoas me forneceram materiais técnicos com as informações de que eu precisava para decidir quanto às opções terapêuticas que aceitaria.

Essas pessoas têm por objetivo dar apoio a pacientes testemunhas de Jeová, assim como ajudar os médicos a entenderem os desejos e tratamentos aceitos por esses pacientes. São voluntários da própria comunidade, isto é, também são testemunhas de Jeová, treinados para interagir com médicos, funcionários de hospitais, assistentes sociais, entre outros profissionais. Eles fazem parte de uma rede internacional que atua em mais de 110 países pelo mundo de forma organizada e integrada. Hoje, no mundo, existem mais de 2 mil Comissões de Ligação com Hospitais (COLIH).

CAPÍTULO 24 — VISÃO DE UMA PACIENTE TESTEMUNHA DE JEOVÁ

Entre os serviços prestados de forma gratuita por essas Comissões, estão:

- Fornecer artigos e informações científicas.
- Facilitar contatos entre médicos.
- Ajudar a transferir o paciente, se necessário.
- Realizar apresentações.
- Esclarecer questões éticas.
- Providenciar assistência pastoral e ajuda prática para pacientes testemunhas de Jeová hospitalizados.

Para mais informações, deve-se acessar www.jw.org/pt/biblioteca-medica/ e clicar em "Contate um representante".

ASPECTOS JURÍDICOS

Sabemos que a insegurança de muitos profissionais da Saúde quanto a respeitar a recusa de transfusão de sangue por parte de um paciente tem a ver com o medo de serem responsabilizados juridicamente em caso de morte desse paciente.

Mas a autodeterminação e a autonomia são os dois princípios que fundamentam o direito do paciente escolher um tratamento médico. Padrões éticos internacionais apoiam que o paciente tem o direito de tomar decisões sobre assuntos médicos como aceitar transfusão de sangue ou procedimentos que envolvam o uso de seu próprio sangue e de outros.

Justamente usando desse direito é que nós, testemunhas de Jeová, possuímos um cartão de diretivas médicas antecipadas em que deixamos claro nosso desejo de não receber transfusão de sangue, bem como damos outras orientações à equipe médica quanto a decisões importantes relacionadas à nossa vida. Em casos de inconsciência do paciente, o procurador nomeado por ele é informado nesse cartão e responderá pelo paciente.

Esse é um documento jurídico que visa também isentar a equipe médica de qualquer responsabilidade quanto às consequências relacionadas à recusa de uma transfusão de sangue. Essa é uma decisão pessoal, tomada de forma consciente e muito importante para o paciente; por isso, é documentada e informada claramente, tanto para a equipe médica como para o hospital.

Para mais informações,: https://www.jw.org/pt/biblioteca-medica/leis-bioetica--medica-transfusao-de-sangue/.

CONCLUSÕES

Fiquei muito grata pela oportunidade de dar voz a milhares de pacientes, testemunhas de Jeová ou não, que querem receber o melhor tratamento médico sem sangue.

Aproveito para pedir para cada profissional que leia este capítulo, que olhem para seu paciente de forma individual, do ponto de vista médico e, principalmente, de forma humanizada. Que o escute, que o acolha em seus desejos e, sobretudo, que o veja como uma pessoa que só quer um bom tratamento e ter sua vida preservada, ou seja, o mesmo objetivo que você tem como profissional. Lembre-se que se trata de um ser humano, complexo, com suas emoções, dores, medos, inseguranças e crenças, e só precisa de respeito e o melhor tratamento médico que você pode dar.

Deixo registrado aqui o meu elogio a todos os profissionais da Saúde que dedicam seu tempo e recursos para se especializarem e modernizarem suas técnicas para fornecer um tratamento sem sangue a milhares de pacientes, especialmente, vocês, anestesistas, que são os responsáveis por isso nos centros cirúrgicos. Tenham certeza de que isso fala muito sobre vocês, mostram o quão comprometidos com a vida do paciente estão. Parabéns!

REFERÊNCIAS E INDICAÇÕES DE LEITURAS DA AUTORA

1. Autores diversos. Continuing education in anaesthesia Critical Care & Pain. 2004;4(2):39.
2. Guinn NR, Resar LMS, Frank SM. Perioperative management of patients for whom transfusion is not an option. Anesthesiology. 2021;134(6):939-48.
3. Lim J, Auerbach M, et al. Bioethics and law. Curr Oncol. 2023. [2024 Fev. 23]. Disponível em: https://www.jw.org/pt/biblioteca-medica/leis-bioetica-medica-transfusao-de-sangue.
4. Lim J, Auerbach M, et al. Intravenous iron therapy to treat anemia in oncology: a mapping review of randomized controlled trials. Curr Oncol. 2023;30(9):7836-51. [2024 Fev. 23]. Disponível em: https://www.jw.org/pt/biblioteca-medica.

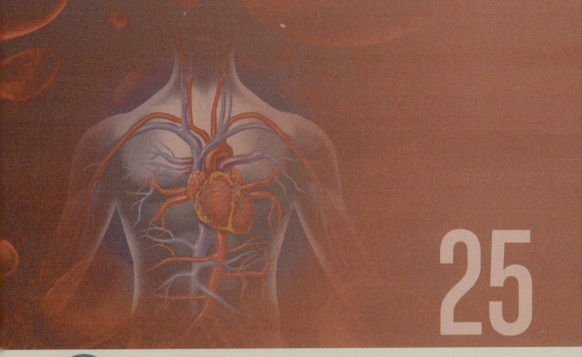

25

AUTOR

▶ Guilherme Machado Rabello

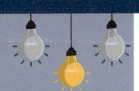

Inovação em
Patient Blood Management

INTRODUÇÃO

O gerenciamento de sangue do paciente, ou *patient blood management* (PBM), é definido atualmente como uma "abordagem centrada no paciente, sistemática e baseada em evidências para melhorar seus resultados, gerenciando e preservando o seu próprio sangue, ao mesmo tempo em que promove a sua segurança e o seu empoderamento".[1]

O PBM adota uma abordagem individualizada e multidisciplinar para o gerenciamento do sangue do paciente por meio da avaliação e do desenvolvimento de um plano para otimizar o sangue do próprio paciente em três pilares: identificar e corrigir condições como anemia ou deficiência de ferro; minimizar perdas sanguíneas como técnicas cirúrgicas que reduzem a perda de sangue; e otimizar a tolerância à anemia.

Nessa abordagem ampla que conta com os três pilares mencionados e em suas três fases (pré-operatório, intraoperatório e pós-operatório), que constituem a matriz de nove elementos do PBM (Figura 25.1), é possível identificar inúmeras oportunidades para agregar inovações ao PBM.[2]

A palavra **inovação** é derivada do termo em latim *innovatio* e refere-se à "implementação de um novo produto ou melhoria significante em um produto existente. Podendo também ser um processo ou um novo método organizacional nas práticas do negócio".[5,6]

Segundo a Lei Federal de Inovação n. 10.973/2004, inovação é definida como "introdução de novidade ou aperfeiçoamento no ambiente produtivo e social que resulte em novos produtos, serviços ou processos ou que compreenda a agregação de novas funcionalidades ou características a produto, serviço ou processo já existente que possam resultar em melhorias e em efetivo ganho de qualidade ou desempenho".[7,8]

No contexto de inovação, há alguns tipos:

- **Inovação do produto:** denomina a introdução de um bem ou serviço novo ou significativamente melhorado no que tange às suas características ou a usos previstos. Alguns exemplos: carro, *software*, medicamento.

- **Inovação do processo:** denomina a implementação de um método novo de produção ou de distribuição ou sua melhora significativa. Incluem-se mudanças significativas em técnicas, equipamentos e/ou *softwares*.

- **Inovação organizacional:** inovação feita por meio de mudanças no modelo de negócio. Ou seja, na forma como o produto ou serviço é oferecido ao mercado. Não implica necessariamente mudanças no produto ou mesmo no processo de produção, mas na forma como ele é introduzido no mercado.

Figura 25.1

	1º Pilar Otimizar a massa eritrocitária	2º Pilar Minimizar a perda sanguínea e sangramento	3º Pilar Controlar e otimizar a reserva fisiológica da anemia
PREOP	• Detectar a anemia • Identificar a(s) doença(s) subjacente(s) causadoras da anemia • Manejar a(s) doença(s) • Encaminhar para maior avaliação se necessário • Tratar as reservas de ferro subótimas/deficiência de ferro/anemia de doença crônica/eritropoeise com restrição de ferro • Tratar outras deficiências hematínicas Obs.: A anemia é uma contraindicação para cirurgia eletiva	• Identificar e manejar o risco de sangramento • Minimizar a perda sanguínea iatrogênica • Planejar e ensaiar o procedimento	• Avaliar/otimizar a reserva fisiológica do paciente e os fatores de risco • Comparar perda sanguínea estimada com perda sanguínea tolerável pelo paciente • Formular um plano de manejo específico para o paciente usando modalidades adequadas de conservação de sangue para minimizar a perda sanguínea, otimizar a massa eritrocitária e manejar a anemia
INTRAOP	• Tempo de cirurgia com otimização hematológica	• Homeostase e técnicas cirúrgicas meticulosas • Dispositivos cirúrgicos que poupem sangue • Estratégias anestésicas que conservem sangue • Opções de sangue autólogo • Manter a normotermia • Agentes farmacológicos/hemostáticos	• Otimizar o débito cardíaco • Otimizar a ventilação e a oxigenação
POSTOP	• Otimizar a eritropoiese • Ficar atento a interações medicamentosas que possam aumentar a anemia	• Monitoramento atento e manejo do sangramento pós-operatório • Evitar hemorragia secundária • Aquecimento rápido/manter normotermia (exceto se hipotermia especificamente indicada • Resgate de sangue autólogo • Minimizar a perda sanguínea iatrogênica • Manejo da hemostasia/anticoagulação • Profilaxia de sangramento GI superior • Prevenir/tratar infecções imediatamente • Ficar atento aos efeitos adversos da medicação	• Otimizar a reserva de anemia • Maximizar a entrega de oxigênio • Minimizar o consumo de oxigênio • Prevenir/tratar infecções imediatamente • Limiares restritivos de transfusão

Figura 25.1 ■ Matriz de três pilares e nove campos para gerenciamento de sangue de pacientes perioperatórios projetada para o Programa de Gerenciamento de Sangue de Pacientes da Austrália Ocidental para auxiliar na implementação clínica das múltiplas estratégias de PBM. Essas estratégias são consideradas no período perioperatório em um contexto específico do paciente/procedimento.

Nota: Isbister adaptou essa matriz perioperatória para aplicação clínica mais ampla, por exemplo, em populações de pacientes médicos/hematológicos.

Fonte: Adaptado de Thomson J & Hofmann, Axel & Barrett, Claire & Beeton, et al., 2019.[21]

IMPORTÂNCIA DO TEMA

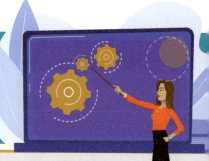

Atualmente, a transfusão de sangue é um dos procedimentos mais realizados durante internações hospitalares nos Estados Unidos.[9] O Brasil realizou, em 2019, mais de 2,95 milhões de transfusões,[10] enquanto a Organização Mundial de Saúde (OMS) estima que mais de 112 milhões de bolsas de sangue são coletadas anualmente no mundo.[11] Em 2021, a OMS publicou um alerta para a necessidade urgente de se adotar o PBM ao redor do mundo.[12]

A pandemia de covid-19 provocou uma significativa escassez dos estoques de sangue em diversos países. Diferentes estratégias utilizadas nesse cenário, como suspensão de cirurgias eletivas, chamamento de mais doadores e afrouxamento de normativas usadas nos hemocentros, apresentam limitações.[13] Nesse sentido, o PBM pode ser visto não só como uma inovação de processo, mas também que fomenta novos produtos e mudança organizacional.

Porém, como gerar inovação em algo tão amplo como o PBM? Podemos analisar as oportunidades pelos tipos de inovação: é necessário analisar a jornada do paciente em seus diferentes momentos de cuidado (pré-operatório, intraoperatório e pós-operatório) com os enfoques dos três pilares do PBM (identificação e correção das anemias e também das coagulopatia, minimização das perdas sanguíneas e tolerância a anemia). Com isso, há diversas propostas inovadoras que podem ser incorporadas como forma de produtos, processos e gestão organizacional.

DADOS DA LITERATURA

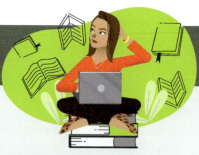

A seguir, serão analisados alguns exemplos e tipos de inovação:

1. **Softwares** (inovação de produtos e processos)

    Desde a década de 1980, presencia-se uma aceleração na incorporação de *softwares* aplicados à Medicina voltados para calculadoras especializadas, operação de aparelhos laboratoriais e de exames, prontuários eletrônicos de pacientes, portais hospitalares na internet etc., apenas para citar alguns. Com o advento da internet em fins da década de 1990 e o maior poder de computação dos *smartphones*, o uso de inteligência artificial em modelos de algoritmos para aprendizagem de máquina (p. ex., *machine learning*) e a visão computacional (Figura 25.2) propiciaram a geração de aplicações inovadoras. Algumas são melhorias incrementais de produtos e processos, outras são mais radicais e até mesmo disruptivas quanto à sua proposta de valor. Os seguintes exemplos ilustram essas inovações de *softwares* aplicados ao PBM:

- Uso de inteligência artificial combinada com visão computacional aplicada à quantificação da perda de sangue intraoperatória.

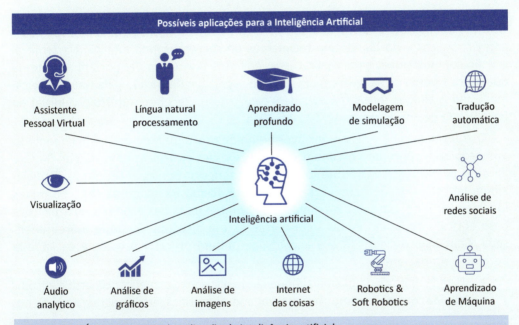

Figura 25.2 ▪ Áreas potenciais de aplicação da inteligência artificial.

Machine learning é uma área da inteligência artificial que permite que computadores aprendam sem serem explicitamente programados. Os computadores são treinados em dados e, a partir desse treinamento, são capazes de aprender a identificar padrões e fazer previsões.

Deep learning é uma subárea do *machine learning* que usa redes neurais artificiais para aprender. As redes neurais são inspiradas no cérebro humano e são capazes de aprender padrões complexos.

Visual computing é uma área da computação que se concentra no processamento e geração de imagens. As técnicas de visual *computing* são usadas em uma ampla variedade de aplicações, incluindo processamento de imagens médicas, visão computacional e realidade virtual.

Nature language processing **(NLP)** é uma área da ciência da computação que se concentra no processamento de linguagem natural. As técnicas de NLP são usadas para entender e gerar linguagem humana. Elas são usadas em uma ampla variedade de aplicações, incluindo tradução automática, reconhecimento de fala e análise de sentimentos.

Internet of things **(IoT)** é uma rede de dispositivos físicos conectados à internet. Os dispositivos IoT podem coletar e enviar dados para a nuvem, onde podem ser analisados e usados para gerar *insights*.

Fonte: Adaptada de https://marketreportservice.com/request-sample/artificial-intelligence-ai-market-54413.

A perda de sangue durante procedimentos cirúrgicos e trabalho de parto podem levar a complicações graves que podem ser evitadas com detecção precoce do sangramento intenso; no entanto, a detecção pode ser desafiadora. Por exemplo, os médicos tradicionalmente estimam visualmente a perda de sangue – um processo subjetivo e muitas vezes impreciso. Os olhos humanos são bons em fazer medições precisas, como a quantidade de sangue embebida em uma esponja ou gaze cirúrgica. Podemos usar escalas de sangramento virtual (p. ex., a VIBe™ Scale)[16] para auxílio na graduação de sangramento, mas não conseguimos mensurar o volume de sangue perdido em uma gaze ou esponja apenas usando nossos olhos.

Outro problema é a capacidade de identificar o que é e o que não é sangue. As escalas nos recipientes de sucção são usadas para medir o volume, mas o sangue pode ser misturado com outros fluidos, como expansores sintéticos de volume sanguíneo, dificultando a obtenção de números precisos.

Uma solução para o desafio da detecção precoce da perda de sangue é o sistema Triton™, um aplicativo móvel que calcula o conteúdo de hemoglobina de esponjas e gazes cirúrgicas e do líquido em recipientes de sucção usando inteligência artificial e visão computacional para analisar exames feitos por um *tablet* portátil. O sistema quantifica a perda de sangue em um número específico (fabricado pela Gauss Surgical Inc, Estados Unidos, https://www.safeor.com/triton). Recebeu autorização inicial da Food and Drug Administration (FDA) em 2014.

O enfermeiro usa o sensor infravermelho de profundidade do Triton conectado a um *tablet* portátil para escanear esponjas e gazes cirúrgicas com sangue (Figura 25.3). A partir dessa varredura, o sistema usa algoritmos de inteligência artificial alimentados por visão computacional e aprendizado de máquina (ML, do inglês *machine learning*) para derivar a massa de hemoglobina nas esponjas e gazes, com base em características como a cor vermelha e a distribuição sobre a área analisada. Com isso, o cirurgião e o anestesista podem precisar o volume de sangue perdido pelo paciente.

- Uso de aplicativo em smartphone com aplicação de inteligência artificial combinada com visão computacional voltado a identificação de anemia no paciente

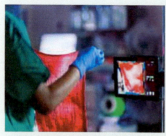
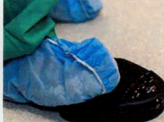
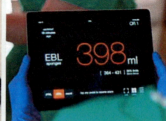

Verificação na esponja   Captura de imagem   Visualização dos resultados

Figura 25.3 ▪ Modelo do sistema Triton™ de quantificação da perda de sangue.
Fonte: Acervo da própria autoria.

Atualmente, o diagnóstico da anemia é feito principalmente por meio de exames de hemograma completo, que:

- É invasivo, o sangue precisa ser coletado.
- Requer uma configuração de laboratório especial e técnicos qualificados não disponíveis em áreas suburbanas ou remotas em nenhum lugar do mundo.
- É um desafio conduzir frequentemente em crianças e bebês.
- É demorado e, muitas vezes, caro para comunidades de baixa renda e para apostas diárias.

O aplicativo não invasivo de deteção de anemia (NiADA)[17] é um exemplo de aplicativo para *smartphone* de uso em tempo real e no local de atendimento que usa inteligência artificial para detetar anemia (nível baixo de hemoglobina no sangue) a partir da foto interna da pálpebra e ajuda a monitorar e gerenciar ingestão de suplemento nutricional em relação à gravidade da anemia. A solução voltada para o usuário, NiADA, é um aplicativo para *smartphone*, desenvolvido com *react-native* por uma *startup* americana e em estágio de validação. O aplicativo emprega um processo de três etapas para detetar anemia. O usuário tira uma foto ou *selfie* da pálpebra interna de uma pessoa. O sistema analisa a imagem com modelo de Rede Neural Convolucional Profunda (CNN, uma espécie de inteligência artificial). O sistema prevê o nível de hemoglobina em segundos usando um modelo pré-definido, indica o nível de gravidade de acordo com a classificação da OMS. O sistema armazena o registro no histórico de medidas para análise de tendências futuras com base em período de tempo, localização, faixa etária, sexo, estado de gravidez (nos casos de mulheres em gestação).

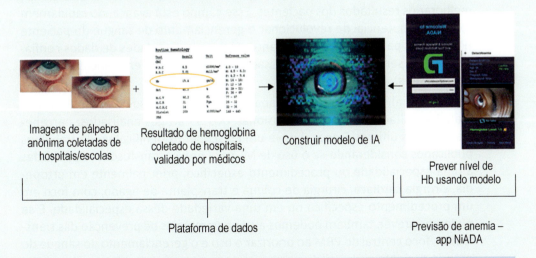

Figura 25.4 ■ Modelo de aplicativo não invasivo de detecção de anemia (NiADA).

**Não são armazenadas informações pessoais; os dados são anonimizados e criptografados em repouso.
Fonte: Adaptada de https://solve.mit.edu/challenges/heath-in-fragile-contexts-challenge/solutions/71533.

Assim como no caso do aplicativo NiADA, há outros trabalhos de pesquisa na mesma área que estão sendo publicados e gerando maior conhecimento sobre o uso dessa técnica de detecção não invasiva da anemia, que poderão ser muito úteis em ambientes de emergência (como nos prontos-socorros), unidades de terapia intensiva (UTI) e ambulatórios clínicos.[18,19]

2. **Análise de grandes bases de dados** (Big Data Analytics) (inovação de processos e organizacional)

A coleta, a análise e os relatórios de dados são fundamentais para um programa bem-sucedido de PBM em hospitais. Mas quantas variáveis devem ser usadas? Quais seriam mais relevantes num modelo de triagem, alertas e predição? Essas são ainda questões em estudo para desenvolvimento de ferramentas digitais inovadoras aplicadas ao PBM.

Um estudo compilou uma lista de 65 elementos de dados relevantes a serem coletados e suas fontes potenciais de sistemas de informação hospitalar: administração de pacientes; laboratório; transfusão/banco de sangue; centro cirúrgico; farmácia; pronto-socorro; e UTI.[14] Notamos que essa quantidade de parâmetros indica a necessidade de tecnologias de processamento de largas bases de dados para análise e correlação das variáveis, algo que não se mostra viável apenas na habilidade individual dos profissionais da Saúde.

O ML é um subcampo da inteligência artificial (IA) com capacidade de integrar tipos de dados complexos e variados e pode apoiar a tomada de decisões dos médicos, auxiliar no atendimento personalizado e, com trabalho adicional, melhorar os resultados dos pacientes. Esse campo está avançando rapidamente e tem o potencial de revolucionar o gerenciamento de sangue do paciente (PBM). Mas para que haja esse avanço, grandes quantidades de dados confiáveis devem ser acessadas e processadas, especialmente em bancos de dados estruturados.

Maynard et al.[20] publicaram um trabalho abordando o uso do aprendizado de máquina voltado à prática transfusional. Dos 93 artigos analisados, percebe-se que, nos últimos 5 anos, houve um crescimento significativo de trabalhos publicados considerando-se o uso de ML para prever transfusões relacionadas a uma especialidade ou procedimento específico, principalmente em ortopedia, cirurgia cardíaca, cirurgia de coluna e transplante de fígado, com foco em um procedimento específico ou em uma variedade dessa especialidade. E se podemos prever, também podemos avaliar estratégias de prevenção das transfusões, foco central do PBM ao priorizar o uso e o gerenciamento do sangue do próprio paciente.

Além da previsão da probabilidade de transfusão, o ML pode identificar transfusões inadequadas, reconhecer grupos de pacientes pelos resultados previstos da transfusão e permitir a dosagem precisa de produtos sanguíneos nos esforços para reduzir a sobrecarga de ferro. Modelos para identificar transfusões inadequadas podem reduzir o trabalho necessário para o controle de qualidade retrospectivo e apoiar os esforços locais para reduzir pedidos e transfusões desnecessárias.

A variação atual na prática transfusional, particularmente na previsão em que o resultado "decisão de transfundir" permanece dependente do médico, poderia perpetuar práticas abaixo do julgado como "ideal". Mas as novas abordagens apoiadas em modelos associados ao ML podem, em breve, contribuir para uma prática mais segura voltada ao PBM, agregando melhoras nos indicadores de desfecho e redução de custos de Saúde.

3. **Educação com ferramentas de animação e simulação** (inovação de produtos, processos e organizacional)[15]

O envolvimento do paciente por meio da sua capacitação com conhecimentos, competências e confiança na gestão da sua própria condição, com evidências de melhores resultados relacionados com a Saúde, é benéfico no programa de PBM. Trabalhos recentes sobre PBM sugerem que, ao se conhecerem os riscos e benefícios das alternativas de transfusão, uma proporção maior de pacientes discute proativamente suas opções de PBM e planos de tratamento com seus prestadores de cuidados à saúde.

Dada a importância conhecida tanto do PBM como do envolvimento do paciente para os resultados clínicos, há objetivos importantes que podem ser alcançados com ferramentas de educação, a saber:

1. Educar os pacientes pré-operatórios sobre os riscos e benefícios da transfusão de sangue como tratamento para anemia pré-operatória.

2. Melhorar a conscientização dos pacientes sobre a disponibilidade de programas PBM, aumentando, assim, a ativação dos pacientes e melhorando os resultados dos cuidados pré-operatórios.

3. Avaliar as plataformas educacionais de cada instituição médica solicitando *feedback* dos pacientes.

Desenvolver e criar vídeos de animação educacional para fornecer educação ao paciente sobre PBM no ambiente pré-operatório é um objetivo estratégico. Embora existam animações precisas e informativas para PBM, suas produções são geralmente lideradas por médicos para médicos. Os objetivos desses vídeos (p. ex., a série *Choosing Wisely* de recomendações de transfusão, www.choosingwisely.org) são educar e influenciar os colegas, em vez de fornecer educação ao paciente. Por outro lado, a educação direta do paciente geralmente é realizada por meios estáticos na forma de panfleto. Em comparação com texto ou imagens estáticas, o uso de animação pode melhorar a capacidade do paciente de identificar lacunas nas informações pessoais e aumentar seu desejo de resolver essas lacunas. Desenvolver bons vídeos de animação depende de um excelente planejamento, que inclua atenção pelo público-alvo, narrativa, uso de imagens facilmente compreensíveis, mensagens claras e motivação ao engajamento do paciente.

Alguns exemplos inovadores desses vídeos podem ser vistos nos seguintes *links*:

- https://vimeo.com/495857315 – mostra categorias animadas de três personagens: pacientes, a equipe PBM e outros personagens antropomórficos (ou seja, glóbulos vermelhos, hemoglobina). A narrativa acompanha as jornadas de saúde dos personagens, desde o diagnóstico até o tratamento, ao mesmo tempo que aborda possíveis equívocos preexistentes (ou seja, prevalência de anemia pré-operatória e definições de anemia baseadas em gênero), os contextos sociais e culturais que contribuem para a anemia, bem como os desafios que os pacientes podem enfrentar com base em sua fisiologia única.
- https://ifpbm.org/images/videos/what_is_pbm.mp4 – explica o que é PBM de forma simples e ilustrativa, com um formato animado dinâmico.
- https://youtu.be/GVU_zANtroE?si=KIxuq30XmMuCaoRZ – animação que explica a complexa e surpreendente jornada do oxigênio no nosso corpo.
- https://youtu.be/JGdvS8LJzGY?si=qsC1YcdOkxdp8nZX –destaca como uma jornada de implementação de um programa de PBM pode ser feita por um hospital, usando animação e narrativa moderna, para fácil compreensão.

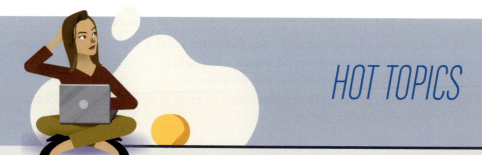

HOT TOPICS

- **Oportunidades de inovação no PBM**
  - O PBM abrange uma ampla gama de atividades, o que abre oportunidades para inovações em produtos, processos e gestão organizacional.
  - Exemplos de inovações em produtos incluem aplicativos de *smartphone* para diagnóstico de anemia e sistemas de quantificação da perda de sangue intraoperatória.

- Exemplos de inovações em processos incluem programas de educação e treinamento para profissionais de Saúde e ferramentas de análise de dados para triagem e predição de pacientes com risco de sangramento.
- Exemplos de inovações em gestão organizacional incluem modelos de financiamento baseados em resultados e parcerias entre hospitais e hemocentros.

- **Exemplos de inovações em *softwares* aplicados ao PBM**
  - Uso de inteligência artificial combinada com visão computacional para quantificação da perda de sangue intraoperatória.
  - Uso de aplicativo em *smartphone* com aplicação de inteligência artificial combinada com visão computacional voltado à identificação de anemia no paciente.

- **Análise de grandes bases de dados (big data analytics)**
  - A análise de grandes bases de dados pode ser usada para identificar pacientes com maior risco de sangramento e para desenvolver estratégias de prevenção.

CONCLUSÕES

- A inovação é essencial para o futuro da Saúde. Ao agregar novos produtos, melhorar processos e aprimorar a gestão organizacional, a inovação pode ajudar a melhorar a qualidade do atendimento, reduzir custos e tornar o sistema de Saúde mais sustentável.
- No contexto do PBM, a inovação pode ser usada para melhorar a qualidade e a segurança dos serviços médicos, otimizar o uso de sangue do paciente e reduzir os custos relacionados as transfusões. Os aplicativos em *smartphones* podem ser usados para fornecer informações sobre o gerenciamento de sangue, monitorar a saúde dos pacientes e detectar rapidamente quadros de anemia. As tecnologias de IA podem ser usadas para melhorar a precisão do diagnóstico e personalizar os tratamentos possíveis dentro das diversas opções aliadas aos três pilares e matriz de nove campos que o PBM reúne.
- Novos conteúdos educacionais animados podem ser usados para educar o público sobre o gerenciamento de sangue e promover a conscientização sobre novas tecnologias.

REFERÊNCIAS

1. Shander A, Hardy JF, Ozawa S, Farmer SL, Hofmann A, Frank SM, et al. A global definition of patient blood management. Anesth Analg. 2022;135(3):476-88. [2024 Fev. 23]. Disponível em: https://pubmed.ncbi.nlm.nih.gov/35147598/.
2. Leahy MF, Hofmann A, Towler S, et al. Improved outcomes and reduced costs associated with a health-system-wide patient blood management program: a retrospective observational study in four major adult tertiary-care hospitals. Transfusion. 2017;57(6):1347-1358. doi: 10.1111/trf.14006.
3. Hofmann A, Friedman D, Farmer S. Western Australia Patient Blood Management Project 2008-2012: análise, estratégia, implementação e projeções financeiras. Departamento de Saúde da Austrália Ocidental 2007; 1-154.
4. Isbister J. The three-pillar matrix of patient blood management. ISBT Science Series. 2015;10(1):286-94.
5. Weiermair K. Product improvement or innovation: what is the key to success in tourism? OCDE. 2004. [2024 Fev. 23]. Disponível em: https://www.oecd.org/cfe/tourism/34267947.pdf.
6. Johannessen JA, Olsen B, Lumpkin GT. Innovation as newness: what is new, how new, and new to whom? European Journal of Innovation management. 2001;4(1):20-31.
7. Brasil. Lei federal 10.973 de 2004, que dispõe sobre incentivos à inovação e à pesquisa científica e tecnológica no ambiente produtivo e dá outras providências. [2024 Fev. 23]. Disponível em: https://www.planalto.gov.br/ccivil_03/_Ato2004-2006/2004/Lei/L10.973.htm.
8. Brasil. Lei federal 13.243, que dispõe sobre estímulos ao desenvolvimento científico, à pesquisa, à capacitação científica e tecnológica e à inovação e altera a Lei nº 10.973. [2024 Fev. 23]. Disponível em: https://www.planalto.gov.br/ccivil_03/_Ato2015-2018/2016/Lei/L13243.htm.
9. Pfuntner A, Wier L, Stocks C. Statistical BRIEF – most frequent procedures performed in U.S. Hospitals. 2010. Agency for Healthcare Research and Quality. 2013;1-9. [2024 Fev. 23]. Disponível em: https://europepmc.org/article/NBK/nbk132428.
10. Ministério da Saúde. Brasil consegue ampliar transfusões de sangue, mas coleta diminui. Ministério da Saúde. 2022. [2024 Fev. 23]. Disponível em: https://www.gov.br/saude/pt-br/assuntos/noticias/2020/junho/brasil-consegue-ampliar-transfusoes-de-sangue-mas-coleta-diminui.
11. Roberts N, James S, Delaney M, Fitzmaurice C. The global need and availability of blood products: a modelling study. Lancet Haematol. 2019;6(12):e606-15. [2024 Fev. 23]. Disponível em: https://pubmed.ncbi.nlm.nih.gov/31631023/.
12. WHO. The urgent need to implement patient blood management: Policy Brief. 2021. [2024 Fev. 23]. Disponível em: https://apps.who.int/iris/bitstream/handle/10665/346655/9789240035744--eng.pdf.
13. Montano-Pedroso J, Santos A, Santos W, Silva AR, Rabello G, Ferreira L. Gerenciamento de sangue do paciente (patient blood management PBM): uma maneira eficaz, segura, custo-efetiva e baseada em evidências para prover tratamento médico diante da escassez das bolsas de sangue causada pela pandemia de COVID-19. doi: 10.1590/SciELOPreprints.291.
14. Trentino KM, Lloyd A, Swain SG, Trentino L, Gross I. Data and metrics for patient blood management: a narrative review and practical guide. Anesth Analg. 2023. doi: 10.1213/ANE.0000000000006557.
15. Arya S, Xiang T, Tang GH, Pavenski K. Including the patient in patient blood management: development and assessment of an educational animation tool. Transfusion. 2023;63(8):1488-1494. doi: 10.1111/trf.17458.
16. Tibi PR, DeAnda Jr. A, Leung SKW, et al. Global observational survey verifying surgeon utilization of the validated intraoperative bleeding (VIBe) scale for use in clinical practice. Surg Pract Sci. 2023;12:100123. doi: 10.1016/j.sipas.2022.100123.

CAPÍTULO 25 · INOVAÇÃO EM *PATIENT BLOOD MANAGEMENT* · **275**

17. NiADA. Non-invasive anemia detection app. [2024 Fev. 23]. Disponível em: https://solve.mit.edu/challenges/heath-in-fragile-contexts-challenge/solutions/71533.
18. Asare JW, Appiahene P, Donkoh ET, Dimauro G. Iron deficiency anemia detection using machine learning models: a comparative study of fingernails, palm and conjunctiva of the eye images. Engineering Reports. 2023;5(11):e12667. doi: 10.1002/eng2.12667.
19. Zhang A, Lou J, Pan Z, Luo J, Zhang X, Zhang H, et al. Prediction of anemia using facial images and deep learning technology in the emergency department. Front Public Health. 2022;10:964385. doi: 10.3389/fpubh.2022.964385.
20. Maynard S, Farrington J, Alimam S, Evans H, Li K, Wong WK, et al. Machine learning in transfusion medicine: a scoping review. Transfusion. 2023. doi: 10.1111/trf.17582.
21. Thomson J & Hofmann, Axel & Barrett, Claire & Beeton, et al. Patient blood managentent: A solution for South Africa. South African Medical Journal. 2019. 109.471.10.7196/SAMJ.2019.v109i7.13859.5

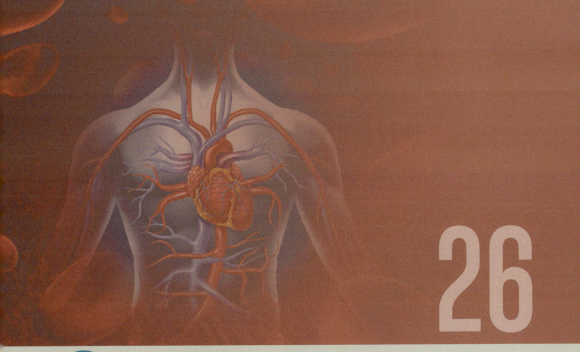

26

AUTORAS

- Sirleide Rodrigues de Sousa Lira
- Elis Rosa de Oliveira S. Santos

Atuação da Equipe de Enfermagem no *Patient Blood Management*

INTRODUÇÃO

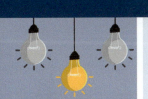

A transfusão de sangue está presente como etapa importante e determinante no suporte de diversos tratamentos e intercorrências que possam acometer o paciente durante o processo saúde-doença. Diante disso, destaca-se que todo o serviço transfusional depende de vários profissionais que, conforme suas competências e habilidades, estabelecerão a garantia da segurança desse processo e a eficiência do sistema como um todo.[1,2]

Estão diretamente relacionadas entre si a segurança da transfusão e a gestão da qualidade, uma vez que, para a qualidade dos serviços de Saúde, é necessário oferecer menor risco ao paciente por meio da instrumentalização e da busca cada vez mais efetiva do cuidado.[3]

No Brasil, a legislação que normatiza as atividades da hemoterapia é a Resolução da Diretoria Colegiada (RDC) n. 34 da Agência Nacional de Vigilância Sanitária (Anvisa), de 11 de junho de 2014, que determina os requisitos a seguir para se obterem as boas práticas nos serviços de hemoterapia, englobando desde a captação de doadores, coleta, processamento, testagem, controle de qualidade, proteção ao doador e ao receptor até o armazenamento, distribuição, transporte e transfusão em todo o território nacional.[4]

A Portaria de Consolidação n. 5, de 28 de setembro de 2017, consolida as normas sobre as ações e serviços de Saúde do Sistema Único de Saúde (SUS), trazendo diversos artigos de regimentos dos serviços de hemoterapia.[5]

Destaca-se também a Portaria n. 158, de 4 de fevereiro de 2016, em que foi redefinido o regulamento técnico de procedimentos hemoterápicos e normatizando o processo transfusional conforme requisitos acima.[6]

Vale destacar, também, a importância de haver descritos os Protocolos Institucionais de Transfusão estabelecidos pelos serviços que realizam o processo transfusional, uma vez que haver disponíveis instruções adequadas e consistentes de todo a etapa transfusional contribuirá de forma efetiva no aumento da segurança transfusional.[1]

IMPORTÂNCIA DO TEMA

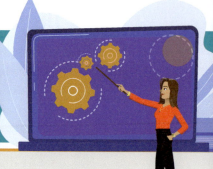

A segurança transfusional é caracterizada por um conjunto de medidas quantitativas e qualitativas buscando-se o menor risco aos doadores e aos receptores de sangue desde a captação e seleção de doadores e os testes sorológicos. Por meio dessas medidas, ocorre a diminuição sensível da possibilidade de transmissão de doenças por meio de transfusão, contudo, elas não isentam de riscos os receptores.[3]

Procedimentos escritos, adequados e disponíveis que tenham como função instrumentar a equipe, favorecem o aumento da segurança transfusional no processo dos cuidados ao paciente receptor de transfusão.[2]

CAPÍTULO 26 ATUAÇÃO DA EQUIPE DE ENFERMAGEM NO *PATIENT BLOOD MANAGEMENT* **279**

Cabe destacar que, embora seja um processo totalmente baseado em leis e que exigem profissionais capacitados, a transfusão de hemocomponentes e hemoderivados não está livre de riscos. Eliminar totalmente o risco de erros humano é impossível, entretanto devem-se reduzir as oportunidades para que eles ocorram.[2]

A responsabilidade do ato transfusional é médica; contudo, o processo transfusional, pela sua complexidade, contempla cuidado multidisciplinar em que cada profissional responde individualmente por suas ações.[3]

DADOS DA LITERATURA

A equipe de Enfermagem tem papel primordial na segurança do processo transfusional de forma a minimizar significativamente os riscos aos pacientes que recebem a transfusão, já que, além de administrar as transfusões, devem possuir conhecimento técnico-científico para as indicações, prevenir erros mediante a confirmação de dados importantes, orientar os pacientes sobre a transfusão, identificar, acionar e atuar na prevenção e no atendimento das reações transfusionais e, por fim, documentar o processo.[2]

Como responsável pela equipe de Enfermagem, o enfermeiro tem um papel importante em todas as fases do processo, ou seja, está presente desde a captação do doador até a transfusão do sangue.[7] O conhecimento e o domínio do processo pelo enfermeiro e pela equipe de saúde estabelecem o diferencial para o sucesso dessa terapêutica.[8]

Diante disso, o enfermeiro direcionado para a terapia transfusional deve ser capacitado e habilitado para identificar, de forma rápida e efetiva, intercorrências que possam ocorrer durante o tratamento e, assim, minimizar danos à saúde do paciente.[9]

Os hemocomponentes, conforme todo o processo transfusional, devem ser infundidos em no máximo 4 horas, em acesso de via exclusiva e é contraindicada qualquer adição de medicamentos, exceto em casos excepcionais e recomendada com a administração de cloreto de sódio a 0,9%. A infusão, inicialmente, deve ser realizada de forma lenta e o responsável pelo procedimento transfusional deve permanecer com o paciente no mínimo por 10 minutos com o intuito de avaliar as possíveis intercorrências e alterações dos sinais vitais. Dessa forma, é possível intervir imediatamente nas reações transfusionais graves que podem ocorrer no início da transfusão.[10]

Diante disso, cuidados de Enfermagem devem ser previstos e seguidos conforme protocolos institucionais, por exemplo, conforme se observa na Figura 26.1.

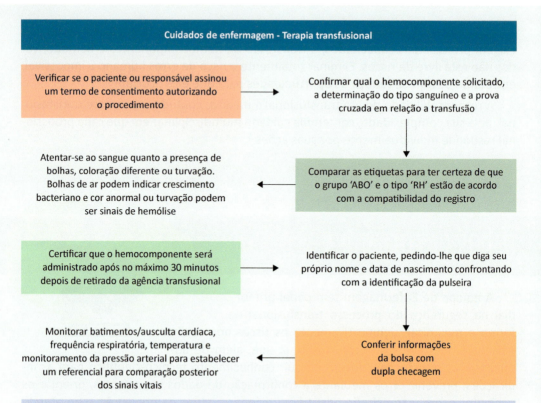

Figura 26.1 ▪ Cuidados de Enfermagem devem ser previstos e seguidos conforme protocolos institucionais.
Fonte: Desenvolvida pela autoria.

A equipe de Enfermagem envolvida no programa *Patient Blood Management* (PBM) apresenta uma preocupação diferenciada na gestão do cuidado ao paciente; ela deve ter garantidas, continuamente, formação e educação pertinentes, de modo reciclado e atualizado. Atualmente, enfatiza-se cada vez mais a cultura de segurança e, por intermédio desta junto com a equipe de Enfermagem, será possível direcionar estratégias que propiciam a prevenção, segurança e gestão efetiva do cuidado ao paciente em tratamento transfusional (Figura 26.2).[9]

		Metas para segurança do processo transfusional
Meta 1	Identificação correta do paciente	• Certificar prescrição tipo de hemocomponte prescrito • Certificar termo de consentimento aplicado • Realizar identificação positiva do paciente, nome completo e data de nascimento, conferindo na pulseira de identificação • Idenficar o tubo para coleta das amostras para testes pré transfusionais antes da punção e na presença do paciente
Meta 2	Melhorar a comunicação entre os profissionais	• Certificar via sistema eletrônico, hemocomponentes libeerado pela agência transfusional • Realizar contato com o enfermeiro • Responsável pelo paciente, certificando-se o paciente está disponível para receber a transfusão
Meta 3	Melhorar a segurança na adminstração de medicamentos	• Antes de iniciar a terapia transfusional, checar prescrição médica, tipo de hemocomponente prescrito • Realiar dupla checagem do hemocomponentes com outro profissional beira leito • Instalar hemocomponentes e permanecer os dez primeiros minutos. • Após os dez minutos, enfermeiro responsável pelo paciente, assina e carimba o formulário de monitoramento, para continuidade na terapia transfusional
Meta 4	Reduzir o risco de infecção associada aos cuidados	• Higienizar as mãos de forma adequada antes e após procedimento com paciente atenão ao conectar o equipo a bolsa (hemocomponente) de forma assépitca

Figura 26.2 ■ Estratégias que propiciam a prevenção, segurança e gestão efetiva do cuidado ao paciente em tratamento transfusional.

Fonte: Desenvolvida pela autoria.

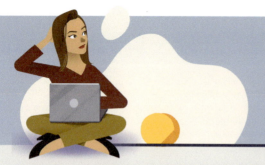

HOT TOPICS

A seguir, são descritos alguns pontos importantes de recomendações que regem o processo transfusional.

Legislações		
Específicas do Serviço de Hemoterapia		
RDC 151	2001	Aprova o Regulamento Técnico sobre Níveis de Complexidade dos Serviços de Hemoterapia.
RDC 34	2014	Dispõe sobre as Boas Práticas no Ciclo do Sangue.
RDC 34 PORTARIA 370	2014	Dispõe sobre as Boas Práticas no Ciclo do Sangue. PORTARIA 370/2014-Dispõe sobre regulamento técnico-sanitário para o transporte de sangue e componentes.
PORTARIA 863	2015	Dispõe sobre as condições para o funcionamento e a obrigatoriedade de utilização do Sistema de Controle Geral do Sangue, Outros Tecidos, Células e Órgãos (VGS).
RDC 75	2016	Altera a Resolução da Diretoria Colegiada.
PORTARIA DE CONSOLIDAÇÃO 5	2017	Consolidação das normas sobre as ações e os serviços de Saúde do Sistema Único de Saúde. Anexo IV – DO SANGUE, COMPONENTES E DERIVADOS (PORTARIA No 158, DE 4 DE FEVEREIRO DE 2016).

Normas Correlatas		
Específicas do Serviço de Hemoterapia		
RDC 50	2002	Projetos e estrutura física para Serviços de Saúde RDC 36/2013- Segurança do paciente em serviços de Saúde RDC 63/2011 – Boas Práticas em Serviços de Saúde
RDC 156	2006	Reprocessamento de produtos médicos
RE 2605	2006	Lista de produtos proibidos de reprocessamento PORTARIA 1.271/2014- Notificação Compulsória
NR 32 eNR 07	****	Saúde do trabalhador

Fonte: Desenvolvida pela autoria.

CONCLUSÕES

- A atuação da Enfermagem do programa de PBM é importante e está ligada sobretudo ao aumento da segurança do paciente.
- Ações como garantia tanto documentais como assistenciais garantem a redução de acidentes e eventos adversos ligados ao processo transfusional.
- A atuação da equipe de Enfermagem em comitês transfusionais traz um olhar diferenciado com relação a melhorias de processos e assistência.

REFERÊNCIAS E INDICAÇÕES DE LEITURAS DA AUTORA

1. Fitzpatrick T. Nursing management of transfusion. Popovisk MA. Transfusion reactions. Bethesda: AABB press. 1996. p.35783.
2. Ferreira O, et al. Avaliação do conhecimento sobre hemoterapia e segurança transfusional de profissionais de enfermagem. Evaluation of knowledge about hemotherapy and transfusional care of nurses. Rev. Bras. Hematol. Hemoter. 2007;29(2):160-67. [2024 Fev. 23]. Disponível em: https://www.scielo.br/j/rbhh/a/SZmkpxYmf3YDPQrXRvrDVcq/?format=pdf&lang=pt.
3. Mattia D. Assistência de enfermagem em hemoterapia: construção de instrumentos para a gestão da qualidade. Dissertação (Mestrado) – Programa de Pós-graduação em Gestão do Cuidado em Enfermagem. Universidade Federal de Santa Catarina, Florianópolis. 2014.
4. Brasil. Agência Nacional de Vigilância Sanitária (ANVISA). Resolução RDC n. 34, de 11 de junho de 2014. [2024 Fev. 23]. Disponível em: https://saude.rs.gov.br/upload/arquivos/carga20170553/04145350-rdc-anvisa-34-2014.pdf.
5. Brasil. Ministério da Saúde. Portaria de Consolidação n. 5, de 28 de setembro de 2017. [2024 Fev. 23]. Disponível em: http://portalsinan.saude.gov.br/images/documentos/Legislacoes/Portaria_Consolidacao_5_28_SETEMBRO_2017.pdf.
6. Brasil. Ministério da Saúde. Portaria n. 158, de 4 de fevereiro de 2016. [2024 Fev. 23]. Disponível em: https://bvsms.saude.gov.br/bvs/saudelegis/gm/2016/prt0158_04_02_2016.html.
7. COFEN – Conselho Federal de Enfermagem. Resolução COFEN n. 709/2022. Brasília. 2022. [2024 Fev. 23]. Disponível em: https://www.cofen.gov.br/resolucao-cofen-no-709-2022/.
8. Tavares JL, Barichello E, DE Mattia AL, Barbosa MH. Fatores associados ao conhecimento da equipe de enfermagem de um hospital de ensino sobre hemotransfusão. Rev Latino-Am Enfermagem. 2015;23(4):595-602. [2024 Fev. 23]. Disponível em: http:// www.scielo.br/pdf/rlae/v23n4/pt_0104-1169-rlae-23-04-00595.pdf.
9. Souza WFR, Cerqueira ETV. A atuação do enfermeiro na gestão do cuidado em reações transfusionais. Revista Eletrônica Acervo Saúde, 2019;21:586.
10. Silva-Anacleto LA, Somavilla MB. Conhecimentos da equipe de enfermagem sobre terapia transfusional. Cogitare Enferm. 2010;15(2):327-33. [2024 Fev. 23]. Disponível em: https://revistas.ufpr.br/cogitare/article/view/17871/11661.

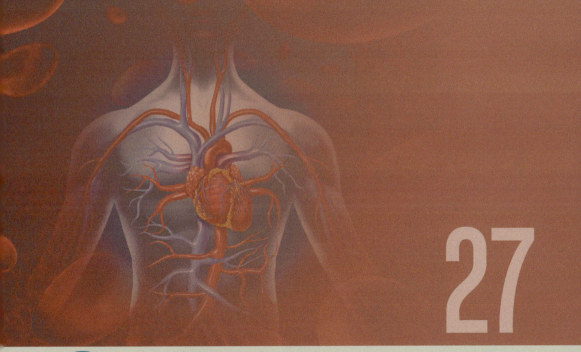

27

AUTORES
- Cadiele Oliana Reichert
- Nélio Cézar de Aquino

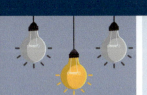

Papel do Farmacêutico no *Patient Blood Management*

INTRODUÇÃO

A inovação e a melhoria contínua na tecnologia médica relacionada aos cuidados e monitoramento de pacientes perioperatórios e em cuidados intensivos melhoraram significativamente a conduta clínica abordada, bem como a qualidade de vida dos pacientes (Desai et al., 2018).[1] O gerenciamento de sangue do paciente *ou patient blood management* (PBM) caracteriza-se por ser uma abordagem multidisciplinar e sistematizada de gerenciamento de sangue do paciente, centrada no próprio paciente, baseada em evidências, objetivando minimizar as perdas sanguíneas, otimizar a hematopoiese, maximizar a tolerância à anemia e evitar transfusões desnecessárias, bem como reduzir o risco de reações adversas à transfusão e outras complicações (Shander et al., 2022).[2]

O gerenciamento de sangue do paciente é um processo abrangente e que atualmente encontra-se em desenvolvimento buscando garantir a qualidade de todo o processo e o melhor aproveitamento possível de componentes do sangue. Devido aos desfechos desfavoráveis e visando mitigar os riscos relacionados e os efeitos adversos nos pacientes, em 2021, a Organização Mundial da Saúde (OMS) (WHO, 2021),[3] apresentou uma proposta para o gerenciamento de sangue do paciente baseada em alguns pontos principais, entre os quais, pode-se destacar:

1. Tomada de decisão centrada no paciente e em sua saúde do sangue.
2. Terapias para anemia, sangramento e coagulação.
3. O uso da escolha informada e o diálogo com o paciente.
4. Busca pela proteção e melhoria da qualidade do próprio sangue do indivíduo.

Essa proposta enfatiza a atuação multiprofissional para a implementação de todo o processo de gerenciamento de sangue do paciente, dando destaque às faculdades de Medicina, Enfermagem e de Farmácia, bem como aos pesquisadores e cientistas da área da Saúde com ampla atuação na área da hemoterapia. Dessa forma, o PBM é caracterizado como um processo multidisciplinar e multiprofissional envolvendo vários setores dentro da instituição de Saúde e da sociedade.

IMPORTÂNCIA DO TEMA

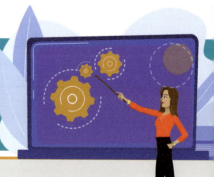

De acordo com a OMS, a composição da equipe multiprofissional para atuar no PBM pode ser dividida, de forma didática, em seis grandes áreas: **profissionais da área clínica**, como médicos de diferentes especialidades e enfermeiros; **profissionais de suporte clínico**, como especialistas em transfusões, farmacêutico clínico e/ou laboratorial, nutricionistas, entre outros; **profissionais de**

Saúde Pública, como economistas e especialistas em Saúde Pública; **profissionais experientes em implementar o PBM**, profissionais capacitados e experientes no desenvolvimento de PBM, como médicos, enfermeiros e farmacêuticos; **profissionais da administração hospitalar** e **defesa de pacientes**, como a comissão de ética, o perito médico-legal e os representantes de pacientes. O farmacêutico pode atuar em diferentes áreas e/ou fases do ciclo PBM, desde o suporte clínico até a implementação do PBM e de seus protocolos.

DADOS DA LITERATURA

No Brasil, a Resolução 673 do Conselho Federal de Farmácia (CFF), de 18 de setembro de 2019, regulamenta as atribuições do farmacêutico nos hemocentros nacional e regionais, em serviços hemoterápicos hospitalares e em agências transfusionais e assistências hemoterápicas e dispõe sobre a atuação do farmacêutico em serviços de hemoterapia e/ou bancos de sangue, assim como suas atividades clínicas nesses serviços (Conselho Federal de Farmácia, 2019).[4] Por meio dessa Resolução, o profissional deve ser habilitado, formado em Farmácia e registrado no Conselho Regional de Farmácia de sua jurisdição.

O profissional farmacêutico pode atuar em atividades como:

- Coordenação e assessoria da pré-qualificação de fornecedores para aquisição de bens e insumos destinados aos serviços de hemoterapia, garantido a qualidade técnica exigida; participação na definição de políticas de recursos humanos.

- Planejamento, coordenação, assessoria e supervisão do sistema de qualidade do serviço de hemoterapia e/ou banco de sangue, bem como da produção de hemocomponentes e hemocomponentes especiais; de laboratórios de imuno--hematologia e de Biologia Molecular, incluindo a coleta, a triagem sorológica, análises laboratoriais, armazenamento, distribuição, transporte, fracionamento, processamento, dispensação e operações farmacotécnicas relacionadas com medicamentos, hemoderivados, hemocomponentes, saneantes e outros produtos de interesse para a saúde, entre outros (Conselho Federal de Farmácia, 2019).[4]

Farmacêutico no PBM

Os principais atores para a implementação das políticas voltadas ao desenvolvimento de protocolos e diretrizes de gerenciamento de sangue do paciente, na esfera federal, são de responsabilidade do Ministério da Saúde, cabendo às secretarias de saúde dos estados e municípios promover sua implementação de acordo com as especificidades de cada local e de cada instituição hospitalar (Ministério da Saúde, 2023a).[5] Por meio da regulamentação nacional, cabe à administração hospitalar, juntamente com um corpo clínico especializado, implementar, com base em boas práticas, o gerenciamento de sangue do paciente em sua unidade de Saúde tendo como base a legislação vigente e as recomendações (Ministério da Saúde, 2023b).[6]

Instituições de Saúde que apresentam uma estrutura e um corpo clínico especializado têm determinadas facilidades em implementar o PBM com uma equipe multidisciplinar e multiprofissional. No ano de 2022, a Pró-Sangue, hemocentro de referência no estado de São Paulo e no Brasil, publicou o *Manual PBM* (Pró-Sangue, 2022).[7] Esse Manual fornece informações detalhadas sobre o PBM, incluindo sua definição, seus objetivos e suas estratégias. Além disso, o Manual também apresenta o papel do farmacêutico no gerenciamento do sangue do paciente e fornece informações sobre como os farmacêuticos podem ajudar a implementar o PBM.

Todo o processo de desenvolvimento e de implementação do PBM em uma instituição de Saúde requer uma equipe treinada, especializada e comprometida. É necessário que o programa PBM tenha um líder que esteja envolvido em todas as etapas do processo, formando uma equipe multidisciplinar. A comunicação entre os membros da equipe deve ser clara e todos os integrantes devem estar cientes e de acordo com o fluxo de trabalho (Pró-Sangue, 2022).[7]

Cabe destacar que, embora a prática do PBM esteja em expansão no mundo e os resultados tanto para o paciente como para a instituição sejam animadores, poucos estados brasileiros e hemocentros têm adotado essa prática em sua integralidade, principalmente na rede pública de atenção à Saúde (Hofmann et al., 2022; Meybohm et al., 2017; Lyra et al., 2023).[8-10] Os desafios para sua implementação são múltiplos e incluem desde a escassez de profissionais capacitados, falta de conhecimento sobre o processo, até a infraestrutura inadequada, incluindo equipamentos e insumos médicos.

Atualmente, não há um documento e/ou manual que determine de forma expressa o papel ou a função do farmacêutico e de suas especializações – farmacêutico clínico, hospitalar, analista laboratorial (análises clínicas ou biologista), nutracêutico, gerenciamento e controle de qualidade – no gerenciamento de sangue do paciente, o que existe é a regulamentação do profissional farmacêutico para atuar na hemoterapia, como mencionado na parte introdutória deste capítulo, bem como nas diretrizes curriculares de sua formação acadêmica (Conselho Federal de Farmácia, 2019; Ministério da Educação, 2017).[4,5]

No entanto, devido à diversidade de sua formação, o farmacêutico pode atuar no PBM no que se refere à gestão adequada do uso de componentes sanguíneos para otimizar a terapia transfusional. Essas responsabilidades visam garantir que as transfusões sanguíneas sejam feitas de forma segura, eficaz e racional, minimizando riscos

CAPÍTULO 27 PAPEL DO FARMACÊUTICO NO MANEJO DO SANGUE DO PACIENTE

e melhorando os resultados clínicos para os pacientes. O papel do farmacêutico no manejo do sangue do paciente é crucial, uma vez que esses profissionais podem auxiliar a garantir que o paciente receba a quantidade adequada de sangue e minimizar a necessidade de transfusões desnecessárias.

Independentemente da área da especialização do farmacêutico, ele deve trabalhar em plena concordância e sintonia com a equipe médica multiprofissional, garantindo, assim, a segurança e a qualidade dos procedimentos ao paciente; e respeitando, com ética e sabedoria, a sua área de atuação, bem como a de cada profissional que compõe a equipe do PBM. Todas as decisões devem ser pautadas na evidência clínica observada nos prontuários médicos disponíveis, nos receituários e na anamnese farmacêutica realizada. A seguir, com base na legislação vigente (Resolução n° 673/2019 do CFF), são descritos alguns pontos de atuação do farmacêutico que podem ser aplicados ao gerenciamento de sangue do paciente.

a. **Seleção, supervisão, aprovação e dispensação de hemocomponentes:** o farmacêutico pode ser responsável por avaliar, supervisionar, aprovar e dispensar hemocomponentes utilizados no tratamento do paciente, garantindo que atendam aos requisitos de qualidade e de segurança estabelecidos pela Agência de Vigilância Sanitária (Anvisa) e pelo Ministério da Saúde.

b. **Desenvolvimento e monitoramento de protocolos e diretrizes:** atuar no desenvolvimento, na implementação e no monitoramento de protocolos e diretrizes para o uso apropriado de transfusões sanguíneas, promovendo práticas baseadas em evidências e seguras para o paciente. Além disso, participar da elaboração, da implementação e do monitoramento de protocolos terapêuticos alternativos à transfusão alogênica compatíveis com as necessidades e complexidades do serviço de Saúde.

c. **Avaliação da prescrição médica:** avaliar a prescrição médica e, se julgar necessário, entrar em contato com o prescritor para esclarecer eventuais interações medicamentosas e/ou discrepâncias na prescrição perante protocolos definidos pelo serviço e/ou com a literatura técnica e sanitária e, quando for o caso, solicitar a suspensão, correção ou complementação da prescrição.

d. **Realizar a anamnese farmacêutica:** verificar sinais e sintomas, acessar e conhecer as informações constantes no prontuário e realizar a conciliação de medicamentos do receptor e/ou pacientes. O farmacêutico pode registrar no prontuário do receptor e/ou paciente a evolução farmacêutica e, quando se fizer necessário, informações úteis sobre a assistência prestada ao paciente, inclusive laboratorial. Além disso, solicitar exames laboratoriais de receptores para fins de monitorização dos efeitos transfusionais.

e. **Prescrição de medicamentos:** realizar a prescrição de medicamentos e outros produtos com finalidade terapêutica, cuja dispensação não exija prescrição médica, incluindo medicamentos industrializados e preparações magistrais – alopáticos ou dinamizados –, plantas medicinais, drogas vegetais e outras categorias ou relações de medicamentos que venham a ser aprovadas pelo órgão sanitário federal para prescrição do farmacêutico.

f. **Treinamento e educação:** planejar, coordenar, participar e fornecer treinamento e educação continuada e permanente aos profissionais de Saúde sobre as práticas adequadas de transfusão sanguínea, incluindo critérios de seleção de pacientes, monitoramento e efeitos adversos. Além disso, pode promover discussão de casos clínicos pertinentes ao serviço de Saúde, juntamente com a equipe PBM; e atuar em programas de preceptoria e orientação.

g. **Monitoramento de reações adversas:** monitorar e relatar reações adversas associadas à transfusão sanguínea, garantindo uma resposta rápida e eficaz em caso de complicações.

h. **Gestão de estoque:** participar na gestão eficiente do estoque de componentes sanguíneos, assegurando que haja uma oferta adequada e evitando desperdícios.

i. **Colaboração interdisciplinar:** colaborar com outros profissionais de Saúde, como médicos e enfermeiros, para garantir uma abordagem integrada no manejo do sangue do paciente.

j. **Rastreamento e auditoria:** planejar, coordenar e executar inspeções e auditorias regulares e rastreamento do uso de produtos sanguíneos para garantir o uso racional e a conformidade com os padrões estabelecidos nos guias e manuais publicados pelos órgãos reguladores.

k. **Atualização em pesquisas e novas práticas:** manter-se atualizado sobre pesquisas e desenvolvimentos recentes relacionados à transfusão sanguínea para incorporar práticas inovadoras e seguras, quando apropriado.

l. **Vigilância sanitária:** avaliar e monitorar, no âmbito da vigilância sanitária, materiais, equipamentos, substâncias e insumos industrializados, como bolsas, equipos para transfusão, seringas, filtros, conjuntos de aférese, agulhas, anticoagulantes, entre outros, utilizados para a coleta, preservação, processamento, armazenamento e transfusão de hemocomponentes, assim como os reagentes usados para os testes imunossorológicos e imuno-hematológicos.

m. **Hemovigilância:** coordenar e realizar procedimentos de hemovigilância, bem como realizar ações de rastreamento em Saúde baseadas em evidências técnico-científicas e em consonância com as políticas de saúde vigentes.

n. **Dispensação de medicamentos:** supervisionar e executar a dispensação dos medicamentos pró-coagulantes para os pacientes com coagulopatias e do componente especializado para os pacientes com doença falciforme e sobrecarga de ferro e demais medicamentos dos quais o hemocentro seja a referência na dispensação.

Atenção e assistência farmacêutica no PBM

As atribuições do farmacêutico nos serviços de Saúde em que há atenção e a assistência farmacêutica são baseadas nos seguintes pilares:

I – Gerenciamento de tecnologias.

II – Distribuição e dispensação de medicamentos.

III – Gerenciamento de risco.

IV – Cuidado ao paciente.

Didaticamente, os três primeiros itens estão relacionados ao processo de assistência farmacêutica, enquanto o cuidado ao paciente pode ser considerado a atenção farmacêutica, ou seja, sendo dirigido diretamente ao paciente, cujos objetivos principais são a prevenção, a promoção e a recuperação da saúde, de forma integrada à equipe de Saúde. Embora distintas, as duas designações são complementares ao exercício da profissão, sendo que, no gerenciamento de sangue do paciente, um mesmo profissional pode executar ambas as práticas farmacêuticas ou apenas uma delas, dependendo da atuação no ciclo do PBM e/ou sua especialização.

Papel proativo na identificação e prescrição de fármacos que alteram o sangramento

O gerenciamento de sangue do paciente pode ser feito em pacientes pré-operatório, pós-operatório e/ou em pacientes em monitoramento médico-hospitalar que necessitam de transfusão de sangue. Independentemente da condição clínica pregressa do paciente, seja por cirurgia, seja por doenças hematológicas, como anemia e hemoglobinopatias, o farmacêutico deve estar atento para identificar medicamentos que aumentam o risco de sangramento nos pacientes. Aqui, vale destacar dois principais cenários em que há a necessidade de atenção especial por parte do farmacêutico:

1. Pacientes que necessitam de transfusão sanguínea e/ou hemocomponentes e **não estão internados**.
2. Pacientes que necessitam de transfusão sanguínea e/ou hemocomponentes e **estão internados**.

No primeiro cenário, quando o paciente necessita de transfusão de sangue e não há prontuários médicos e/ou registro na instituição de Saúde, é de suma importância realizar uma anamnese completa antes do procedimento. É importante avaliar se o paciente faz uso rotineiro de anticoagulantes orais, de anti-inflamatório não esteroide (AINE), como ácido acetilsalicílico e ibuprofeno, de antiagregante plaquetário, como o clopidogrel; e de outros medicamentos que possam interagir com anticoagulantes para aumentar ou diminuir sua ação.

Antes da liberação do hemocomponente ao paciente, o farmacêutico pode verificar tais informações no prontuário médico bem como revisar com cautela e atenção as prescrições ao paciente. Caso essas informações não constem no prontuário do paciente, é aconselhável procurar o clínico responsável para relatar esse fato, sempre que possível; o farmacêutico clínico pode realizar a anamnese farmacêutica e comunicar a equipe responsável pelo PBM.

No segundo cenário, a atuação do farmacêutico é semelhante ao primeiro cenário. No entanto, pode ser "mais fácil" realizar a identificação de medicamentos que alteram o sangramento em pacientes internados uma vez que há um prontuário com informações disponíveis, desde as características clínicas-demográficas até as prescrições realizadas e os exames laboratoriais. Em ambas as situações, o farmacêutico pode e deve trabalhar com a equipe médica para ajustar as doses/concentrações ou substituir os medicamentos, se e quando necessário.

O PBM é um processo de múltiplas etapas que envolve uma equipe multiprofissional a fim de diminuir os riscos, as transfusões e os erros durante todo o procedimento hospitalar ao paciente (Czarnecka et al., 2023).[11] No gerenciamento de sangue do paciente, o farmacêutico pode atuar na identificação e no ajuste de doses como mencionado anteriormente, porém é importante destacar o cuidado que se deve ter na dispensação de medicamentos que alteram a coagulação, principalmente de antitrombóticos, que são medicamentos potencialmente perigosos (CRFRS, 2019).[12] Os principais antitrombóticos de uso hospitalar são:

- Anticoagulantes (p. ex., varfarina, heparina não fracionadas e heparinas de baixo peso molecular).
- Anticoagulantes orais diretos e inibidores do fator Xa (p. ex., dabigatrana, rivaroxabana, apixabana, edoxabana, fondaparinux).
- Inibidores diretos da trombina (p. ex., bivalirrudina, dabigatrana).
- Inibidores da glicoproteína IIb/IIIa (p. ex., abciximabe, tirofibana).
- Trombolíticos (p. ex., alteplase, tenecteplase, estreptoquinase).

Para os pacientes em que há a necessidade do uso de medicamentos que alteram o sangramento – anticoagulantes e/ou antiagregantes plaquetários –, é importante monitorar esses pacientes, bem como suas prescrições. A dose dos medicamentos pode ser ajustada de acordo com as necessidades de cada paciente, baseada na avaliação clínica e no resultado de exames laboratoriais, tais como: testes de coagulação, como tempo de protrombina (TP), tempo de tromboplastina parcial ativada (TTPa); contagem de plaquetas; tempo de sangramento; e testes específicos para medicamentos anticoagulantes, como o *international normalized ratio* (INR) para pacientes fazendo uso de varfarina.

CAPÍTULO 27 PAPEL DO FARMACÊUTICO NO MANEJO DO SANGUE DO PACIENTE **293**

Ademais, para todos os medicamentos dispensados aos pacientes, é necessário conferir se não há erros relacionados à prescrição, principalmente quanto aos medicamentos em que a faixa de segurança é estreita. Dupla ou tripla checagem na prescrição é uma alternativa para evitar erros. Tanto o farmacêutico clínico como o farmacêutico hospitalar devem estar atentos aos erros frequentes nas prescrições. Caso haja equívocos, é necessário informar o prescritor para que a correção seja feita (CRFRS, 2019).[12] Os erros nas prescrições podem estar relacionados com:

1. **Medicamento errado:** prescrição inadequada do medicamento; medicamento não indicado/não apropriado para o diagnóstico que se pretende tratar; história prévia de alergia ou reação adversa similar; medicamento inadequado para o paciente por causa da idade, situação clínica, entre outras; medicamento contraindicado; interação medicamento-medicamento; interação medicamento-alimento; duplicidade terapêutica; medicamento desnecessário; transcrição/dispensação/administração de um medicamento diferente do prescrito.

2. **Omissão de dose ou do medicamento:** falta de prescrição de um medicamento necessário; omissão na transcrição; omissão na dispensação; omissão na administração.

3. **Dose ou concentração errada:** dose maior; dose menor; dose extra

4. Frequência de administração errada.

5. Forma farmacêutica errada.

6. Erro de preparo, manipulação e/ou acondicionamento.

7. Técnica de administração errada.

8. Via de administração errada.

9. Velocidade de administração errada.

10. Horário errado de administração.

11. Paciente errado.

12. Duração do tratamento errada: duração maior; duração menor.

13. Monitorização insuficiente do tratamento: falta de revisão clínica: falta de controles analíticos.

14. Medicamento deteriorado.

15. Falta de adesão do paciente (CRFRS, 2019).[12]

Além disso, é importante estar atento às interações medicamentosas e verificar se o paciente faz uso de medicamentos que possam potencializar o efeito de anticoagulantes, tais como a eritromicina, ciprofloxacino, citalopram, fluconazol, omeprazol, sertralina; ou diminuir seu efeito de drogas como os barbituratos, a carbamazepina, a mesalazina, entre outros.

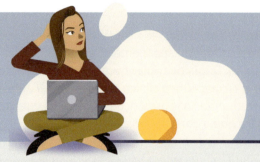

HOT TOPICS

A adesão do paciente ao protocolo de gerenciamento de sangue e o uso correto de medicamento são etapas essenciais e dependentes uma da outra para que a resposta terapêutica seja eficaz e segura. Ambas as etapas estão fortemente associadas à educação e ao conhecimento do paciente e da equipe multiprofissional. O farmacêutico no PBM pode elaborar um plano de cuidado farmacêutico do paciente, fazer a evolução farmacêutica e registra os dados no prontuário do paciente, bem como avaliar e acompanhar a adesão dos pacientes ao tratamento e realizar ações para a sua promoção (Conselho Federal de Farmácia, 2019).[4]

Documentar e/ou registrar todas as etapas do processo de gerenciamento de sangue do paciente facilitará evidenciar as lacunas em que seja possível intervir caso o paciente não tenha aderido ao protocolo e/ou fez uso inadequado da medicação. Se ficarem evidenciadas quaisquer inconformidades relacionadas ao paciente, seja em relação a adesão ao protocolo, seja em relação à medicação, caberá ao farmacêutico informar, orientar e educar os pacientes, a família, os cuidadores sobre a importância da adesão ao protocolo e uso adequado e racional dos medicamentos para a qualidade de vida do paciente (Conselho Federal de Farmácia, 2019)[4] (Figura 27.1).

Além disso, o farmacêutico pode indicar programas educativos aos pacientes, sempre que possível. O farmacêutico pode orientar os pacientes sobre o uso correto de medicamentos, fornecendo informações sobre como tomar os medicamentos, horário (dia, noite ou ambos), quais alimentos ou bebidas evitar e quais os sinais de alerta o paciente deve observar.

Em algumas situações, será necessário o auxílio de outros profissionais do corpo clínico hospitalar no processo de instrução ao paciente, por exemplo, psicólogos, uma vez que a não adesão ao protocolo pode ter causas multifatoriais, incluindo crenças e preconceitos fortemente estabelecidos. Cabe destacar que, durante o diálogo com o paciente, com o familiar ou com o cuidador, é importante que o farmacêutico ou qualquer outro profissional da equipe do PBM não utilize linguagem técnica. É recomendado que as instruções ao paciente sejam repassadas de forma clara e simples, para facilitar a compreensão do ouvinte.

Para os membros da equipe multidisciplinar, caberá ao farmacêutico fornecer informações imparciais, referenciada e criticamente avaliada, fundamentada nos princípios da saúde baseada em evidências, sobre o uso racional de medicamentos e adesão aos protocolos institucionais (Conselho Federal de Farmácia, 2019).[4]

A adesão ao protocolo e o uso racional dos medicamentos no gerenciamento de sangue do paciente devem ser um trabalho conjunto de toda a equipe médica para garantir que o protocolo seja seguido e que os pacientes recebam a quantidade adequada de sangue.

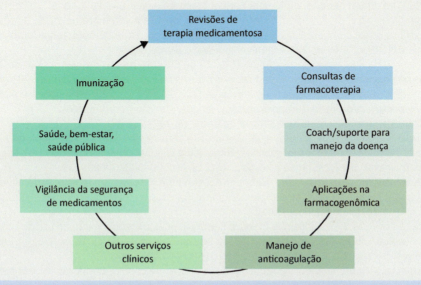

Figura 27.1 ■ Esquema do serviço de gerenciamento de medicamentos. A ampla atuação do farmacêutico clínico pode se estender muito além do simples gerenciamento de medicamentos.
Fonte: Adaptada de https://www.pharmacist.com/Practice/Patient-Care-Services/Medication-Management.[14]

CONCLUSÕES

- O gerenciamento de sangue do paciente é uma abordagem multidisciplinar e sistematizada baseada em evidências, que busca minimizar as perdas sanguíneas, otimizar hematopoese, maximizar a tolerância à anemia e evitar transfusões desnecessárias.
- O farmacêutico pode desempenhar um papel proativo na identificação de medicamentos que aumentam o risco de sangramento em pacientes, fornecer orientações sobre prescrições de medicamentos que potencializam o sangramento, orientar os pacientes sobre o uso correto de medicamentos, atuar na dispensação de medicamentos de vigilância e ajudar a garantir a adesão ao protocolo de gerenciamento de sangue do paciente.

REFERÊNCIAS

1. Desai N, Schofield N, Richards T. Perioperative patient blood management to improve outcomes. Anesthesia and analgesia. 2018;127(5):1211-1220. doi: 10.1213/ANE.0000000000002549.
2. Shander A, Hardy JF, Ozawa S, Farmer SL, Hofmann A, Frank SM, et al. A global definition of patient blood management. Anesthesia and analgesia. 2022;135(3):476-88. doi: 10.1213/ANE.0000000000005873.
3. WHO. The urgent need to implement patient blood management. Policy Brief. 2021;1(1):1-25.
4. Conselho Federal de Farmácia. Resolução no 673, de 18 de setembro de 2019. Dispõe sobre as atribuições e competências do farmacêutico em serviços de hemoterapia e/ou bancos de sangue. 2019. [2024 Fev. 23] Disponível em: www.abmes.org.br.
5. Ministério da Educação. Resolução no 6, de 19 de outubro de 2017– Institui as diretrizes curriculares nacionais do curso de graduação em farmácia e dá outras providências. 2017p.1-10.
6. Ministério da Saúde. Atenção Hemoterápica. 2023. [2024 Fev. 23]. Disponível em: https://www.gov.br/saude/pt-br/composicao/saes/sangue/atencao-hemoterapica.
7. Pró-Sangue. Gerenciamento do Sangue do Paciente. 2022;2:1-37.
8. Hofmann A, Shander A, Blumberg N, Hamdorf JM, Isbister JP, Gross I. Patient blood management: improving outcomes for millions while saving billions. What Is Holding It Up? Anesthesia and Analgesia. 2022;135(3):511-23. doi: 10.1213/ANE.0000000000006138.
9. Meybohm P, Richards T, Isbister J, Hofmann A, Shander A, Goodnough LT, et al. Patient blood management bundles to facilitate implementation. Transfusion medicine reviews. 2017;31(1):62-71. doi: 10.1016/j.tmrv.2016.05.012.
10. Lyra I, Oliveira M, Reis T, Pitombo L, Souza R, Lima C, et al. Gerenciamento do uso de sangue em um hospital público de grande porte da rede SUS em Salvador – Bahia. Hematology, transfusion and cell therapy. 2023;45(4):S831. doi: 10.1016/J.HTCT.2023.09.1499.
11. Czarnecka J, Neuschwander A, Aujoulat T, Balmier A, Belcour D, Boulanger B. Red blood cell transfusion requirements before and after implementation of a perioperative patient blood management program in adult patients undergoing cardiac surgery. A before and after observational study. Journal of cardiothoracic and vascular anesthesia. 2024;38(1):73-9. doi: 10.1053/j.jvca.2023.10.023.
12. CRFRS. Medicamentos potencialmente perigosos. 2019p.1-15. doi: 10.1007/s00228-014.
13. Ministério da Saúde. Hemoterapia. 2023. [2024 Fev. 23]. Disponível em: https://www.gov.br/saude/pt-br/composicao/saes/sangue/publicacoes/hemoterapia?b_start:int=0. [2024 Fev. 25]. Disponível em: https://www.pharmacist.com/Practice/Patient-Care-Services/Medication-Management.

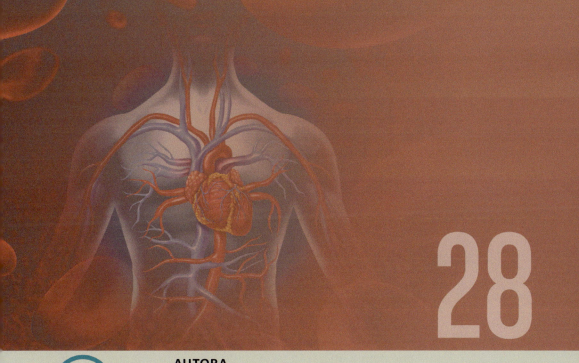

28

AUTORA

▶ Youko Nukui

Papel dos Comitês de Transfusão no *Patient Blood Management*

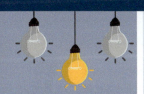

INTRODUÇÃO

O monitoramento do uso racional do sangue e hemocomponentes e a investigação dos efeitos adversos surgiram em meados de 1930 e os primeiros artigos pertinentes ao tema foram surgindo a partir de 1950.

Em 1999, conforme legislação que regeu o regulamento técnico de Medicina Transfusional, descrita na Portaria n. 1.136, de 8 de setembro de 1999 e na Resolução do Grupo Mercado Comum (GMC) n. 130/96, foi instituído um grupo de trabalho para discussão e diretrizes no Hospital das Clínicas da Faculdade de Medicina da Universidade de São Paulo (HC-FMUSP). No ano de 2001, foi criada a Comissão de Avaliação em Tecnologia de Saúde (CATS) da Diretoria Clínica. As questões relacionadas à hemoterapia passaram a ser discutidas numa câmara vinculada a essa comissão denominada "Câmara de Matérias Biológicas, Transfusão de sangue e hemoderivados da Subcomissão de Avaliação Terapêutica" (SAT) da CATS, antes vinculada à Diretoria Clínica. Posteriormente, os trabalhos dessa Câmera cresceram e desvincularam-se da antiga CATS no HC-FMUSP.

No Brasil, a Resolução da Diretoria Colegiada (RDC) nº 343, de 13 de dezembro de 2002, determina que "as unidades de saúde que tenham Serviço de Hemoterapia nas suas dependências deverão constituir um Comitê Transfusional, multidisciplinar, do qual faça parte um representante do Serviço de Hemoterapia".[1] Em 2007, foi criado o Comite de Avaliação e Controle em Medicina Transfusional por meio da portaria publicada no Diário Oficial do Estado (DOE) de 18 de outubro de 2007, descrito com mais detalhes no Boletim de Vigilância Sanitária-HCFMUSP.[2]

A comissão reúne-se mensalmente para discutir diretrizes que orientam a utilização racional de hemocomponentes e a adoção de estratégias para minimizar riscos associado à transfusão. Conta com a participação de representantes de todo o complexo HC-FMUSP, incluindo Instituto Central, Instituto do Coração, Instituto da Criança, Instituto de Psiquiatria, Departamento de Ortopedia e Traumatologia, Instituto Câncer de SP, Fundação Pró-Sangue Hemocentro de São Paulo e o de Perdizes.

IMPORTÂNCIA DO TEMA

Levando-se em consideração o uso excessivo de hemocomponentes em conflito com evidências científicas e, por vezes, sem seguir os protocolos estabelecidos e vigentes, considerando-se os efeitos adversos da infusão de hemocomponentes que, por vezes, podem ocasionar óbitos, considerando-se o alto custo na obtenção de sangue total e de hemocomponentes e do esforço empenhado em todo processo da cadeia do ciclo de sangue e o questionamento por parte de muitos profissionais sobre uso não racional do hemocomponente, às vezes de bolsas solicitadas e descartadas e de solicitações transfusionais desnecessárias, o programa *Patient Blood Management* (PBM) foi criado. Mundialmente, o início desse Programa data da década de 2010 e, no Brasil, ainda não há um programa nacional de PBM bem-estabelecido.

DADOS DA LITERATURA

O PBM foi definido[3] como gestão de aplicação de sangue com foco centrado no paciente, de forma sistemática baseada em evidências, com o objetivo de melhorar os resultados aos pacientes, gerenciando e preservando o próprio sangue do paciente e ao mesmo tempo promovendo sua segurança e recuperação. Existem esforços grandes, principalmente por parte de alguns especialistas em aceitar o programa; todavia, para uma parcela maior destes, o entendimento do assunto continua longe da sua realidade profissional.[4]

Discute-se bastante o uso racional do hemocomponente, particularmente o de concentrado de hemácias na sua forma restritiva comparada com o uso liberal, baseado nos níveis de hemoglobina e hematócrito. Há décadas, o uso restritivo é mais aceito com base em trabalhos científicos, sobretudo na área cardiológica.[5,6]

Papel do comitê transfusional será descrito a seguir:

a. Participar na padronização dos protocolos clínicos da utilização de hemocomponentes e do reconhecimento de efeitos adversos acrescido à aquisição de acreditação ou de certificações.

b. Educação continuada aos profissionais da área de Saúde. Participar ativamente das decisões clinicas transfusionais. Auditar e monitorar a prática médica.

c. Reforçar a importância de colocar em prática as estratégias pré-operatórias como diagnóstico e tratamento de anemia, ter um cronograma de pedidos cirúrgicos com quantidades a serem reservadas e utilizadas, estabelecendo quantidade máxima de hemocomponente em uma determinada cirurgia. Esse cronograma teve início em meados de 1970, com o conceito de *Maximum Surgical Blood Order Schedule* (MSBOS).[7] Suspender medicações que possam alterar a coagulação como o clopidogrel. Ainda que a recomendação esteja cada vez menos frequente.

d. Reforçar a utilização de estratégias intraoperatórias como:

   • Recuperação de sangue autólogo, diminuindo a perda sanguínea.

   • Manter o paciente normotérmico, utilizando sangue aquecido por meio de aquecedor específico.

   • Realizar hemodiluição normovolêmica aguda intencional com cristaloides ou coloides.

   • Utilizar técnicas cirúrgicas mínimamente invasivas como procedimentos laparoscópicos, robóticos ou endovasculares.

   • Usar medicações como antifibrinolíticos.

   • Utilizar teste *point-of-care* como tromboelastografia.

e. Reforçar estratégias pós-operatória como reduzir perda sanguínea por flebotomias desnecessárias como excesso de solicitação de exames de sangue após a cirurgia.
f. Encorajar transfundir 1 unidade de concentrado de hemácias (CH) em vez de 2 U sempre que possível.[8]

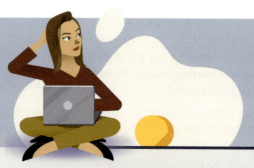

HOT TOPICS

- O PBM está baseado em evidências e no trabalho multidisciplinar, otimizando os cuidados aos pacientes que necessitarão de transfusão de hemocomponentes.
- O programa deve levar em consideração os riscos associados à transfusão, a melhoria da qualidade dos cuidados aos pacientes e a promoção de uma prática baseada em evidências cientificas; isso impacta nos benefícios econômicos, na redução do uso excessivo de hemocomponentes e na melhora da autonomia e da satisfação dos pacientes.
- O programa PBM deve incluir e abranger de modo geral:
    1. suporte financeiro da administração hospitalar;
    2. manejo da anemia e risco de sangramento antes do tratamento;
    3. recuperação sanguínea intraoperatória, agentes farmacológicos hemostáticos, técnicas cirúrgicas poupadores de sangue, protocolos transfusionais baseado em evidência;
    4. cuidados intensivos e estratégias pós-operatória para reduzir a necessidade sanguínea;
    5. revisão da utilização de hemocomponente;
    6. educação continua dos colaboradores de Saúde.
- Prover benefícios ao médico e aos pacientes cirúrgicos.
- Identificar e tratar anemia pré-operatória é um dos fundamentos do programa PBM.
- Desencorajar o uso de concentrado de hemácias em pacientes anêmicos estáveis é um método efetivo de evitar a utilização em excesso.
- O PBM é mais do que um programa de racionalizar a transfusão, ele envolve o uso correto de agentes farmacológicos, técnicas de recuperação sanguínea,

uso de instrumentos cirúrgicos para limitar perdas sanguíneas, limitar flebotomia para testes laboratoriais desnecessários, promoção da aderência aos protocolos transfusionais e da educação médica.
- A participação da equipe multidisciplinar é essencial para defender o programa de PBM objetivando o sucesso, o crescimento e a sustentabilidade do programa.
- O sucesso do programa também dependerá das revisões da utilização dos hemocomponentes, incluindo as auditorias e os *feed backs*, enfatizando os resultados obtidos nos pacientes (p. ex., morbidade, mortalidade e tempo de internação hospitalar).
- Durante a escassez de sangue, como ocorreu na pandemia da covid-19, foi notória a redução do uso de transfusão e, consequentemente, do seu uso desnecessário.

CONCLUSÕES

- A implementação do programa de PBM requer planejamento, educação e treinamento dos profissionais envolvidos;
- É um programa com investimento que, se bem aplicado inicialmente, propicia a melhoria da qualidade assistencial e a segurança ao paciente;[10]
- O sucesso do programa de PBM pode reduzir riscos, aumentar a satisfação dos pacientes, reduzir custos e, consequentemente, aumentar o valor acrescido aos cuidados de Saúde.

REFERÊNCIAS

1. Resolução RDC anvisa n° 343, de 13 de dezembro de 2002 (D.O.U. de 19/12/02) dispõe sobre o regulamento técnico para a obtenção, testagem, processamento e controle de qualidade de sangue e hemocomponentes para uso humano, e dá outras providências. [2024 Fev. 23]. Disponível em: https://bvsms.saude.gov.br/bvs/saudelegis/anvisa/2005/rdc0343_13_12_2005.html.
2. Boletim de Vigilância Sanitária-HCFMUSP. Núcleo de Informação em Saúde. 2022p.1-6. https://hconline.hc.fm.usp.br.
3. Shander A, Jean-Francois Hardy JF, Ozawa S, et al. A global definition of patient blood management. Anesth analg. 2022;135(3):476-488. doi: 10.1213/ANE.0000000000005873.
4. Frank SM, Savage WJ, Rothschild JA, Rivers RJ, Paul M Ness, et al. Variability in blood and blood component utilization as assessed by an anesthesia information management system. Anesthesiology. 2012;117(1):99-106. doi: 10.1097/ALN.0b013e318255e550.
5. Ducrocq G, Gonzalez-Juanatey JR, Puymirat E, et al. Effect of a restrictive vs liberal blood transfusion strategy on major cardiovascular events among patients with acute myocardial infarction and anemia: the reality randomized clinical trial. JAMA. 2021;325(6):552-60.doi: 10.1001/jama.2021.0135.
6. Carson JL, Brooks MM, Hébert PC, et al. Restrictive or liberal transfusion strategy in myocardial infarction and anemia. N Engl J Med. 2023;389(26):2446-56. doi: 10.1056/NEJMoa2307983.
7. Friedman BA, Oberman HA, Chadwick AR, Kingdon KI. The maximum surgical blood order schedule and surgical blood use in the united states. Transfusion. 1970;16(4):80-387. doi: 10.1046/j.1537-2995.1976.16476247063.x.
8. Podlasek SJ, Thakkar RN, Rotello LC, Fleury TA, Demski RJ, Ness PM, et al. Implementing a "Why give 2 when 1 will do?" choosing wisely campaign. Transfusion. 2016;56(9):2164. doi: 10.1111/trf.13664.
9. Frank SM, Panigrahi AK, Guinn NR. Patient blood management. Technical Manual. 2023;21(20):623-57.
10. Frank SM, Stanley RN, Podlasek J. Implementing a health system-wide patient blood management program with a clinical community approach. Anesthesiology. 2017;127(5):754-764. doi: 10.1097/ALN.0000000000001851.

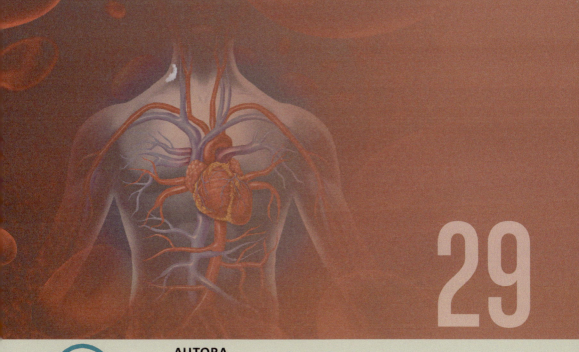

29

AUTORA

▶ Roseny dos Reis Rodrigues

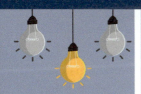

Papel do Anestesiologista no *Patient Blood Management*

INTRODUÇÃO

O *patient blood management* (PBM) vem ganhado espaço nas instituições de Saúde por vários motivos; além daqueles relacionados aos melhores desfechos clínicos por conta da redução das taxas transfusionais, é sabido também que esse programa mostrou-se custo-efetivo à medida que gerencia melhor todos os recursos ligados ao sangue e ainda coloca o paciente no centro desse ecossistema.[1,2]

O objetivo deste capítulo é discorrer, de forma geral, sobre os principais pontos relacionados ao papel do anestesiologista no programa de PBM. As condutas mais aprofundadas nos diferentes momentos serão vistas em outros capítulos.

IMPORTÂNCIA DO TEMA

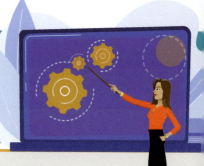

O encarecimento da assistência à saúde, o aumento de cobrança por melhores desfechos clínicos e financeiros, a mudança de perspectiva com relação ao respeito da autonomia do paciente que declina transfusão e exige alternativas seguras transformaram o PBM em uma necessidade a ser implantada com urgência nas instituições de Saúde.

DADOS DA LITERATURA

Papel do anestesiologista[1-5]

Em relação ao papel do anestesista, podemos citar várias funções que o tornam um elo fundamental no processo de implementação e de manutenção do PBM. Todas essas funções devem ser criadas e validadas em conjunto com os profissionais de outras especialidades envolvidas (cirurgiões, hematologistas, emergencista e intensivistas, gestores da instituição) e equipe multidisciplinar (Quadros 29.1 e 29.2).

Condução anestésica

A condução anestésica começa, para o anestesiologista, na visita pré-anestésica ao paciente nas situações eletivas; esse é o momento ideal para o profissional ouvir e discutir com o paciente suas expectativas quanto à transfusão, escolher alternativas e passar os termos de consentimento e/ou recusa dos procedimentos. Na visita pré-anestésica, ainda, o profissional deve ter um olhar proativo sobre a pesquisa, o diagnóstico diferencial e o tratamento da anemia, bem como um manuseio e ajuste adequado a cada caso do uso de fármacos anticoagulantes e antiplaquetários.[4-6]

PAPEL DO ANESTESIOLOGISTA NO *PATIENT BLOOD MANAGEMENT*

A escolha da técnica anestésica pode influenciar na perda sanguínea, porém é sabido que essa escolha deve levar em conta as condições clínicas do paciente (presença de comorbidades), o respeito às contraindicações associadas ao uso de fármacos e o respeito à recusa do paciente a determinadas técnicas. O bloqueio anestésico neuroaxial por meio da raquianestesia resulta em bloqueio simpático, hipotensão arterial e redução da pressão venosa periférica; em tese, implica a redução de sangramento. Uma metanálise com 66 artigos mostrou a redução de sangramento intraoperatório abdominal com raquianestesia comparada com anestesia peridural, geral ou combinação de geral com peridural. Uma metanálise em pacientes submetidos à cirurgia de quadril também mostra um efeito, ainda que pequeno, benéfico na aplicação de raquianestesia quando comparada com anestesia geral.[6,7]

Quadro 29.1
Principais funções do anestesiologista no PBM
Participação ativa nos ambulatórios de pré e pós-anestésicos
Criação difusão de protocolos e algoritmos transfusionais e a adesão a eles
Criação e difusão de protocolos de controle de temperatura, a adesão a eles e o aquecimento ativo dos pacientes
Criação e difusão de protocolos de uso de *cell salvage* e a adesão a eles
Criação e adesão de protocolos de uso de antifibrinolíticos e a adesão a eles
Criação e validação dos *checklists* de segurança transfusional
Participação nos comitês transfusionais
Promoção de ferramentas de segurança transfusional (checklist de dupla checagem; checklist de reação transfusional etc.)
Criação e difusão de protocolos do uso de ferro e eritropoetina e a adesão a eles
Acompanhamento das taxas de hemovigilância dos pacientes cirúrgicos com proposição de ferramentas de melhorias contínua
Criação e validação dos indicadores de qualidade
Criação de protocolos de atendimentos para as hemorragias agudas
Promoção da educação médica continuada e atualizações sobre o tema
Criação de protocolos e participação ativa em conjunto com outras especialidades (se necessário) para manejo de fármacos anticoagulantes e de antiplaquetários no perioperatório
Redução de coletas de amostras e do tamanho dos tubos (especialmente na população pediátrica)

Fonte: Desenvolvido pela autoria.

Quadro 29.2

Principais protocolos do anestesiologista relacionados aos pilares do PBM

1º pilar Estímulo a eritropoiese	2º pilar Minimizar perdas	3º pilar Otimizar os mecanismos de tolerância à anemia
Visita pré-anestésica (diagnóstico de anemia e encaminhamento para especialista)	Reposição volêmica racional	Evitar hipertermia
Sugestão do uso de antifibrinolíticos (se cabível)	Uso de técnica anestésica com menor potencial para sangramento	Otimizar analgesia e mitigar os sintomas de dor
Discutir alternativas de redução sangramento com o cirurgião	Monitorar e ajustar a coagulação; uso de antifibrinolíticos	Otimizar débito cardíaco com
Discutir alternativas de redução transfusão com o paciente	Uso de algoritmos transfusionais	Ajuste de volemia guiado por metas
Assinar termos de aceite ou de recusa de transfusão	Ajuste de cálcio, pH e temperatura	
Considerar uso de cell salvage para a cirurgia (se cabível)	Estratégia de hipotensão permissiva quando cabível	
Manejar e/ou suspender drogas anticoagulantes e/ou antiagregantes	Uso de cell salvage e hemodiluição normovolêmica aguda quando cabível	

Fonte: Desenvolvido pela autoria.

Outro ponto pertinente à conduta anestésica diz respeito à reposição volêmica. É sabido que o excesso de volume está relacionado a complicações como coagulopatia diluicional, e que o uso de coloides sintéticos está associado a distúrbios da coagulação. Importante ainda ressaltar que os fluidos devem ser idealmente aquecidos para evitar a ocorrência de hipotermia.[1,6,8]

CAPÍTULO 29 PAPEL DO ANESTESIOLOGISTA NO *PATIENT BLOOD MANAGEMENT* **307**

Especificamente em cirurgia hepática por vídeo, alguns aspectos anestésicos influenciam o sangramento. Advoga-se o monitoramento da pressão venosa central, mantendo-a abaixo de 5 mmHg como estratégia para redução de sangramento. Outras variáveis favorecem a redução de sangramento hepático, como a posição em proclive (Trendelembug reverso) ou mesmo o aumento de pressão do pneumoperitônio para acima de 10 a 14 mmHg. A ventilação protetora baseada em volume corrente 6 a 8 mL/kg de peso ideal, *positive end-expiratoy pressure* (PEEP) entre 6 e 8 cmH$_2$0 e manobras de recrutamento não influenciam na taxa de sangramento, mas são capazes de reduzir complicações pulmonares em pacientes submetidos à hepatectomia.[9]

Outros aspectos importantes na condução anestésica são a prevenção e o monitoramento do sangramento. Condutas como a avaliação da indicação do uso de antifibrinolíticos, uso de *cell salvage*, monitoramento das perdas intraoperatória (pesagem, compressas, gazes, mensuração e drenos) e o uso de um algoritmo transfusional validado institucionalmente auxiliam na tomada de decisões quanto as melhores estratégias transfusionais, evitando condutas individuais e baseadas em viés de observação. Testes viscoelásticos reduzem a taxa de hemostransfusão quando comparados a testes tradicionais e, inclusive, são custo-efetivos conforme observado em metanálise recente em pacientes submetidos a transplante hepático.[10,11] Infelizmente, o exame *point-of-care* ainda não é uma realidade no Brasil.

Durante a condução anestésica, a otimização da oxigenação do paciente anêmico pode ser obtida por outros meios que não somente a transfusão; o aumento da fração de oxigênio inspirada no ventilador e a sedação profunda/anestesia adequada com bloqueio neuromuscular podem reduzir o consumo de oxigênio, sobretudo em associação com uma diretriz de normotermia e hipotensão permissiva (se cabível ao caso).[4] O uso de inotrópicos também pode auxiliar em algumas situações com a finalidade de melhorar a oferta de oxigênio.

A prevenção da hipotermia, por meio de aquecimento ativo do paciente com colchão térmico, é capaz de reduzir taxa de hemostransfusão como observado em metanálise da Cochrane.[12]

Uma metanálise com cinco *trials* demonstrou a redução da mortalidade em 30 dias em pacientes vítimas de politrauma com choque hemorrágico, com a aplicação da estratégia da hipotensão permissiva (alvo de 50 mmHg de pressão arterial media) em comparação à estratégia tradicional (alvo de 65 mmHg de pressão arterial média).[13]

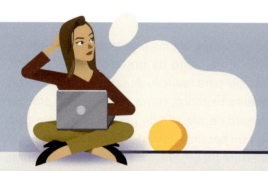

HOT TOPICS

Congénito
- Hemoglobinopatia

Anemia adquirida
- Hemólise
- Doenças autoimunes
- Distúrbios hematopoiéticas
- Distúrbios renais
- Doenças hepáticas

Anemia adquirida no hospital
- Perda de sangue devido a:
  – Diagnósticos
  – Intervenções

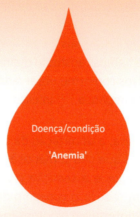

Doença/condição
'Anemia'

Desconhecida
- Anemia devido a alterações mediadas pela idade em fisiologia de células-tronco
- Eritropetina reduzida
- Alterações hormonais senescentes

- Desequilíbrio hormonal
- Toxinas
- Fármacos
- Parasitas
- Doenças inflamatórias crônicas
- Câncer

Desnutrição adquirida
- Ferro
- Vitamina B12
- Ácido fólico

Figura 29.1 ▪ Resumo das causas da anemia.
Fonte: Adaptada de K.Zacharowski, D.R. Spahn. Bst Practice e Research Clinical Anaesthesiology. 2016(30):159-169.[14]

CAPÍTULO 29 PAPEL DO ANESTESIOLOGISTA NO *PATIENT BLOOD MANAGEMENT* **309**

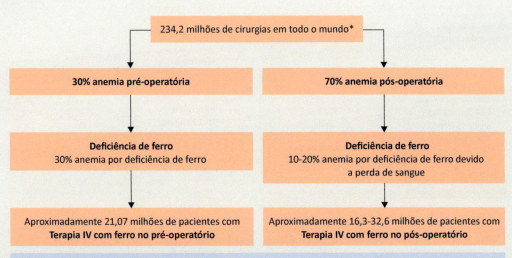

Figura 29.2 ■ Cirurgia e anemia pré e pós-operatória.
Fonte: Adaptada de K.Zacharowski, D.R. Spahn. Bst Practice e Research Clinical Anaesthesiology. 2016(30):159-169.[14]

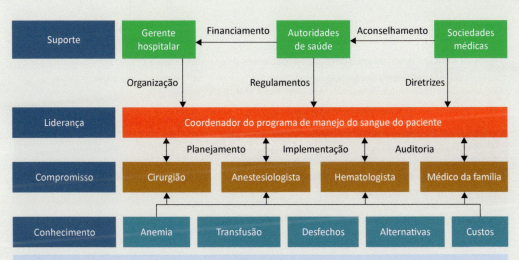

Figura 29.3 ■ Algoritmo de necessidades e funções necessárias para a implementação do PBM.
Fonte: Adaptada de Muñoz M, Gómez-Ramírez S, Kozek-Langeneker S, et al., 2015.[15]

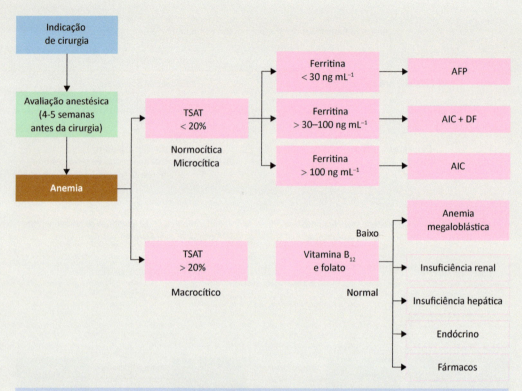

Figura 29.4 ■ Algoritmo para classificação em pacientes de grandes cirurgias.
AID: anemia ferropriva; ACI: anemia de inflamação crônica; ID: deficiência de ferro; TSAT: saturação de transferrina.
Fonte: Adaptada de Muñoz M, Gómez-Ramírez S, Kozek-Langeneker S, et al., 2015.[15]

Quadro 29.1
Principais fármacos e hemoderivados usados no manejo do sangramento

Concentrado de fibrinogênio, 2 a 4 g
Concentração plasmática-alvo de fibrinogênio > 150 mg/dL
Concentrado de complexo de protrombina, 20 a 25 UI/kg
Aumento-alvo do tempo de protrombina (TP) de 30% a 40%
Ácido tranexâmico, bólus inicial de 10 a 15 mg/kg seguido de 1 a 5 mg/kg
Desmopressina, 0,3 µg/kg administrada durante 30 minutos
Concentrado de fator XIII, 10-20 UI/kg
Fator recombinante VIIa, 90 µg/kg

Fonte: Desenvolvida pela autora.

CAPÍTULO 29 — PAPEL DO ANESTESIOLOGISTA NO *PATIENT BLOOD MANAGEMENT*

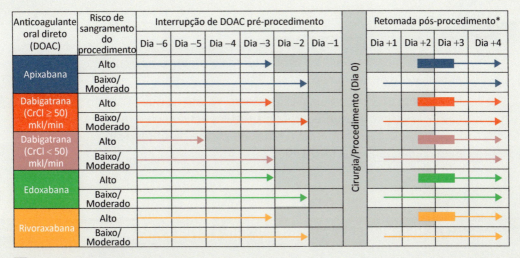

Figura 29.5 ■ Manejo perioperatório de anticoagulantes orais diretos, adaptado das Diretrizes ACCP de 2022.[16]

*O anticoagulante oral direto (DOAC) pode ser retomado aproximadamente 24 horas após procedimentos com risco de sangramento baixo/moderado e 48 a 72 horas após procedimentos de alto risco de sangramento. Em pacientes selecionados com alto risco de tromboembolismo venoso, anticoagulantes em baixas doses (ou seja, enoxaparina, 40 mg/dia ou dalteparina, 5.000 UI/dia) podem ser administrados nas primeiras 48 a 72 horas após o procedimento.

Fonte: Adaptada de Douketis JD, Spyropoulos AC. 2023.

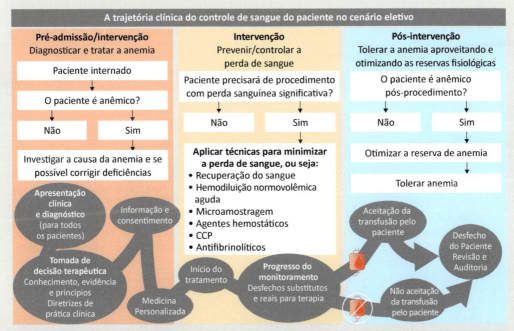

Figura 29.6 ■ O percurso clínico do manejo do sangue do paciente no ambiente eletivo.

Fonte: Adaptada de Bolcato M, Shander A, Isbister JP, et al., 2021.[17]

CONCLUSÕES

- O anestesiologista deve ter papel atuante e proativo na implantação e na manutenção do programa de PBM.
- Importante esse profissional estar atento ao fato de que PBM não se trata apenas de criação e implantação de protocolos assistenciais; embora estes sejam importantes, é fundamental o olhar de gestão na otimização e no direcionamento adequado dos recursos.

REFERÊNCIAS E INDICAÇÕES DE LEITURAS DA AUTORA

1. Carson JL, Stanworth SJ, Guyatt G, Valentine S, Dennis J, Bakhtary S, et al. Red blood cell transfusion: 2023 AABB international guidelines. JAMA. 2023;330(19):1892-1902.
2. Raasveld SJ, de Bruin S, Reuland MC, van den Oord C, Schenk J, Aubron C, et al. Red blood cell transfusion in the intensive care unit. JAMA. 2023;330(19):1852-1861. doi: 10.1001/jama.2023.20737.
3. Siegal DM, Belley-Côté EP, Lee SF, Hill S, D'Aragon F, Zarychanski R, et al. smallvolume blood collection tubes to reduce transfusions in intensive care: the STRATUS randomized clinical trial. JAMA. 2023;330(19):1872-1881.
4. Rashid M, Kromah F, Cooper C. Blood transfusion and alternatives in Jehovah's Witness patients. Curr Opin Anaesthesiol. 2021;34(2):125-130.
5. Shah A, Palmer AJR, Klein AA. Strategies to minimize intraoperative blood loss during major surgery. Br J Surg. 2020;107(2):e26-e38.
6. Zheng X, Tan Y, Gao Y, Liu Z. Comparative efficacy of Neuraxial and general anesthesia for hip fracture surgery: a meta-analysis of randomized clinical trials. BMC Anaesthesiol. 2020;20(1):162.
7. Richman JM, et al. Does neuraxial anesthesia reduce intraoperative blood loss? A meta-analysis. J Clin Anesth. 2006.
8. Mueller MM, Van Remoortel H, Meybohm P, Aranko K, Aubron C, Burger R, et al. ICC Patient blood management: recommendations from the 2018 frankfurt consensus conference. JAMA. 2019;321(10):983-997.
9. Neuschwander A, et al. The effects of intraoperative lung protective ventilation with positive end-expiratory pressure on blood loss during hepatic resection surgery: a secondary analysis of data from a published randomised control trial (IMPROVE). Eur J Anaesthesiol. 2016;33(4):292-8.
10. Yoon U, Bartoszko J, Bezinover D, Biancofiore G, Forkin KT, Rahman S, et al. Intraoperative transfusion management, antifibrinolytic therapy, coagulation monitoring and the impact on short-term outcomes after liver transplantation-A systematic review of the literature and expert panel recommendations. Clin Transplant. 2022;36(10):e14637.
11. Meybohm P, Choorapoikayil S, Wessels A, Herrmann E, Zacharowski K, Spahn DR. Washed cell salvage in surgical patients: a review and metaanalysis of prospective randomized trials under PRISMA. Medicine (Baltimore). 2016;95(31):e4490.
12. Madrid E, Urrútia G, Roqué i Figuls M, Pardo-Hernandez H, Campos JM, Paniagua P, et al. Active body surface warming systems for preventing complications caused by inadvertent perioperative hypothermia in adults. Cochrane Database Syst Rev. 2016;4(4):CD009016.

13. Tran A, Yates J, Lau A, Lampron J, Matar MJ, et al. Permissive hypotension versus conventional resuscitation strategies in adult trauma patients with hemorrhagic shock: a systematic review and meta-analysis of randomized controlled trials. Trauma Acute Care Surg. 2018;84(5):802-808.
14. Zacharowski K, Spahn DR. Patient blood management equals patient safety. Best Practice & Research Clinical Anaesthesiology. 2016;30:159-169.
15. Muñoz M, Gómez-Ramírez S, Kozek-Langeneker S, et al. Fit to fly: overcoming barriers to preoperative haemoglobin optimization in surgical patients British Journal of Anaesthesia. 2015;115(1):15-24. doi: 10.1093/bja/aev165.
16. James DA, Spyropoulos AC, et al. Perioperative Management of Anticoagulant and Antiplatelet Therapy. 2023;2(6):EVIDra2200322. doi: 10.1056/EVIDra2200322.
17. Bolcato M, Shander A, Isbister JP. Physician autonomy and patient rights: lessons from an enforced blood transfusion and the role of patient blood management. 2021;116(10):1023-1030. doi: 10.1111/vox.13106.

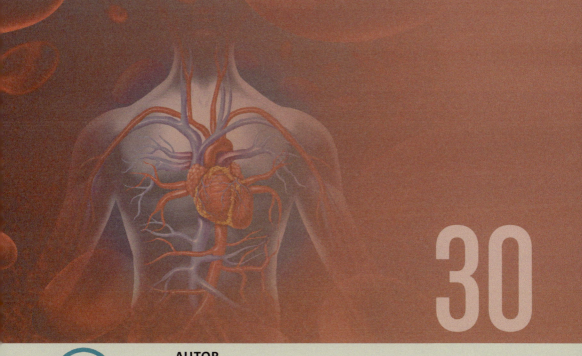

30

AUTOR

▶ Adriano Pflug

Patient Blood Management: O Papel do Cirurgião

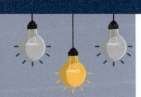

INTRODUÇÃO

O *patient blood management* (PBM) é uma estratégia multimodal baseada em evidências que consiste em três pilares: tratamento da anemia; redução do sangramento perioperatório; e aprimoramento fisiológico para tolerar a anemia.[1] Subsequentemente, todos os três pilares apresentam espectros de ação no pré, intra e no pós-operatório. No âmbito da cirurgia geral, em especial em atuação oncológica, por se tratar de um procedimento de maior porte operatório, tal paradigma de condução assistencial tem conquistado importância progressivamente.

IMPORTÂNCIA DO TEMA

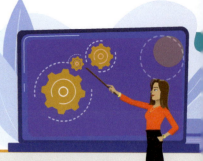

A taxa de anemia pode chegar a 39% em pacientes pré-operatórios[1] e metanálises mostram associação da anemia com aumento da mortalidade intra-hospitalar, mortalidade em 30 dias, infarto miocárdico, acidente vascular cerebral e insuficiência renal.[2]

Apesar de a hemotransfusão ser uma forma tradicional e efetiva de se corrigir a anemia, nota-se que a transfusão, por si só, está associada com aumento da taxa de infecção, complicações cardíacas, prolongamento do tempo de internação, mortalidade e até mesmo redução do tempo livre de câncer em pacientes oncológicos.[3]

DADOS DA LITERATURA

A Associação para Avanço de Sangue e Bioterapia (AABB) recentemente publicou um consenso após análise de 45 *trials* controlados, envolvendo 20.599 pacientes comparando as estratégias de hemotransfusão restritiva (alvo entre 7 a 8 g/dL) e liberal (alvo entre 9 a 10 g/dL), e observou não haver diferença de desfechos críticos como mortalidade em 30 dias ou ressangramento, entre as duas abordagens. Conclui que, de modo geral, um alvo de hemoglobina (Hb) entre 7 e 8 g/dL para pacientes críticos, cirúrgicos e mesmo com afecções cardiovasculares é considerado seguro.[2,4,5]

Há relatos de pacientes testemunhas de Jeová (TJ), submetidos a cirurgias ginecológicas, com sobrevida mesmo com níveis de Hb de 1,4 g/dL.[6,7] Apesar dos relatos desses extremos, o último consenso sobre PBM definiu níveis desejados de Hb segundo a afecção do paciente, devendo ser superior a 7 g/dL em pacientes críticos de unidade de terapia intensiva (UTI), mas estáveis, 7,5 g/dL em pré-operatório de cirurgia cardíaca, 8 g/dL em cirurgia ortopédica e acima de 7 a 8 g/dL em sangramento digestivo.[2] Em pacientes testemunhas de Jeová, níveis abaixo de 5 a 6 g/dL está associado a aumento de mortalidade;[8]

Preparo pré-operatório

A estratégia para minimizar sangramento intraoperatório deve se iniciar por uma estratificação de risco de sangramento como a preconizada pela International Society on Thrombosis and Haemotasis Bleeding Assessment Tool[9] ou pelo escore ACTA-PORT,[10] especificamente para cirurgia cardíaca. Tais ferramentas auxiliam na tomada de decisões como reserva de *cell salvage* (recuperação intraoperatória de células sanguíneas) ou suspensão de anticoagulantes.

A suspensão de medicamentos que atuam na coagulação deve ser ponderada em relação ao risco-benefício de sua suspensão, no entanto, de modo geral, os antiplaquetários como ácido acetilsalicílico devem ser mantidos. Os anticoagulantes orais como varfarina devem ser suspensos 48 a 72 horas antes do procedimento, e os inibidores plaquetários (clopidogrel) devem ser suspensos 5 a 7 dias antes.[2]

O tratamento neoadjuvante influencia na taxa de sangramento. Um *trial* prospectivo comparou 80 pacientes submetidos à gastrectomia laparoscópica com quimioterapia neoadjuvante com 160 pacientes contemporâneos e semelhantes de coorte histórica. Observou-se que a abordagem neoadjuvante reduziu sangramento assim como abreviou o tempo de recuperação pós-operatória.[11] Uma revisão sistemática com metanálise, de 2022, com 4.653 pacientes submetidos à gastrectomia oncológica reforçou o conceito de que uma maior taxa de sangramento intraoperatório está relacionada com menor tempo de sobrevida e tempo livre de doença.[12,13] Em relação a aspectos técnicos que visam a redução de sangramento, devem-se considerar estratégias minimamente invasivas ainda pré-operatórias.

Como dito anteriomente, o tratamento da anemia faz parte do primeiro pilar do PBM. Um *trial* avaliando o efeito da infusão de ferro no pré-operatório de pacientes com anemia a serem submetidos à cirurgia abdominal de grande porte foi publicado em 2016 por um grupo australiano.[1] Cerca de 40 pacientes anêmicos (ferritina < 300 ng/mL; homens com hemoglobina sérica < 13 g/dL e mulheres com hemoglobina (Hb) < 12 g/dL) receberam uma dose de ferro injetável (carboximaltose férrica 15 mg/kg de peso corpóreo) entre 1 a 3 semanas antes da cirurgia e uma segunda dose em até 2 dias de pós--operatório caso sangramento intraoperatório estimado ultrapassasse 100 mL; o outro grupo de 32 pacientes seguia com o cuidado-padrão, incluindo hemotransfusão liberal. A taxa de hemotransfusão foi de 31% no grupo-padrão contra apenas 12% no grupo com infusão férrica, denotando uma redução de 60% na taxa transfusional. Além disso, a quantidade de bolsas transfundidas por paciente foi menor no grupo com infusão.

A gama de benefícios estendeu-se com redução do tempo de internação e, notadamente, viu-se que, apesar de o grupo de intervenção ter recebido menos transfusão, o nível sérico de Hb no dia da alta não diferiu entre os grupos e, inclusive, após 4 semanas, foi até 1 g/dL maior no grupo férrico. O estudo teve de ser interrompido antes do previsto por expor o grupo transfusional. Acredita-se que a infusão férrica estimule a medula óssea, justificando o nível superior de Hb.

A eritropoetina (EPO), administrada no pré-operatório de cirurgia de quadril em pacientes anêmicos (Hb < 13 g/dL), também mostra uma redução efetiva da taxa de hemotransfusão.[5] No entanto, não se observou redução de mortalidade.

Por fim, a combinação de ferro com EPO foi avaliada em uma metanálise de 17 *trials*, envolvendo, em grande parte, cirurgias oncológicas, comprovando a capacidade de reduzir taxa de hemotransfusão.[2]

Em 2020, um *trial* americano comparou o efeito do ácido tranexâmico administrado em dose única no pré-operatório de pacientes oncológicos (hepatectomia, pancreatectomia, esofagectomia, cistectomia, citorredução) com placebo, não observando redução do sangramento perioperatório.[9] Por outro lado, uma revisão sistemática observou que o ácido tranexâmico pode reduzir sangramento intraoperatório em torno de um terço. A magnitude é influenciada pelo tipo de cirurgia e pelo momento da infusão, mas clinicamente irrelevante, sendo a dose de 1 g a recomendada de modo geral. Uma metanálise com nove trials envolvendo uso de ácido tranexâmico em pacientes oncológicos, em sua maioria cirúrgicos, demonstrou que não há aumento de risco de evento tromboembólico.[14,15]

O uso de desmopressina não reduz taxa de sangramento perioperatório conforme observado em uma revisão Cochrane, salvo pacientes com uso de antiplaquetários.[16]

Um estudo radiológico detalhado pré-operatório influencia a taxa de sangramento. Em cirurgias hepáticas por vídeo, a tomografia avalia a relação de uma lesão com os vasos hepáticos e a ressonância com as vias biliares. O ultrassom intraoperatório complementa o estudo e caracteriza com acurácia a relação da lesão hepáticas com as demais estruturas, reduzindo o risco de lesões vasculares. Uma metanálise recente mostrou redução do sangramento intraoperatório em hepatectomia por vídeo por meio da infusão de verde indocianina, que é excretada pelo fígado, mas não pelo tumor. Por intermediário de um sistema de imagem acoplado ao laparoscópico, a lesão é mais bem identificada.[17,18]

Tecnica intraoperatória

A curva de experiência do cirurgião é outro fator capaz de reduzir sangramento. Em cirurgias hepáticas, estima-se entre 50 e 70 procedimentos para se reduzirem eventos

CAPÍTULO 30 — PATIENT BLOOD MANAGEMENT: O PAPEL DO CIRURGIÃO — 319

adversos, incluindo hemorrágicos.[19] A via de acesso é outro fator envolvido. Um *trial* multicêntrico randomizado controlado comparou 1.050 pacientes submetidos à gastrectomia oncológica e observou que o acesso laparoscópico apresenta menor taxa de sangramento que a via aberta.[13]

Refinamento operatório pode influenciar. Uma revisão sistemática recente com 12 artigos apontou que, apesar de o sangramento não diferir, a taxa de hemostransfusão é menor na hepatectomia anatômica ou regradada comparada com a não regrada.[20]

Manobras cirúrgicas também influenciam. O artifício em cirurgia hepática é o emprego da manobra de Pringle adaptada para cirurgia por vídeo. A manobra consiste no reparo anatômico da tríade portal, controlando o influxo arterial e portal. Pode ser feita intra ou extracorpórea, contínua ou intermitente, e atualmente há maior evidência de menor sangramento na intermitente a cada 25 minutos.[21]

Em termos de dispositivos hemostáticos, o bisturi harmônico já está consolidado e amplamente utilizado tanto em cirurgias por vídeo como em abertas, assim como o uso de grampeadores. Na cirurgia hepática, os aspiradores ultrassônicos que permitem a dissecção seletiva do parenquima hepático, preservando vasos e ductos biliares, já são considerados essenciais.

Uso de agentes tópicos são uma opção. Uma metanálise com cinco *trials* publicada em 2023, na Cochrane, mostrou não haver redução de hemotransfusão em pacientes submetidos à cirurgia hepática. A mortalidade também não se alterou com o uso de fibrina.[22] Assim, seu emprego é mais coerente em um contexto de sangramento imprevisto.

Dispositivos de recuperação intraoperatória de sangue, sendo o Cell Saver® o mais conhecido comercialmente, devem ser usados em cirurgias em que se estima um sangramento maior que 500 mL. Uma metanálise com 47 *trials* mostrou a redução de exposição transfusional em 39%, cerca 0,2 concentrados de hemácias por paciente. Esses dispositivos reduzem a taxa de infecção em 28% e o tempo de internação em 2 a 3 dias, apesar de a taxa de mortalidade não se alterar.[23]

PÓS-OPERATÓRIO

Os cuidados pós-operatórios devem ser mantidos para se restaurarem as funções fisiológicas do paciente com otimização dos mecanismos de tolerância à anemia e reduzirem-se perdas sanguíneas e coletas inapropriadas de sangue.

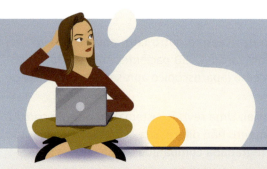

Pré-operatório	Intraoperatório	Pós-operatório

• Probabilidade de transfusão > 10%:
  • Detecção, avaliação e manejo da anemia
  • Unidades de hemácias de prova cruzada
• Descontinuar anticoagulação
• Descontinuar fármacos antiplaquetários
	• Desencadeadores de transfusão restritiva
	• Normotermia
	• Manejo de coagulação (pH > 7,2, Ca^{2+} > 1,2)
	• Diagnóstico de ponto de cuidado: ROTEM, Multiplate
	• Ácido tranexâmico, desmopressina
	• Recuperação de sangue
	• Normovolaemia
	• Otimizar o débito cardíaco
	• Minimize as amostras de sangue
	• Cirurgia cardíaca: Hemoconcentração? Pós-filtração?
		• Desencadeadores de transfusão restritiva
		• Normotermia
		• Manejo de coagulação (pH > 7,2, Ca^{2+} > 1,2)
		• Recuperação de sangue
		• Ácido tranexâmico, desmopressina
		• Normovolemia
		• Otimizar o débito cardíaco
		• Minimizar a frequência e volume da amostragem de sangue para exame laboratorial

Figura 30.1 ▪ Perioperative patient blood management checklist.[24]
Fonte: Adaptado de German PBM Study Core Group, 2014.

CONCLUSÕES

- O PBM, também aplicável na cirurgia geral, consiste em três pilares: tratamento da anemia; redução do sangramento perioperatório; e aprimoramento fisiológico para tolerar a anemia.
- O tratamento da anemia pode ser feito com infusão de ferro associado à EPO, sendo que a transfusão deve ser restrita, com alvo de Hb em torno de 7 g/dL.
- A redução do sangramento intraoperatório é obtido por recursos pré-operatórios como embolização ou quimioterapia adjuvante. O acesso minimamente invasivo com cirurgiões experientes também influencia os resultados, assim como estudos radiológicos completos.

- Enquanto algumas manobras como torniquete não têm benefício comprovado, outras como *pringle* hepático são consagradas. Agentes tópicos para hemostasia têm valor limitado. Cell Saver® deve ser utilizado em cirurgias com perspectiva de sangramento superior a 500 mL.
- Por fim, importante evitar flebotomias desnecessárias e minimizar as perdas sanguíneas dos pacientes.

REFERÊNCIAS

1. Froessler B, Palm P, Weber I, Hodyl NA, Singh R, Murphy EM. The important role for intravenous iron in perioperative patient blood management in major abdominal surgery: a randomized controlled trial. Ann Surg. 2016;264(1):41-6.
2. Mueller MM, Van Remoortel H, Meybohm P, Aranko K, Aubron C, Burger R, et al. Patient blood management: recommendations from the 2018 frankfurt consensus conference. JAMA. 2019;321(10):983-997.
3. Acheson AG, Brookes MJ, Spahn DR. Effects of allogeneic red blood cell transfusions on clinical outcomes in patients undergoing colorectal cancer surgery: a systematic review and meta--analysis. Ann Surg. 2012;256(2):235-4.
4. Ferraris VA, Davenport DL, Saha SP, Austin PC, Zwischenberger JB. Surgical outcomes and transfusion of minimal amounts of blood in the operating room. 2012;147(1):49.
5. Bedair H, Yang J, Dwyer MK, McCarthy JC. Preoperative erythropoietin alpha reduces postoperative transfusions in THA and TKA but may not be cost-effective. Clin Orthop Relat Res. 2015;473(2):590-6.
6. Viele MK, Weiskopf RB. What can we learn about the need for transfusion from patients who refuse blood? The experience with Jehovah's Witnesses. Transfusion 1994;34:396-401.
7. Czempik PF, Wojnarowicz O, Krzych ŁJ. Let us use physiologic transfusion triggers: favorable outcome in an 86-year-old Jehovah's witness with a haemoglobin nadir of 44 g l-1. Transfus Apher Sci. 2020;59:102718.
8. Tobian AAR, Ness PM, Noveck H, Carson JL. Time course and etiology of death in patients with severe anemia. Transfusion. 2009;49:1395-1399.
9. Rodeghiero F, Tosetto A, Abshire T, Arnold DM, Coller B, James P, et al. ISTH/SSC bleeding assessment tool: a standardized questionnaire and a proposal for a new bleeding score for inherited bleeding disorders. J Thromb Haemost. 2010;8:2063-2065.
10. Klein AA, Collier T, Yeates J, Miles LF, Fletcher SN, Evans C, et al. The ACTA PORT-score for predicting perioperative risk of blood transfusion for adult cardiac surgery. Br J Anaesth. 2017;119:394-401.
11. Cao LL, Lin M, Huang ZN, Lin JL, Zheng HL, Li P, et al. Assessment of the short-term outcomes of laparoscopic gastrectomy after neoadjuvant chemotherapy for locally advanced gastric cancer: a prospective single-armed clinical trial. Surgery. 2022;172(1):160-168.
12. Wen ZL, Xiao DC, Zhou X, et al. Does intraoperative blood loss affect the shortterm outcomes and prognosis of gastric cancer patients after gastrectomy? A Meta-Analysis. Front Surg. 2022;9:924444.

13. Lee HJ, Hyung WJ, Yang HK, Han SU, Park YK, An JY, et al. Short-term outcomes of a multicenter randomized controlled trial comparing laparoscopic distal gastrectomy with D2 lymphadenectomy to open distal gastrectomy for locally advanced gastric cancer (KLASS-02-RCT). Korean laparo-endoscopic gastrointestinal surgery study (KLASS) Group. Ann Surg. 2019;270(6):983-991.

14. Montroy J, Fergusson NA, Hutton B, Lavallée LT, Morash C, Cagiannos I, et al. The safety and efficacy of lysine analogues in cancer patients: a systematic review and meta-analysis. Transfus Med Rev. 2017;31(3):141-148.

15. Yoon U, Bartoszko J, Bezinover D, Biancofiore G, Forkin KT, Rahman S, et al. Intraoperative transfusion management, antifibrinolytic therapy, coagulation monitoring and the impact on short--term outcomes after liver transplantation-A systematic review of the literature and expert panel recommendations. ERAS4OLT.org Working Group. Clin Transplant. 2022;36(10):e14637.

16. Desborough MJ, Oakland K, Brierley C, Bennett S, Doree C, Trivella M, et al. Desmopressin use for minimising perioperative blood transfusion.Cochrane Database Syst Rev. 2017;7(7):CD001884.

17. Liu Y, Wang Q, Du B, Wang XZ, Xue Q, Gao WF. Meta-analysis of indocyanine green fluorescence imaging guided laparoscopic hepatectomy. Photodiagnosis Photodyn Ther. 2021;35:102354.

18. Serednicki WA, Hołówko W, Major P, Małczak P, Pędziwiatr M. Minimizing blood loss and transfusion rate in laparoscopic liver surgery: a review. Wideochir Inne Tech Maloinwazyjne. 2023;18(2):213-223.

19. Dagher I, Gayet B, Tzanis D, Tranchart H, Fuks D, Soubrane O, et al. International experience for laparoscopic major liver resection. Wakabayashi G.J Hepatobiliary Pancreat Sci. 2014;21(10):732-6.

20. Sun Z, Li Z, Shi XL, He XW, Chen J, Song JH. Anatomic versus non-anatomic resection of hepatocellular carcinoma with microvascular invasion: a systematic review and meta-analysis. Asian J Surg. 2021;44(9):1143-1150.

21. Huang Y, Liao A, Pu X, Yang J, Lv T, Yan L, et al. A randomized controlled trial of effect of 15-or 25 minute intermittent Pringle maneuver on hepatectomy for hepatocellular carcinoma. Surgery. 2022;171(6):1596-1604.

22. Malik AK, Amer AO, Tingle SJ, Thompson ER, White SA, Manas DM, et al. Fibrin-based haemostatic agents for reducing blood loss in adult liver resection. Cochrane Database Syst Rev. 2023.

23. Meybohm P, Choorapoikayil S, Wessels A, Herrmann E, Zacharowski K, Spahn DR. Washed cell salvage in surgical patients: a review and meta-analysis of prospective randomized trials under PRISMA. Medicine (Baltimore). 2016;95(31):e4490.

24. Meybohm P, Fischer DP, Geisen C, et al. Safety and effectiveness of a patient blood management (PBM) program in surgical patients – the study design for a multi-centre prospective epidemiologic non-inferiority trial. BMC Health Serv Res. 2014;19(14):576. doi: 10.1186/s12913-014-0576-3.

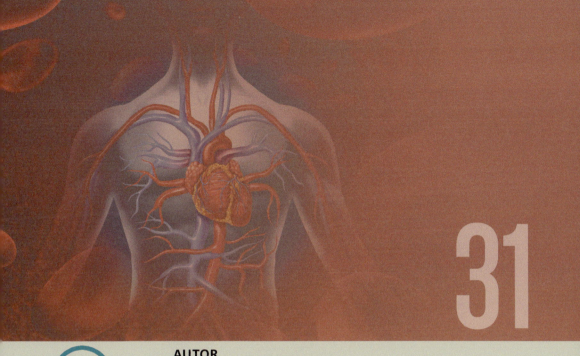

31

AUTOR

▶ Marcelo Froes Assunção

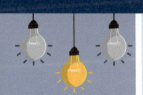

Papel do Hematologista no Patient Blood Management

INTRODUÇÃO

Um estudo da National Blood Collection and Utilization Survey (NBCUS) mostrou uma redução contínua do número de transfusões de hemácias realizadas nos Estados Unidos; isso é, sobretudo, consequência da adoção de condutas transfusionais mais restritivas, do uso de técnicas e de tecnologias voltadas para a preservação do sangue do próprio paciente, do melhor controle cirúrgico do sangramento e do aumento da tolerância à anemia.[1]

A transfusão de sangue é um dos procedimentos médicos mais realizados no mundo no contexto da assistência à Saúde, sobretudo em pacientes internados. Apesar do seu amplo uso, o conhecimento médico, particularmente dos profissionais não especialistas em geral, é bastante limitado. O desempenho de profissionais em um teste de conhecimentos foi particularmente ruim em relação às habilidades para abordar eventos adversos associados à transfusão, demonstrando a pouca intimidade técnico-científica com o tema.[2-3]

A carência na formação básica e a falta de educação médica continuada voltada para a hemoterapia favorecem que os médicos mais inexperientes acabem reproduzindo e perpetuando mitos herdados de práticas obsoletas, que contribuem para uma sobreutilização dos hemocomponentes, aumento dos riscos, fazendo com que o desenvolvimento da hemoterapia nos serviços se dê em um contexto de um conhecimento e treinamento limitados.[3]

IMPORTÂNCIA DO TEMA

Os hematologistas têm um papel relevante no programa de *Patient Blood Management* (PBM), na medida em que podem contribuir para o avanço e a disseminação do conhecimento transfusional aos profissionais de outras especialidades, facilitando o acesso às informações mais relevantes e úteis na tomada de decisão apropriada. Além do papel educativo, os hematologistas atuam diretamente nos cuidados associados aos três pilares do PBM – no diagnóstico e tratamento das anemias, na abordagem das coagulopatias preventivamente ou em apoio às demais equipes durante eventos hemorrágicos agudos e, no terceiro pilar, auxiliando nas condutas mais restritivas e na hemovigilância dos eventos adversos. O hematologista ainda atua diretamente nas atividades relacionadas aos serviços de transfusão, mas também por meio de interconsultas, avaliação clínica e tratamento dos pacientes que apresentam anemia, coagulopatia e aloimiunizados.

DADOS DA LITERATURA

Atuação do hematologista na avaliação e tratamento de pacientes anêmicos

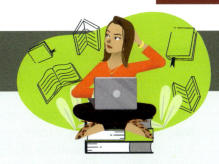

No fim de 2021, a Organização Mundial de Saúde (OMS) publicou um documento que alerta aos seus 194 países membros sobre a necessidade urgente de implantação do PBM. De acordo com esse documento, existem no mundo mais de 2,9 bilhões de pessoas convivendo com algum grau de anemia ou deficiência de micronutrientes, principalmente o ferro e mais de 600 milhões apresentam distúrbios hemorrágicos agudos ou crônicos.[4] A anemia é uma condição prevalente nos pacientes hospitalizados e tende a ser mais frequente e severa, acompanhando o envelhecimento da população.[5] Normalmente, a etiologia é multifatorial nos pacientes internados, envolvendo carência de micronutrientes, inflamação crônica, insuficiência renal, displasias e insuficiências medulares. Compreender esse cenário e todas as variáveis é fundamental, particularmente antes de cirurgias eletivas, promovendo condutas mais eficazes e melhoria dos desfechos, com menor utilização de componentes homólogos.

O hematologista auxilia no diagnóstico e no melhor tratamento das anemias que não sejam decorrentes da carência de micronutrientes ou cuja evolução, após o tratamento inicial, não seja satisfatória. A presença de anemia sem alterações esperadas como deficiência de ferro nas anemias microcíticas, de vitamina B12 ou ácido fólico nas anemias macrocíticas podem estar associadas a outras causas como anemia congênitas (hemoglobinopatias, esferocitose), hemólise, displasias medulares. As anemias normocíticas podem fornecer pistas da necessidade de investigação de outras patologias ocultas, como doenças inflamatórias, neoplasias e autoimunes, cujo diagnóstico e tratamento podem ser prioritários em relação a um tratamento eletivo que ocasionou realização dos exames. O reconhecimento de que a anemia é uma condição importante em qualquer grau que se apresente é fundamental na abordagem individualizada a que se propõe o PBM.

O transporte de oxigênio para os tecidos tem sido considerado a principal função das hemácias e a disóxia celular resultante da anemia, um fator de risco para os desfechos clínicos, principalmente nos pacientes cirúrgicos. Mais recentemente, o papel das hemácias na reologia do sangue e na hemostasia primária vem ganhando impulso nas pesquisas e revisões da literatura. Os eritrócitos participam da retração do coágulo promovida pelas plaquetas, resultando em uma formação compacta de células poliédricas que formam uma barreira hemostática e participa ativamente do processo de cicatrização.[15,16] Da mesma maneira, embora frequentemente mascarada pela doença de base, evidências têm sido demonstradas em modelos teóricos e matemáticos do papel exercido pela transfusão nesses eventos.[16]

Atuação do hematologista na avaliação e tratamento de pacientes com alterações na coagulação

Antes da realização de cirurgias, normalmente são solicitados testes de triagem da coagulação, mais frequentemente o tempo de tromboplastina parcial ativada (TTPA) e atividade de protrombina (AP) e dosagem de plaquetas. Esses são testes realizados *in vitro*, em condições não fisiológicas, com adição de agentes externos de ativação, como a Caulim e a emulsão de fosfolípides. Nos exames convencionais da coagulação, a contribuição dos fatores de coagulação é analisada, excluindo a participação de outros fatores como fluxo sanguíneo, endotélio e células sanguíneas (hemácias e plaquetas).[7] Não necessariamente esses testes apresentam uma correlação automática com um risco maior de sangramento. A utilização de gatilhos automáticos é, em grande parte, baseada em observações e recomendações de especialistas decorrentes da extrapolação de escassos estudos, inferindo que uma variação além de 1,5 na razão normalizada internacional (RNI) ou na relação TTPA do paciente para o plasma-controle representaria, obrigatoriamente, um risco hemorrágico, embora não existam evidências dessa relação e tenha ocorrido uma extrapolação do contexto cirúrgico para outros contextos clínicos.[7]

Da mesma forma, um resultado normal não representa isoladamente uma ausência de risco. A AP costuma ser mais sensível a variações mínimas de fatores de coagulação do que o TTPA, muitas vezes sem um significado clínico que aumente o risco hemorrágico. Por sua vez, o TTPA pode estar alargado nas deficiências de fator XII ou na presença de inibidor lúpico, condições nas quais o uso de plasma fresco congelado é desnecessário e potencialmente perigoso.[6]

Além das deficiências congênitas, pacientes sem história pregressa ou familiar de hemorragias podem apresentar sangramentos que, se não diagnosticados e tratados tempestivamente, podem ser fatais. Portadores de neoplasias e doenças autoimunes podem desenvolver anticorpos contra fatores de coagulação, mais comumente contra os fatores VIII (hemofilia adquirida) e fator de Von Willebrand. As deficiências têm espectros variados, passando por quadros leves até apresentações extremamente graves e hemorragia abundantes.[8]

Nos pacientes críticos, são frequentes alterações nos exames que avaliam a coagulação. Alterações como plaquetopenia, prolongamento dos testes de coagulação e produtos de degradação de fibrina são de natureza multivariada e marcadores independentes de prognóstico. Compreender as alterações e suas causas subjacentes é importante no estabelecimento de uma linha de cuidados.[9]

A variabilidade de apresentações, as limitações técnicas, inerentes aos testes e a ausência de estudos específicos que indiquem condutas automáticas exigem um julgamento clínico antes da tomada de decisão, abandonando-se os automatismos baseados em valores isolados de exames. A aplicação de escore de risco hemorrágico para o

CAPÍTULO 31   PAPEL DO HEMATOLOGISTA NO *PATIENT BLOOD MANAGEMENT*   **327**

paciente cirúrgico[10] e a avaliação conjunta do contexto clinico e dos exames auxiliam em condutas mais assertivas e provavelmente contribuem com a redução da utilização indevida das transfusões, com a prevenção e a mitigação dos eventos hemorrágicos graves ao identificarem os pacientes sob risco. Provavelmente, os desfechos podem ser melhorados quando existe interação entre hematologista, laboratório e a equipe médica do paciente apoiada em protocolos bem-estruturados de aplicação conjunta e sistematizada, com métricas definidas e acompanhamento dos desfechos. Protocolos redundantes podem gerar dúvidas, atrasos e inconsistências nas abordagens. Da mesma forma, a dificuldade de acesso tempestivo a métodos diagnósticos adequados contribui para tornar o cenário desafiador.

As falhas no reconhecimento e na abordagem precoce da causa raiz contribuem para a redução da eficácia dos pacientes que sangram e no prolongamento dos eventos e no aumento de transfusões.[11]

Atuação do hematologista na avaliação e no tratamento de pacientes aloimunizados

As membranas das hemácias são cobertas com antígenos capazes de induzir uma resposta imune. As diferenças antigênicas entre as células do receptor e do doador são a causa da aloimunização, representada pela formação de anticorpos do receptor contra antígenos presentes nas células do doador.[12] Uma transfusão compatível leva em conta essa diferença, mas não significa uma transfusão de componente antigenicamente igual, que somente pode ser obtida com sangue autólogo.

Compatibilizar todos os antígenos de uma transfusão é técnica e economicamente inviável. Hoje, são reconhecidos 45 grupos sanguíneos com 360 antígenos diferentes, dos quais cerca de 270 estão associados a reações hemolíticas e doença hemolítica do recém-nascido.[13,14] Mesmo quando não têm significado clínico, ou estão ligados a reações improváveis ou menos graves, os antígenos eritrocitários detectados nos testes transfusionais alteram o resultado dos testes. Eles podem ser detectados nos testes de antiglobulina indireta (PAI) ou nos testes de prova cruzada, levando a atrasos na liberação de hemocomponentes.

Hematologistas com experiência em imuno-hematologia auxiliam os médicos das equipes, nas indicações de transfusão e nas escolhas de componentes que minimizem os riscos de eventos adversos que possam agravar o quadro clínico dos pacientes, sobretudo quando uma transfusão "não completamente compatível" é necessária e urgente. Seu papel é importante ao contribuir para mitigação dos eventos adversos de natureza imunológica ou não imunológicas, quando outras alternativas não sejam viáveis.

Quando considerados outros componentes, como plasma ou plaquetas, existem outras questões que também interferem na tomada de decisão, como o "tempo de prateleira" pequeno, no caso das plaquetas e a transmissão passiva de anticorpos (plasma e plaquetas), que também devem ser considerados. O desconhecimento da imunologia envolvida nas reações transfusionais pode levar à recusa, por parte de médicos, de hemocomponentes que seriam úteis e necessários durante um atendimento, ou a um relaxamento perigoso em indicações que poderiam ser evitadas. O hematologista atua nestes casos, fazendo a ponte entre a solicitação da equipe e a disponibilidade de hemocomponentes adequados para atendimento à demanda transfusional do paciente, maximizando a segurança do procedimento, ou oferecendo condutas alternativas, quando não existirem hemocomponentes imediatamente disponíveis.

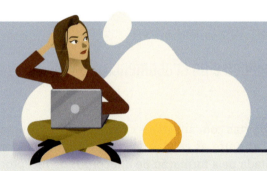

HOT TOPICS

1. Para lembrar:
   - Qualquer grau de anemia merece ser investigado e tratado sem transfusão, sempre que possível e viável.
   - A anemia pode ser um indicativo de um problema maior e mais urgente que a causa que levou ao atendimento inicial.
   - Pacientes com anemias sem deficiência de micronutrientes (ferro, vitamina B12, ácido fólico) e não claramente associadas à inflamação devem ser encaminhadas para investigação.
   - Vários fatores podem coexistir e se sobrepor, dificultando o diagnóstico de anemia.
   - Os eritrócitos têm papel direto na retração do coágulo e hemostasia.
   - Para mais informações sobre o papel pró-coagulante e pró-trombótico das hemácias, consultar o Capítulo 32 – Papel do Banco de Sangue no *Patient Blood Management*.

2. Para lembrar:
   - Exames normais não garantem ausência de risco hemorrágico.
   - Exames alterados não significam um risco hemorrágico necessariamente maior.
   - O escore clínico estruturado, associado a exames complementares, aumenta a capacidade preditiva para

hemorragias e distúrbios de coagulação.
- Devem ser feitos esforços de padronização e compreensão dos testes realizados em cada serviço, além de rigoroso controle de qualidade.
- Uma abordagem adequada necessita de avaliação das alterações apresentadas e das causas subjacentes.
- Os testes convencionais da coagulação estão sujeitos a variáveis que não representam o que acontece *in vivo*.
- A precocidade do reconhecimento e do tratamento dos distúrbios hemorrágicos está associada a desfechos mais favoráveis.

3. Para lembrar:
   - Hemácias compatíveis são diferentes de hemácias iguais, exceto se o sangue é autólogo.
   - É impossível compatibilizar 100% uma transfusão. Toda transfusão tem uma consequência imunológica que pode causar reações imediatas, tardias e dificuldades para os pacientes em transfusões futuras e gestações.
   - O hematologista, juntamente com a equipe dos serviços de transfusão, trabalha para auxiliar os médicos assistentes nas melhores soluções para cada caso.

CONCLUSÕES

Dessa forma, são listados a seguir os principais papéis de atuação dos hematologistas no programa de PBM:
- Avaliação e tratamento de pacientes anêmicos.
- Avaliação e tratamento de pacientes com alterações na coagulação.
- Avaliação e tratamento de pacientes aloimunizados.

REFERÊNCIAS

1. Jones JM, Sapiano MRP, Savinkina AA, Haass KA, Baker ML, Henry RA, et al. Slowing decline in blood collection and transfusion in the United States - 2017. Transfusion. 2020;60(2):S1-S9. doi: 10.1111/trf.15604.
2. Halford B, Pinheiro A, Haspel RL. Hospital Medicine Providers' Transfusion Knowledge: a survey study. Transfus Med Rev. 2021;35(2):140-145. doi: 10.1016/j.tmrv.2021.04.003.
3. Gammon RR, Blumberg N, Gilstad C, Mandal S, Nair AR, Bocquet C. Patient blood management: myths and facts about red blood cell transfusions. Vox Sang. 2023;118(7):509-516. doi: 10.1111/vox.13442.
4. The urgent need to implement patient blood management: policy brief. World Health Organization. 2021. [2024 Fev. 23]. Disponível em: https://apps.who.int/iris/handle/10665/346655.
5. Zaninetti C, Klersy C, Scavariello C, Bastia R, Balduini CL, Invernizzi R. Prevalence of anemia in hospitalized internal medicine patients: correlations with comorbidities and length of hospital stay. Eur J Intern Med. 2018;51:11-17. doi: 10.1016/j.ejim.2017.11.001.
6. Raber MN, Walker HK, Hall WD, Hurst JW, et al. Clinical Methods: the history, physical, and laboratory examinations. Boston: Butterworths. 1990. [2024 Fev. 23]. Disponível em: https://www.ncbi.nlm.nih.gov/books/NBK265/.
7. Marinho DS. Exames convencionais da coagulação como variáveis preditoras da indicação de transfusão de plasma fresco congelado durante o transplante de fígado. Tese (Doutorado em Anestesiologia) – Faculdade de Medicina, Universidade de São Paulo. 2015. doi: 10.11606/T.5.2015.tde-04082015-111311.
8. Menegatti M, Biguzzi E, Peyvandi F. Management of rare acquired bleeding disorders. Hematology am soc hematol educ program. 2019;2019(1):80-87. doi: 10.1182/hematology.2019000066.
9. Levi M, Opal SM. Coagulation abnormalities in critically ill patients. Crit care. 2006;10(4):222. doi: 10.1186/cc4975.
10. Rodeghiero F, Tosetto A, Abshire T, Arnold DM, Coller B, James P, et al. ISTH/SSC joint VWF and perinatal/pediatric hemostasis subcommittees Working Group. ISTH/SSC bleeding assessment tool: a standardized questionnaire and a proposal for a new bleeding score for inherited bleeding disorders. J Thromb Haemost. 2010;8(9):2063-5. doi: 10.1111/j.1538-7836.2010.03975.x.
11. Jaures M, Pigatti NMMN, Rodrigues RR, Fernandes FP, Guerra JCC. Manejo de sangramento após implantação do código hemorrágico (Código H) no Hospital Israelita Albert Einstein. 2020;18:eAO5032. doi: 10.31744/einstein_journal/2020AO5032.
12. Gerritsma JJ, Oomen I, Meinderts S, van der Schoot CE, Biemond BJ, et al. SCORE consortium. Back to base pairs: what is the genetic risk for red bloodcell alloimmunization? Blood Rev. 2021;48:100794. doi: 10.1016/j.blre.2020.100794.
13. Red Cell Immunogenetics and Blood Group Terminology. The International Society of Blood Transfusion. 2023. [2024 Fev. 23]. Disponível em: https://www.isbtweb.org/isbt-working-parties/rcibgt.html.
14. Lynne Uhl. Red blood cell antigens and antibodies. [2024 Fev. 23]. Disponível em: https://www.uptodate.com/contents/red-blood-cell-antigens-and-antibodies?search=alloimunization&topicRef=7953&source=see_link#H1210763643.
15. Alamin AA. The role of red blood cells in hemostasis. Semin thromb hemost. 2021;47(1):26-31. doi: 10.1055/s-0040-1718889.
16. Weisel JW, Litvinov RI. Red blood cells: the forgotten player in hemostasis and thrombosis. J Thromb Haemost. 2019;17(2):271-282. doi: 10.1111/jth.14360.

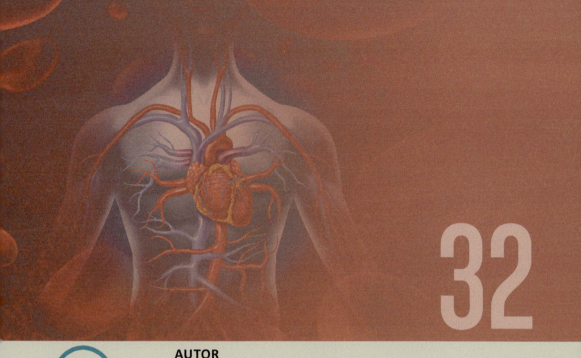

32

AUTOR
▶ Marcelo Froes Assunção

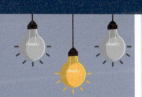

Papel do Banco de Sangue no *Patient Blood Management*

INTRODUÇÃO

No século XX, a descoberta dos antígenos ABO e o desenvolvimento de tecnologias para separação e conservação dos componentes sanguíneos levaram ao surgimento dos primeiros bancos de sangue. Com o avanço do conhecimento sobre a Fisiologia e os eventos adversos, a transfusão deixou de ser apenas um ato médico para recomposição hemática, transformando-se em uma especialidade que gerencia um complexo sistema, desde a captação e a seleção de doadores até a transfusão em si, prescrita pelo médico que assiste o paciente à beira do leito. Envolve ainda atividades como seleção, análise, rastreabilidade e acompanhamento de desfechos, atuando em um ambiente naturalmente transdisciplinar, que exige coordenação e interação em diversos níveis.

IMPORTÂNCIA DO TEMA

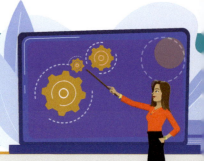

Entender a organização básica e as diretrizes sob as quais se estrutura um serviço de transfusão dentro de um hospital representa um diferencial para a atuação mais segura e eficiente do médico ao lidar diretamente com o paciente. Conhecer a lógica, as limitações e virtudes de um sistema de gerenciamento de riscos integrado aos demais serviços hospitalares, que não cuida apenas de liberar sangue, qualifica o profissional a atuar em diversos cenários com diferentes níveis de acesso a tecnologias.

Este capítulo tem por objetivo apresentar as bases para melhor compreensão de como e por que os bancos de sangue se estruturam como unidades de apoio nos cuidados integrais aos pacientes e como podem contribuir no *patient blood management* (PBM).

DADOS DA LITERATURA

Particularidades dos componentes sanguíneos

O grupo de trabalho International Society of Blood Transfusion (ISBT) reconhece atualmente 45 grupos sanguíneos determinados por 50 genes diferentes. Para que um grupo seja reconhecido como tal, a sua variação genética deve ser conhecida e distinta dos demais grupos, determinada por genes diferentes ou por dois ou mais genes intimamente relacionados, definindo um fenótipo.

Além dos 45 grupos já reconhecidos, existem outras três categorias de antígenos que ainda não estão classificadas como grupos ou não estão ligadas a grupos reconhecidos e conhecidos como:
- Coleções: grupos de antígenos com similaridade bioquímica, genética e sorológica cuja base genética ainda não está determinada;
- Duas séries antigênicas correspondentes a antígenos que não se classificam em nenhum sistema ou coleção:
    1. Série 700, correspondendo a antígenos que têm incidência < 1% na população;
    2. Série 901, correspondendo a antígenos com incidência > 90% na população.[1]

As hemácias têm propriedades de flexibilidade, deformabilidade e permeabilidade que as permitem transitarem entre os capilares e exerçam sua função de trocas gasosas e a liberação periférica do oxigênio para os tecidos e hemostática. Ao longo do seu tempo de viabilidade normal na circulação, os eritrócitos reduzem seus níveis de adenosina trifosfato (ATP), que, por sua vez, reduz a fosforilação da espectrina e a deformabilidade natural da membrana celular. Na fase final do processo, a hemácia assume uma forma de esferócito até ser retirada da circulação pelo sistema reticuloendotelial, principalmente no baço. O esferócito é mais sujeito à hemólise e menos eficiente na troca gasosa.

O sangue é um tecido biologicamente ativo, com necessidades e atividades metabólicas. Os eritrócitos durante o armazenamento, apesar de terem seu metabolismo reduzido devido à preservação em temperaturas de 4 ± 2 °C, continuam a consumir glicose para a produção de ATP e a produzir metabólitos como lactato e prótons, que são convertidos em água e CO_2, daí a necessidade de utilização de substâncias aditivas que permitam a continuidade do metabolismo celular. As bolsas plásticas utilizadas para preservação são permeáveis ao CO_2, permitindo que ele se difunda para o meio externo, reduzindo a acidificação do meio.

Durante o armazenamento, ocorrem alterações bioquímicas, geração de agregados, detritos, alterações nos níveis de eletrólitos, incluindo aumento de potássio e acúmulo de citocina. Essas alterações estão relacionadas a eventos adversos associados a transfusões, tais como reações febris, alergias, distúrbios metabólicos, entre outros. Também foi demonstrada que a superfície das bolsas pode ser coberta com biofilmes bacterianos de *Serratia marcescens* e *Staphilococcus epidermidis*, que podem ocasionar eventos adversos infecciosos.

A redução do ATP gera alterações da membrana celular, formação de microvesículas, esferocitose, reduzindo o tamanho da célula e aumentando sua fragilidade. As hemácias armazenadas perdem progressivamente seu formato discoide e bicôncavo, ideal para a troca gasosa. A 2,3 DPG (2,3 difosfoglicerato) aumenta a afinidade da hemoglobina (Hb) pelo oxigênio. Essa redução da 2,3 DPG é revertida 24 a 48 horas após a transfusão impactando na curva e dissociação da Hb. Apesar disso, até o momento, não está comprovada a diferença de desfecho na utilização do sangue com armazenamento mais recente em comparação com sangue estocado no período final de validade.[2]

Os serviços de hemoterapia, conhecidos como "bancos de sangue", lidam com as particularidades dos componentes sanguíneos de modo a garantir um produto viável e uma entrega tempestiva do melhor produto. Enquadram-se nos serviços de suporte, conhecidos como "suporte de apoio diagnóstico e terapêutico" (SADT), tradicionalmente auxiliando as equipes assistenciais na prestação de cuidados transfusionais dos pacientes.

Esse campo de estudos, cuja importância e relevância ressurgiram nos últimos anos, relaciona-se com a propriedade das hemácias, seu papel na hemostasia e as modificações que ocorrem durante a estocagem que podem implicar um estado pró-trombótico. Essas alterações incluem liberação de microvesículas, hemólise, exposição de fosfatidilserina, aumento da viscosidade intracelular, alterações de superfície e volume, rigidez da membrana. Essas alterações reduzem a deformabilidade necessária para que a hemácia atravesse os capilares e aumentam a marginação plaquetária, gerando um estado pro-trombótico,[10] associado a doenças e à estocagem a frio.

Segurança transfusional

Além das questões envolvendo a segurança e conservação do sangue, uma transfusão segura necessita de uma compatibilidade entre o sangue do doador e do produto doado, de maneira a se evitarem hemólise clinicamente significativa e/ou consequências para transfusões futuras, por exemplo.

Em mulheres jovens, a aloimunização pode causar ainda complicações em gestações futuras, tanto para a mãe como para o feto. Em um cenário com tamanha variabilidade, uma transfusão jamais é plenamente compatível, exceto quando provém do próprio paciente, por meio de pré-depósito, antes de cirurgias eletivas, de recuperação intraoperatória do sangue no campo cirúrgico (*cell salvage*) ou de hemodiluição normovolêmica aguda; procedimentos estes nem sempre disponíveis ou viáveis.[3] Entretanto, vale a pena lembrar que mesmo hemácias autólogas estão sujeitas aos riscos descritos que provocam alterações e lesões de membrana durante a conservação celular.

Segurança do paciente

A transfusão de sangue é um procedimento rotineiro e comum em serviços de Saúde. Todavia, trabalhos mostram que frequentemente ela é utilizada de maneira errada (22% a 57%).[11,15] O conhecimento sobre o processo transfusional também é escasso entre os profissionais de Saúde,[12-14] tanto médicos como enfermeiros, apesar de esses profissionais trabalharem diretamente com a transfusão. No Brasil, estimam-se 227.225 mortes de pacientes evitáveis por ano. Em 2022m ocorreram 115 acidentes aéreos e 233 óbitos.[16,17] Esses números merecem uma comparação e análise cuidadosas uma vez que o preparo, treinamento e tratamento de não conformidades, incidentes e acidentes utilizados na aviação podem servir para qualificar os procedimentos em Saúde, no geral e nas transfusões em particular.

Contribuições do banco de sangue

Os profissionais que atuam na ponta do atendimento não têm tempo nem oportunidade para lidar com todos esses detalhes que envolvem uma transfusão, geralmente restringindo-se à indicação, prescrição, infusão e, eventualmente, no atendimento às reações transfusionais.

CAPÍTULO 32 — PAPEL DO BANCO DE SANGUE NO *PATIENT BLOOD MANAGEMENT*

A interação com o banco de sangue é essencial para garantir a fluidez do atendimento, reduzir ao máximo potenciais desvios que possam resultar em atrasos e gerar estresse adicional que eventualmente levem a solicitações além do necessário ou que não contribuirão para um desfecho favorável.

O banco de sangue conta com profissionais que atuam especificamente como uma instância de gerenciamento da segurança do processo transfusional e funciona como uma barreira de segurança.

Em uma tese publicada em 2018, a implantação de um protocolo transfusional pelo banco de sangue de um hospital com atendimento 100% pelo Sistema Único de Saúde (SUS), baseado nos pilares 1 e 3 do PBM, não foi suficiente para alterar a prática institucional em que já havia uma imposição de uso restritivo hemoglobina (Hb < 7 g/dL). O protocolo proposto não foi assimilado pela equipe assistencial do hospital. Para a manutenção de um padrão de prescrições automático e reativo, contribui a ausência de liderança objetiva e de coordenação ativa direta das diversas especialidades médicas contribui, entre outros fatores como rotina de trabalho, rotatividade da equipe e cultura transfusional baseada na indicação em componentes e valores de exames e não do quadro clínico apresentado pelos pacientes.[4]

A transfusão de sangue é uma atividade com níveis elevados de regulação no mundo inteiro. No Brasil, ela é orientada pela Portaria de Consolidação n. 5, de setembro de 2017, no seu anexo IV, de observância obrigatória por todos os órgãos e entidades públicas e privadas.[5]

"Em seu capítulo 1, a Portaria de Consolidação n. 5 define que:

> Art. 6° A transfusão de sangue e de seus componentes deve ser utilizada criteriosamente na medicina, uma vez que toda transfusão traz em si um risco ao receptor, seja imediato ou tardio, devendo ser indicada de forma criteriosa (Origem: PRT MS/GM 158/2016, Art. 6°).
>
> Parágrafo Único. A indicação de transfusão de sangue poderá ser objeto de análise e aprovação pela equipe médica do serviço de hemoterapia (Origem: PRT MS/GM 158/2016, Art. 6°, Parágrafo Único)."

Portanto, embora a decisão de uma transfusão seja competência da equipe médica assistente à beira do leito, a legislação prevê que os serviços de hemoterapia atuem de maneira ativa, inclusive contraindicando uma transfusão quando a necessidade não estiver adequadamente fundamentada, existirem riscos não previstos ou não conhecidos pelos assistentes ou haver solução mais adequada, como nos casos em que conceitos do PBM possam ser aplicáveis.

Em situações de emergência, o serviço de hemoterapia deve auxiliar a equipe médica na tomada de decisão envolvendo a liberação de hemocomponentes. Muitas

(PBM) PATIENT BLOOD MANAGEMENT

vezes, não existe tempo hábil para uma prova completa de compatibilidade, como tende a ocorrer durante as emergências hemorrágicas ou transfusões de componentes "incompatíveis", em situações de pan-aglutinação ou na presença de anticorpos irregulares. Para essas situações, é desejável que existam protocolos para orientação da equipe e um fluxo de informações testados, treinados e periodicamente revisados, para a tomada de decisão compartilhada.

Situações especiais que requerem a atuação do serviço de hemoterapia

Algumas situações complexas exigem a participação ativa do serviço de hemoterapia para a identificação de possíveis aloanticorpos e ações de suporte à equipe assistencial do paciente, reduzindo riscos transfusionais que poderiam se somar aos riscos inerentes, podendo ser geradoras de confusão nas provas de compatibilidade e atraso na liberação de um hemocomponente necessário:

- Anemia hemolítica autoimune: os exames de rotina não são suficientes para detecção de aloanticorpos clinicamente relevantes e que podem estar mascarados pela presença de autoanticorpos que recobrem as hemácias e causam pan-aglutinação nos testes, necessitando de testes adicionais ou referência para laboratórios especializados.

- Transfusões maciças: muitas transfusões maciças iniciam-se com uso de hemácias do grupo O negativo e plasma AB. A diluição do sangue do paciente pelos componentes doados pode impedir a classificação correta do sangue do paciente se uma amostra não tiver sido coletada antes do início da transfusão, obrigando o serviço de hemoterapia a manter as transfusões com bolsas O negativo e plasma AB, componentes frequentemente escassos.

- Utilização de plaquetas: as plaquetas apresentam um "tempo de prateleira" muito curto, em média de 3 a 5 dias. Isso exige frequentemente a utilização de plaquetas heterogrupo para pacientes que não sejam do grupo O. Os pacientes recebem passivamente certa quantidade de anticorpos naturais anti-A e anti-B, contidos no componente plasmático do produto (aproximadamente 500 mL). Esses anticorpos adquiridos passivamente podem interferir na prova cruzada e, em raros casos de produtos com alto título de anticorpos, pode ocorrer reação hemolítica. O serviço de hemoterapia auxilia os médicos na decisão sobre a transfusão ou não de componentes heterogrupos e na quantidade de produto heterogrupo a ser utilizada nas transfusões.[6]

- Uso de drogas e terapia com anticorpos monoclonais: vários medicamentos, como antibióticos, anti-inflamatórios, quimioterápicos, entre outros, podem se associar à presença de autoanticorpos, levando a testes positivos da antiglobulina direta (TAD) ou anemia hemolítica.

CAPÍTULO 32 PAPEL DO BANCO DE SANGUE NO *PATIENT BLOOD MANAGEMENT* **337**

- Uso de imunoglobulina anti-D, imunoglobulina intravenosa e anti-CD38 (daratumab e satuximab) e anti CD-47: a imunoglobulina anti-D, utilizada para prevenção do aloimunização pelo antígeno D nas gestantes O negativo e tratamento da púrpura trombocitopência autoimune (PTI), e a imunoglobulina venosa podem afetar os resultados dos testes pré-transfusionais. Os anticorpos anti-CD 38 tendem a causar panreatividade devido ao CD38 presente na membrana das hemácias. Nessas situações particulares, o serviço de hemoterapia colabora na adoção de protocolos multidisciplinares e alertas para minimizar o impacto negativo e dificuldade para se encontrar sangue compatível quando necessário, antecipando cenários e mitigando os efeitos indesejáveis da utilização de drogas, transfusões e situações prévias que possam ser geradoras.

Qualidade no atendimento em Saúde

A qualidade em Saúde é definida como o grau de comprometimento institucional por meio do qual são reduzidos os riscos para os pacientes e maximizados os desfechos favoráveis, de acordo com o conhecimento científico vigente. Atualmente, o uso de componentes alogênicos, particularmente das hemácias, tem sido relacionado a riscos, custos mais elevados e piores desfechos em alguns casos. Portanto, um sistema de gerenciamento de riscos robusto deve incluir as alternativas à transfusão e uma organização sistemática em que a transfusão esteja reservada para as situações em que ela é comprovadamente a única ou pelo menos a melhor alternativa. Além disso, essa análise não deve ser feita apenas com os dados do momento, mas de todo contexto do acompanhamento do paciente: "uma transfusão pode parecer lógica e mesmo ser necessária ao ser analisada pontualmente, mas uma linha de cuidados mais coordenada e integrada poderia evitar situações em que a transfusão se mostra imprescindível".[7,8]

O banco de sangue guarda uma correlação de atividade com os órgãos fiscalizatórios, como a vigilância sanitária e instituições acreditadoras. Isso se deve à sua vinculação com um sistema de normas de segurança complexo e em múltiplos níveis. Apresenta uma função de análise e prevenção de riscos, de maneira reativa, após eventos adversos, mitigando seus efeitos e reduzindo a probabilidade de nova ocorrência; ou por meio de sua prevenção proativa, pela antecipação de cenários e identificação de pontos críticos de controle.[9]

O PBM abrange o tratamento dos pacientes em um contexto ampliado e transdisciplinar. Os serviços transfusionais fazem parte desse sistema, interagindo com seus diversos atores e atuando tanto como uma barreira adicional nos filtros de segurança como em auditorias concorrentes e pós-transfusão, gerenciando indicadores que podem servir para avaliar desfechos, comparações com outros serviços (*benchmarking*) e dentro do próprio serviço. Esse conjunto de atividades contribui para fomentar o conhecimento e para a melhoria contínua e o crescimento do sistema.

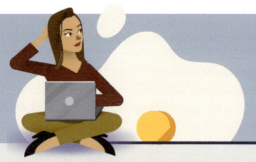

HOT TOPICS

- As transfusões de sangue representam um dos tratamentos médicos mais utilizados no mundo;
- O conhecimento e o treinamento dos profissionais são insuficientes em relação às indicações e ao uso correto dos hemocomponentes;
- As transfusões envolvem uma interação transdisciplinar entre diversos profissionais e setores;
- O banco de sangue é uma instância diretamente envolvida na transfusão, atuando como barreira de segurança e viabilizando transfusões em contextos complexos.

CONCLUSÕES

Resumindo as contribuições do serviço de hemoterapia no PBM:
- Participação no comitê transdisciplinar de segurança transfusional e no PBM.
- Organização de fluxos que garantam as transfusões necessárias e suporte adequado às equipes assistenciais.
- Participação na elaboração de protocolos transfusionais transdisciplinares.
- Revisão crítica das indicações transfusionais.
- Elaboração e acompanhamento de indicadores.
- Comunicação e antecipação de cenários potencialmente confundidores.
- Comunicação tempestiva às equipes assistenciais de situações que envolvam risco acrescido à transfusão.
- Resolução e/ou encaminhamento de casos complexos de imuno-hematologia.
- Inventário de liberação de material biologicamente ativo em condições adequadas de utilização.
- Participação e auxilio das equipes nas ações de hemovigilância.

REFERÊNCIAS

1. Red cell immunogenetics and blood group terminology. International Society of Blood Transfusion. 2023. [2024 Fev. 24]. Disponível em: https://www.isbtweb.org/isbt-working-parties/rcibgt.html.
2. García-Roa M, Del Carmen Vicente-Ayuso M, Bobes AM, et al. Red blood cell storage time & transfusion: current practice, concerns & future perspectives. Blood Transfus. 2017;15(3):222-31.
3. https://www.uptodate.com/contents/pretransfusion-testing-for-red-blood-cell--transfusion?search=banco%20de%20sangue&source=search_result&selectedTitle=1~150&usage_type=default&display_rank=1
4. Assunção MF. Avaliação do impacto institucional da implantação de um programa de Patient Blood Management (PBM), construção de um projeto educacional e revisão da literatura. Dissertação (Mestrado em Hemoterapia e Medicina Transfusional) – Faculdade de Medicina de Ribeirão Preto. 2018. doi: 10.11606/D.17.2018.tde-13092018-152847.
5. Portaria de consolidação nº 5, de 28 de setembro de 2017 consolidação das normas sobre as ações e os serviços de Saúde do Sistema Único de Saúde. 2017.
6. Josephson CD, Castillejo MI, Grima K, Hillyer CD. ABO-mismatched platelet transfusions: strategies to mitigate patient exposure to naturally occurring hemolytic antibodies. Transfus Apher Sci. 2010;42(1):83-8.
7. Krishnasivam D, Trentino KM, Burrows S, Farmer SL, Picardo S, Leahy MF. et al. Anemia in hospitalized patients: an overlooked risk in medical care. Transfusion. 2018;58:2522-8. doi: 10.1111/trf.14877.
8. Althoff FC, Neb H' Herrmann E, Trentino K, et al. Multimodal patient blood management program based on a three-pillar strategy a systematic review and meta-analysis. Ann Surg. 2019;269(5):794-804.
9. Segurança transfusional: um método de vigilância sanitária para avaliação de riscos potenciais em serviços de hemoterapia. Potential risks in hemotherapy service. Visa em Debate. 2014;2(2).
10. Weisel JW, Litvinov RI. Red blood cells: the forgotten player in hemostasis and thrombosis. J Thromb Haemost. 2019;17(2):271-282. doi: 10.1111/jth.14360.
11. Mehta N, Murphy MF, Kaplan L, Levinson W. Reducing unnecessary red blood cell transfusion in hospitalised patients. BMJ. 2021;6(373):n830. doi:10.1136/bmj.n830.
12. Ferreira O. et al. Avaliação do conhecimento sobre hemoterapia e segurança transfusional de profissionais de enfermagem. Revista Brasileira de Hematologia e Hemoterapia. 2007;29(2):160-167.
13. Halford B, Pinheiro A, Haspel RL. Hospital medicine providers' transfusion knowledge: a survey study. Transfus Med Rev. 2021;35(2):140-145. doi: 10.1016/j.tmrv.2021.04.003.
14. Gammon RR, Blumberg N, Gilstad C, Mandal S, Nair AR, Bocquet C. Patient blood management: myths and facts about red blood cell transfusions. Vox Sang. 2023;118(7):509-516. doi: 10.1111/vox.13442.
15. Disponível em: opkinsmedicine.org/news/media/releases/blood_transfusions_still_overused_and_may_do_more_harm_than_good_in_some_patients. Acesso em 10/10/2023.
16. Segurança do paciente X segurança em aviação. [2024 Fev. 24]. Disponível em https://ibsp.net.br/materiais-cientificos/seguranca-do-paciente-x-seguranca-na-aviacao/.
17. Flight safety foundation. Acidentes aéreos. 2022. [2024 Fev. 24]. Disponível em: https://aviation-safety.net/database/2022-analysis.

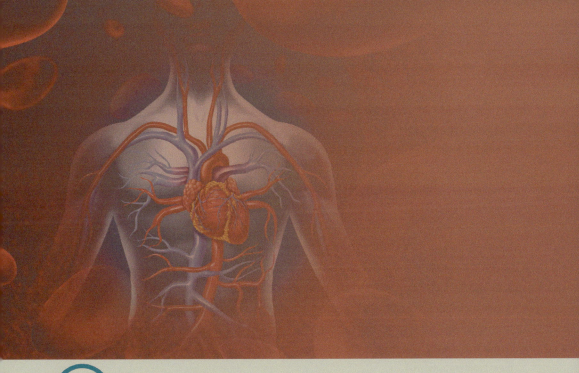

Índice Remissivo

Obs.: números em *itálico* indicam figuras; números em **negrito** indicam quadros e figuras.

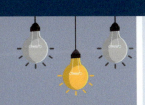

A

AAS contínuo, *15*

Ácido
- aminocaproico, 196
  - dose em cirurgia cardíaca, **53**
- anexâmico, 196
  - com convulsões, *205*
  - efeitos colaterais, 204
  - esquemas típicos de dosagem para administração perioperatória de, **203**
- fólico, 163
- tranexâmico, 76, 196
  - dose em cirurgia cardíaca, **53**

342 (PBM) *PATIENT BLOOD MANAGEMENT*

AEAC (ácido épsilon-aminocapróico), 28

Agente hemostático, 62

Algoritmos transfusionais, criação de, 64

Anemia(s)

  associada ao hipotireoidismo, 163

  avaliação inicial da, *160*

  causas, *308*

  crônica, árvore de decisão em, *220*

  da doença crônica, 179

  definição segundo a Organização Mundial da Saúde, **129**

  diagnóstico diferencial das , **165**

  fatores de risco maternos relacionados à, 74

  ferropriva, investigação, diagnóstico e tratamento, 149

  hiperproliferativas, 164

  investigação e tratamento de outras causas de, 159

  mecanismos de tolerância à, 67

  megaloblástica,162

  na doença renal crônica, 162

  na população geriátrica, *129*

    causas em diferentes cenários, **131-132**

  no paciente oncológico, causas, *102*

  perioperatória, algoritmo para classificação da, *187*

  por deficiência de ferro

    fisioterapia, 151

    tratamento, 152

  por inflamação crônica, 161

  pós-operatória de grandes cirurgias, algoritmo para manejo da, 188

  pré e pós-operatória, *309*

  pré-operatória, *16*

    otimização da, *99-100*

      orientação das equipes, *101*

  perioperatória, 10

  prevenção e tratamento da, 73

Anestesiologista

  no *Patient Blood Management*, funções, **305**

  papel no *Patient Blood Management,* 299

  protocolos relacionadosaos pilares do *Patient Blood Management,* **306**

Antagonistas da vitamina K, manejo perioperatório de, *14*

INDICE REMISSIVO **343**

Anticoagulantes orais diretos, manejo perioperatório de, *14, 311*

Antifibrinolíticos, 28, 120

    segurança do uso em pacientes de alto risco de evento tromboembólico, **29**

    uso de, *Patient blood management*, 195

    utilizados em cirurgia cardíaca no Brasil, **53**

Apixaban, **53**

Aplicativo NiADA, *269*

ATX (ácido tranexâmico), 28

ATX e AEAC, esquemas posológicos em diferentes cenários, **30-31**

Autonomia do paciente e recusa de transfusão, visão jurídica, 237

Autotransfusor, indicações e uso, 209

B

Balão de Bakri, *80*

Banco de sangue

    contribuições do, 334

    papel no *Patient Blood Management*, 331

Benchmarking, 337

Biofilmes bacterianos, 333

Bundle com estratégias para redução de perdas e conservação de sangue, **90-91**

C

Cangrelor, *15*

Carboximaltose

    férrica, 183

    férrica, doses, **154**

Cell salvage, 17, 79, 118

    sangue originário da coleta no, 36

    uso de, 63

Cell Saver, representação esquemática do uso, *37*

Choque hemorrágico

    classificação, **121**

    grau segundo o American College of Surgeons, **62**

Cirurgia cardíaca, 132

    adulta, recomendações para o manejo sanguíneo do paciente em, **50**

    Patient bood management, 47

Cirurgião, papel no *Patient Blood Management*, 315

Clopidogrel, *15*

(PBM) *PATIENT BLOOD MANAGEMENT*

Coágulo de fibrina, degradação do, 28

Coagulopatia

  do paciente cirrótico, 132

    avaliação e tratamento da, 107

  medidas de prevenção de, 64

Código de Ética Médica, 247

Coloides, 25

Comissões de Ligação com Hospitais (COLIH), 260

Comitês de transfusão, papel no *Patient Blood Management*, 297

Complexo protrombínico, 32, 79

Componentes sanguíneos, particularidades dos, 332

Concentrado de hemácias, 77

Conselho Federal de Medicina

  consulta de pareceres, 240

  jurisprudências, 255

Conservação

  sanguínea, estratégia de

  antifibrinolíticos, 120

  cell salvage, 118

  hemodiluição normovolêmica , 119

Controle hemodinâmico, 24

Cristaloides, 24

Cuidados de Enfermagem devem ser previstos e seguidos conforme protocolos institucionais, 280

D

Dabigatran, **53**

Deficiência

  de cobalamina, 163

  de ferro

    caracterização, 186

    causas, 178

    em inflmções crônicas, fisiopatologia da, 180

    em pacientes cirúrgicos, causas, 179

Departamento de emergência, intervenções que podem ser empregadas no, 219

Derisomaltose

  dextran, 185

  férrica, **154**

  férrica, 184

  gluconato, 185

ÍNDICE REMISSIVO **345**

Descontinuação das drogas e potenciais estratégias de reversão, intervalo de tempo de, **41-42**

Desmopressina, 32

Disóxia, 150

Doadores de sangue, fluxo de triagem e coleta, *232*

Droga antiplaqutária, fluxograma de manejo de perioperatório de, *52*

Dupla checagem de segurança transfusional, aplicação, 65

E

Edoxaban, **53**

Emergência

Patient blood management no departamento de, 217

Equipe de enfermagem, atuação no *Patient Blood Management,* 277

Eritropoetina, 170

contraindicações ao uso da, **173**

indicações e uso no paciente cirúrgico, 169

secreção de, 170

Estratégia(s)

anestésicas para minimizar perdas sanguíneas, 24

de terapia de reposição guiada por metas, **26**

restritiva com balanço zerado, **25**

Exames pré-transfusionais pelo MSBOS, recomendações quanto à necessidade de, **230**

F

Farmacêutico, papel no *Patient Blood Management,* 285, 1

Fármacos e hemoderivados usados no manejo dosangramento, **310**

Fator

de coagulação, concentrado de, 32

VII ativado, 79

VIII, 79

Ferro

absorção na intimidade do enterócito, *156*

absorvido pela via enteral, *156*

corporal total, 151

deficiência de, 151

critérios diagnósticos para anemia por, **152**

endovenoso, 153

contraindicações ao uso do, 190

indicações para o uso parenteral da terapia com, **181-182**

346 (PBM) *PATIENT BLOOD MANAGEMENT*

ligado à transferrina, 151

para reposição, cálculo da dose, 185

recebido por via oral, formas de, *155*

reposição de

formulações orais, 180

formulações parenterais, 182

sacarato, 182

Fibrinogênio, concentrado de, 32

Fluido

manejo de, 24

uso de, 66

Fórmula de Ganzoni, 186

G

Gatilhos transfusionais, 33

H

Hemácia, centrifugação e separação durante a recuperação intraoperatória, *215*

Hematologista, papel no *Patient Blood Management*, 323

Hemocomponente(s)

comparação entre, **210**

e hemoderivados, diferença entre, *231*

reserva para cirurgia, 227

Hemodiluição

normovolêmica, 119

normovolêmica aguda, 34

contraindicações ao uso, **34**

representação esquemática da, *36*

Hemorragia

diagnóstico da, 76

estratificação de risco e protocolos para tratamento da, 75

maciça, 120

doses de hemocomponentes e hemoderivados para tratamento de, **122**

Hepcidina, 151

Hipofibrinogenemia, correção da, 77

Hipofosfatemia, 189

Hipotensão permissiva, 26, 66

Hipotermia, 27

Hipóxia, mecanismo de ação dos fatores induzidos pela, *171*

I

Inibidores de P2Y$_{12}$, *15*

Inovação em *Patient blood management*, 263

    análise de grandes bases de dados, 270

    educação com ferramentas de animação e simulação, 271

    oporunidades de, 272

    softwares,inovação de produtos e processos, 266

    uso de inteligência artificial, 267

Inteligência artificial, áreas potenciais de aplicação da, *267*

Interação dos diferentes setores com o DE para implantação do PBM, *224*

L

Lactato sérico, 33

Legislações especificas do serviço de hemoterapia, **282**

Lesão pulmonar aguda relacionada a transfusão, 107

M

Marcadores inflamatórios, relação dos e a presença de anemiade doença inflamatória crônica, **161**

Matriz de três pilares e nove campos

    para gerenciamento de sangue de pacientesperioperatórios, *265*

Medicamento(s)

    antiplaquetário, manejo perioperatório de, *15*

    esquema do serviço de gerenciamento de, 295

Método diagnóstico, uso de, 66

Mortalidade × hematócrito, *16*

Múltiplas transfusões, riscos relacionados às, 102

N

Near miss, 65

Normocalcemia, 27

Normotermia, 27

O

Obstetrícia, *Patient blood management*, 71

P

Paciente(s)

    cirúrgico

348 (PBM) *PATIENT BLOOD MANAGEMENT*

indicações e uso de eritropoetina, 169

no período perioperatório, algoritmo de, *89*

em tratamento transfusional

estratégias que propiciam a prevenção, segurança e gestão efetiva do cuidado ao, *281*

geriátrico

manejo intraoperatório, 135

manejo no período perioperatório, 135

Patient blood management no, 127

ortopédicos, *Patient blood management*, 85

que declinam transfusão, *Patient blood management* em, 139

Testemunha de Jeová, visão sobre o ecercício da automina na recusa de tranasfusão, 255

Patient blood management

autonomia do paciente e recusa de transfusão

decisões ompartilhadas, 245

check list no pré-operatório, **18**

em obstetrícia, cascata de consequências do, *72*

específico para a população geriátrica, implementação, 136

na cirurgia cardíaca, 47

no(em) paciente pediátrico, 85

estratégia de conservação sanguínea, 118

hemorragia maciça, 120

reconhecer anemia pré-operatória, 117

em obstetrícia, *82*

estruturação de um programa de, 8f

importância, 3

inovação em, 263

intervenções no departamento de emergência, **219**

no departamento de emergência, 217

no intraoperatório, 23

no paciente oncológico, 95

anemia pré-operatória, 96

redução de perdas sanguíneas intraoperatórias, 97

tolerância à anemia intraoperatória, 98

uso de agentes estimulantes da eritropoiese, 98

no paciente pediátrico

estratégia de conservação sanguínea, 118

hemorragia maciça, 120

reconhecer anemia pré-operatória, 117

ÍNDICE REMISSIVO

no trauma, 59

no paciente oncológico, 95

no perioperatório, pilares, *43*

no pós-operatório, 39

   metas de, 40t

no pré-operatório,11

nos pacientes que declinam transfusão, 139

pediatria em, 115

pessoas interessadas, *2*

pilares, fluxograma dos, *49*

pilares do, *2, 60*

reposição de ferro, indicações euso, 177

uso de antifibrinolíticos, 195

Pediatria, *Patient blood management* em, 115

Perda(s)

   de sangue, conforme o tempo cirúrgico, *111*

   sanguíneas, estratégias anestésicas para minimizar, 24

Perioperative patient blood management checklist, 320

pH fisiológico, 27

Plaquetas, 78

Plasma fresco congelado, 78

Prasugrel, *15*

Pré-operatório, Patient Blood Management no, 11

Pré-operatório, cuidados e intervenções no período, **12-13**

Produto de componentes sanguíneos, modificações comuns, **234**

Programa de Patient Blood Management

    estruturação, *8*

Q

Qualidade no atendimento em Saúde, 337

R

Rivaroxaban, **53**

ROTEM, estratégias guiadas por, **55**

S

Sangramento

   alterações fisiológicas da gestação correlacionadas com o manejo do, 73 em cirurgia hepática, estratégias para reduzir, **109**

fármacos e hemoderivados usados no manejo do, **310**

gastrointestinal, 134

na cirurgia hepatobiliopancreática, 108

Sangue

do paciente no ambiente eletivo, percurso clínico, *311*

total em componentes, separação total, *233*

Segurança

do paciente, 334

transfusional, 334

Serviço de hemoterapia, situações especiais que requerem a atuação do, 336

Sistema

a vácuo Jada, 81

TritonTM de quantificação da perda de sangue, *268*

Sobrecarga volêmica, 107

Suporte de apoio diagnóstico e terapêutico, 333

T

Técnica cirúrgica para conservação de sangue, 35

TEG e ROTEM, estratégias guiadas por, **55**

Temperatura central, aferição da, 27

Terapia

com hemocomponentes por razões religiosas, 6

Teste

de coagulação, uso de, 64

point-of-care, 153

Testemunha de Jeová, posição o uso de sangue alogênico e autólogo, *258*

TRALI, 107

Transfusão

de gl.obulos vermekhos, 5

de plasma fresco congelado, 107

de sangue

alogênico, estratégias para minimizar no pré, intra e pós-operatório, *7*

opções terapeuticas às, 259

para a campanha Choosing Wisely, 5

maciça, protocolos, de,79

na unidade de terapia intensiva, 134

transfusionais, 33

Transplante hepático

　fases, 107

　Patient blood management no, 105

　sangramento , 107

Trauma

　no paciente ortopédico, 133

　Patient blood management no, 59

U

Uterotônicosus o de, 76

　na profilaxia da hemorragia obstétrica, 77

V

Varfarina, *14*

Visão jurídica, autonomia do paciente e recusa de transfusão, 237

Viscoelásticos, 64

Volemia nas diversas faixas etárias pediátricas, *115*